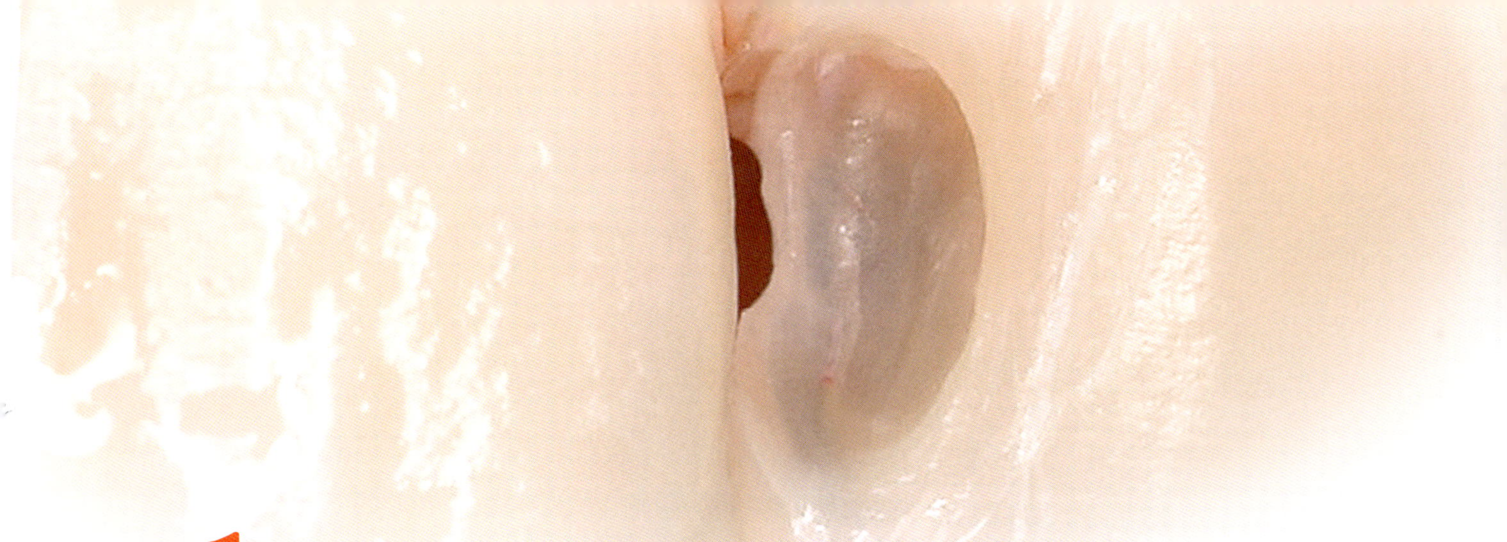

1からわかる
コンポジットレジン修復
レジンが簡単にとれないためのテクニック

猪越重久

クインテッセンス出版株式会社　2012

Tokyo, Berlin, Chicago, London, Paris, Barcelona, Istanbul, Milano, São Paulo, Moscow, Prague, Warsaw, Delhi, Beijing, Bucharest, and Singapore

刊行にあたって

　本書のきっかけは，クインテッセンス出版の玉手一成さんから，ご自身の歯科受診経験をもとに『ある先生が詰めるとずっと落ちないのに，別な先生が詰めるとすぐに外れてしまう．だれもがこれをみれば外れない充填ができるような本は作れないか？』という難題を振られたことでした．

　歯科大学では，講義だけでなく実習があります．これは言葉だけでは伝えきれないものを，実習を通して各個人に実感してもいたいからです．したがって，どんなに言葉を尽くしても，伝えられない，伝わらないことがたくさんあります．まったく歯科に関する知識のない方々に，言葉だけで歯科治療の実際を伝えることは不可能です．しかし，歯科医師として臨床経験を少しでも積まれ，患者さんを前にして，できることとできないことを実感されている方には，少しでも道標になるようなことは書けるのではないかと思いました．

　私の医院には，いまでも『他院で詰めてもらったけどしみるので，診てください』という患者さんが年に数名いらっしゃいます．歯髄に近いような深いう蝕の修復の場合もありますが，多くの場合が象牙質内にわずかに入った症例で，本来なら無麻酔で簡単に修復できるようなものです．おそらく，局所麻酔をして健全象牙質まで切り込んでしまった状態で接着がうまくいかなかったのでしょう．

　接着性コンポジットレジン修復はあくまでも手段にしか過ぎません．欠損部を補填して機能と形態を回復する一技法ですが，痛みがでてしまっては患者さんの信用を失いかねません．術後痛を防ぎ，安心して充填修復を行うには，充填に適した時期の選択，健全象牙質を極力削らない切削技術，そして確実に接着させる製品と技術が必要です．

　本書では，診断にはじまり，窩洞形成の原則と実際，接着の性質と臨床手順などに関して，私が日常臨床で行っていること，そして頭のなかにあることをそのまま書きました．私の筆力では，十分に書き切れたとはいいがたいのですが，少しでも，若い先生方の力になれば，これ以上の喜びはありません．

　最後に，接着修復に関してわからないときにいつも快く相談に乗っていただける，東京医科歯科大学の田上順次教授，二階堂徹講師，そして中島正俊講師に感謝いたします．また，当院の歯科衛生士であった鈴木裕子と山本佳奈，現在勤務している志田晃子と横瀬唯の4名にも感謝いたします．彼女らの常日頃の臨床でのサポートがなければ，診療をスムースに行うことは不可能でした．そして，コンポジットレジン材料の認証申請に関してご教授いただいた長瀬喜則氏に感謝いたします．

C O N T

1 コンポジットレジンの進歩 ……………………… 10

2 コンポジットレジン充填とは ……………………… 12
 症例 ────────────────────── 12

3 従来のインレー修復との手順の違い ……………… 16

4 インレー窩洞は不要か？ …………………………… 18

5 歯を削ることの基本 ………………………………… 20
 切削治療の必要性 ─────────────── 20
 従来の機械的保持の原理 ─────────── 20
 接着修復のための窩洞形成 ────────── 22
 健全歯質を削り込まない意味 ──────── 23
 インレー窩洞でのトラブル症例 ─────── 24
  仮封材が動いて象牙質痛を誘発 ─────── 24
  仮封材がゆるんで象牙質痛を誘発 ────── 25

6 歯質切削のトレーニング …………………………… 26
 窩洞形態の因数分解 ──────────── 26
  咬合面インレー窩洞でのバーの動き ───── 27
  隣接面を含む2級窩洞でのバーの動き ──── 27
 窩洞形成の訓練の仕方 ─────────── 28
  バーの方向を確認する ─────────── 28
  インレー窩洞の場合 ──────────── 28
  コンポジットレジン充填窩洞の場合 ───── 29
 歯の切削訓練と接着性修復のジレンマ ──── 31

7 充填修復の対象範囲 ………………………………… 32
 切削を必要とする充填修復の適用基準 ──── 32

8 う蝕の診断 …………………………………………… 38
 象牙質う蝕の診断の意義 ─────────── 38

	着色した小窩裂溝部のさまざまな状態	38
	臼歯部隣接面う蝕	40
う蝕の診査の基本		41
咬合面小窩裂溝部のう蝕の診断		41
	エックス線写真に映らない段階の象牙質う蝕の検出法	42
透過光線を用いた隣接面う蝕の診査		42
	前歯部隣接面	42
	臼歯部隣接面	44
	前歯部隣接面の着色とう蝕の鑑別診断	45
	エックス線写真による臼歯部隣接面う蝕の診査	46

9 象牙質う蝕の切削治療の基本 ……… 50

う蝕象牙質内層・外層とう蝕検知液		50
染色性の部位による違い		51
新しい検知液と染色の目安		52
具体的な削除法		54
	う窩の開拡と遊離エナメル質の処理	54
	感染象牙質の削除とその手順	55
	削除に使用する切削器具	56
	自然着色の強い象牙質の削除	60
う蝕検知液に対する批判		61
なぜう蝕検知液を使うのか		61
失活歯のう蝕とう蝕検知液		62
	失活歯の象牙質う蝕	62
	う蝕検知液による染色性と硬さの変化の実験データ	63

10 接着 ……… 66

接着の基礎		66
歯質に対する接着の特徴		66
象牙質接着に必要なこと		67
2ステップセルフエッチングシステム		68
1ステップセルフエッチングシステム		70
セルフエッチングプライマーをしっかり乾燥させる		72
2ステップシステムの問題点		72
接着の臨床		73
推奨できる製品		73

2ステップセルフエッチングシステム	73
充填前の注意事項	74
セルフエッチング	75
ボンディング	75
フロアブルコンポジットレジンでライニング	76
1ステップボンドの場合	78
ボンドレジンの光照射の重要性	80
光照射器	80
術後痛をださないためには	81

11 コンポジットレジンの基礎知識 ... 84

コンポジットレジンの性能と歴史 — 84
- コンポジットレジンとは — 84
- フィラーの種類，粒度，形態を中心に分類 — 84
- 臨床的な視点から — 86

フロアブルコンポジットレジン — 88
- フロアブルコンポジットレジンをどう考えるか？ — 88
- フロアブルコンポジットレジンの用途 — 90

コンポジットレジンを理解する — 91
- コンポジットレジンの表層の未重合層 — 91
- コンポジットレジンの切削面 — 91
- コンポジットレジンの重合収縮の問題 — 92
- 光照射はどのくらい行うか — 93
- bulk fill という考え方 — 94

12 コンポジットレジンの充填修復 ... 96

1級充填 — 96
- 窩洞形成に使用するバー — 96
- 1級窩洞の窩洞形成法 — 97
  - 1級窩洞の形成手順 — 97
- 接着操作と充填 — 100

2級充填 — 101
- 2級窩洞の窩洞形成法 — 101
- 臼歯隣接面窩洞の形成手順 — 102
- 2級充填のための隔壁法 — 104
  - バイタインリングとセクショナルマトリックス — 104

　　2級窩洞充填のイメージ ... 112
　　　その他の方法 ... 122
　　咬合状態の確認 ... 126
3級充填 ... 128
　3級窩洞の窩洞形成法 ... 128
　3級窩洞の形成手順 ... 131
　3級窩洞の隔壁法 ... 132
　3級窩洞の充填の手順 ... 133
　　接着操作 ... 133
　　充填操作 ... 134
　　形態修正・仕上げ研磨 ... 136
　臨床例 ... 139
4級充填 ... 141
　4級窩洞の窩洞形成法 ... 141
　4級窩洞の隔壁法 ... 142
　4級窩洞の充填の手順 ... 143
　　接着操作 ... 143
　　充填操作 ... 144
　　形態修正・仕上げ研磨 ... 145
　臨床例 ... 147
フロアブルレジンのノズルの動かし方 ... 149
　2級窩洞 ... 149
　3級窩洞 ... 150
　4級窩洞 ... 151
歯頸部の充填 ... 152
　歯頸部の窩洞形成法 ... 152
　接着・充填操作と形態修正・仕上げ研磨 ... 152
　くさび状欠損の臨床例 ... 155
　歯頸部象牙質の着色が強い場合 ... 156
　歯肉縁下に欠損部が入っている場合 ... 158
コンポジットレジンの色あわせ ... 161
　失敗例 ... 161
　うまくいかない原因は何だろう？ ... 162
　コンポジットレジンの透明性とは ... 163
　コンポジットレジンの光拡散性とは ... 167
　臨床での工夫 ... 168
　臨床例 ... 169
　まとめ ... 172

リペア —— 174
- リペアに必要なことは何か？ —— 174
- 口腔内サンドブラスター —— 175
- 金属プライマーとセラミックプライマー —— 176
- 接着操作までの手順 —— 177
- オペーカーとオペークシェードのコンポジットレジン —— 178
- 臨床例 —— 180

13 光硬化型グラスアイオノマーセメントを活かそう —— 184
- コンポジットレジンとグラスアイオノマーは車の両輪 —— 184
- レジン添加型アイオノマー（光硬化型アイオノマー）—— 185
- フジⅡLCからフジフィルへ —— 187
  - 製品構成 —— 187
  - 性能 —— 187
  - 使い方 —— 189
- 光硬化型グラスアイオノマーセメントの適応症 —— 191
  - 単一充填 —— 191
  - サンドイッチテクニック —— 192
  - 歯頸部の知覚過敏 —— 194

14 保険適用コンポジットレジンと保険外コンポジットレジン —— 196
- 医療機器としてのコンポジットレジン —— 196
- 日本で市販されている保険適用外コンポジットレジン —— 197
- コンポジットレジンの価格 —— 199
- 保険適用外コンポジットレジンの症例 —— 200

15 歯科用テレスコープ（拡大鏡）—— 202
- 単一レンズタイプ —— 202
- 双眼鏡タイプ —— 203

索引 —— 205

1からわかる
コンポジットレジン修復
レジンが簡単にとれないためのテクニック

1 コンポジットレジンの進歩

　コンポジットレジンというと何を連想するでしょうか？　若い歯科医師であれば「審美的な充填修復材料」とまず思い浮かべるにちがいありません．しかしながら，私のように1970年代に大学を卒業した歯科医師にとっては，かつては「変色・歯髄死・二次う蝕」といった悪いイメージがまず浮かびます．過去30数年間にその悪いイメージが少しずつ払拭され，材料の進歩を実感しながら，紆余曲折のすえ臨床で使える現在の審美材料にたどり着いたと感じています．

　図1-1をみてください．これは私が1977年に充填したコンポジットレジンで，2007年に撮影したものです．使用した材料は，充填翌年の1978年に市販された「クリアフィルボンドシステムF」（クラレノリタケデンタル）の試験材料です．過酸化ベンゾイル-アミン起媒・マクロフィラー型のペースト・ペーストタイプのコンポジットレジンは，30年経過して茶褐色に変色し，切縁は磨耗して大きくくぼんでいます．

　変色・磨耗は著しくとても審美的とはいえませんが，切縁部のコンポジットレジンはエナメル質に接着し，充填物の脱落・歯髄死・二次う蝕は生じませんでした．使用した接着性レジンは，エッチング用のリン酸ゲルと2液混合型のボンディングレジンから構成された，コンポジットレジン用としては日本で初めて発売されたものでしたが，歯質保護と歯髄保護の機能を十分に果たしました．

　患者さん（私の家内です）にはずっと我慢してもらっていましたが，限界に達し，2007年8月に再充填しました．図1-2は2007年に再充填した後の写真です．コンポジットレジンを現在の審美的な修復材料の地位に引き上げたのは，いうまでもなく「歯質接着性レジン」の進歩です．接着性レジンの進歩が，コンポジットレジンの改良を促し，またコンポジットレジンの進歩が接着性レジンの性能向上を促したといえるでしょう．

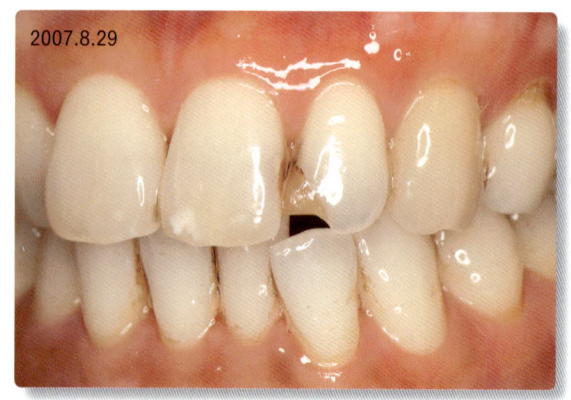

図1-1　1977年に充填したコンポジットレジン．30年経過し変色・摩耗は著しくとても審美的とはいえません．

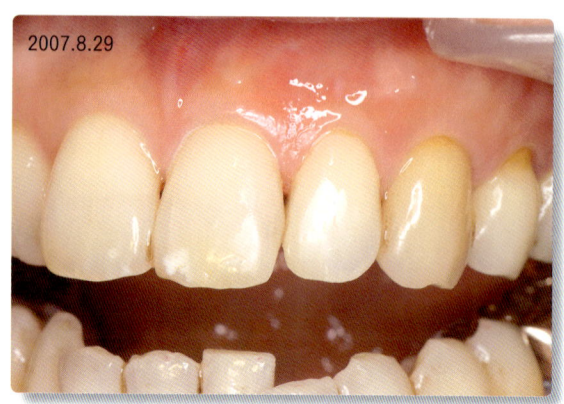

図1-2　2007年に再充填したコンポジットレジン．

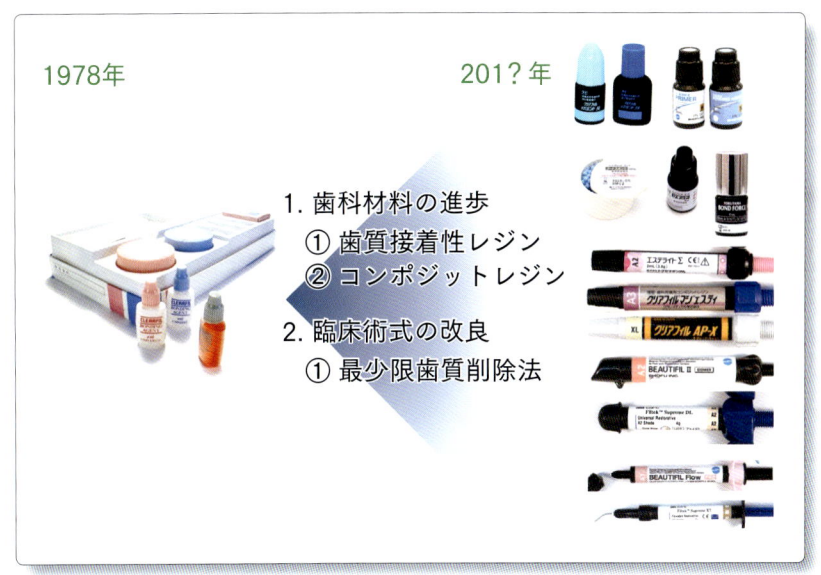

図1-3　接着性レジンの進歩.

　充填修復のような分野は，材料の進歩がそのまま臨床術式の改良につながります．接着性レジンに進歩により，機械的保持の必要性が減じたため，健全歯質に切り込む必要がなくなり，う蝕に罹患した部分のみを削除する「最少限歯質削除法」が故総山孝雄により提唱され，現在に到っています．
　この本では，コンポジットレジン充填をはじめるにあたって，基本の基本をまとめておきたいと思います．

参考文献
1．総山孝雄．無痛修復．東京：クインテッセンス出版，1979．

2 コンポジットレジン充填とは

　歯に生じた実質欠損は，う蝕であっても歯の破折であっても，自然治癒がありませんから，人為的な修復が必要です．その欠損部を歯質接着性レジンと充填修復用コンポジットレジンで補填する方法がコンポジットレジン充填です．充填操作は口腔内で行いますから，施術が困難な症例は対象から外れます．しかしながら，熟達するにつれてさまざまな工夫をすることによって可能な症例もでてきます．まずは，ご自身の技量にあわせて，単純な症例から経験を積まれることをお薦めします．

　その手順は，下記のようになります．

項目	ポイント
①診断と適応症の選択	欠損部の状態と充填修復が可能か否かの判断
②窩洞形成	歯質削除の方法とその器材
③充填前準備	隔壁の装着方法とその器材．③は④の後にくることもある
④接着操作	歯質接着性レジンの扱い方
⑤填塞付形	コンポジットレジンの扱い方
⑥形態修正・仕上げ研磨	仕上げ研磨器具の使い方
⑦定期検査	充填物の再研磨，リペア

症例

前歯部4級充填

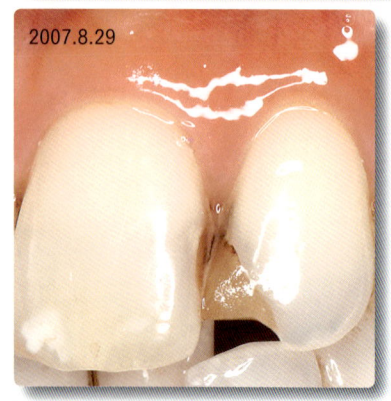
図2-1a　術前(2M)．

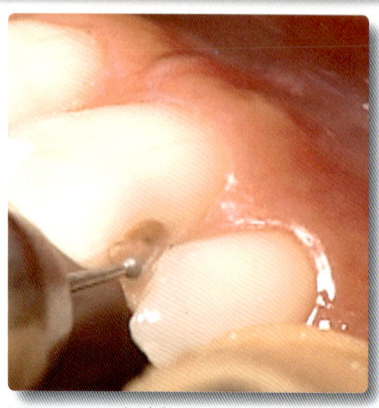
図2-1b　旧充填物の除去と窩洞形成．

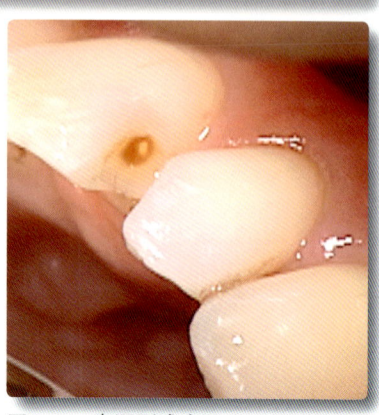
図2-1c　窩洞形成完了．

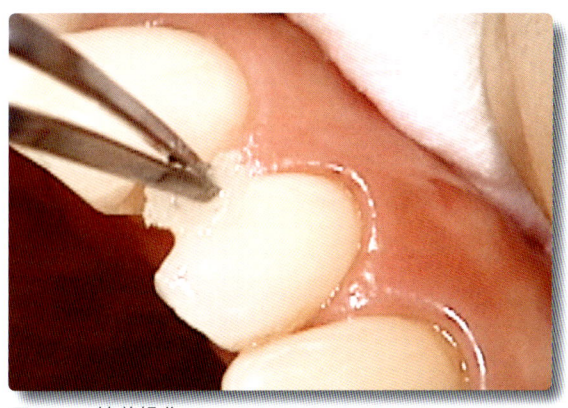
図2-1d　接着操作.

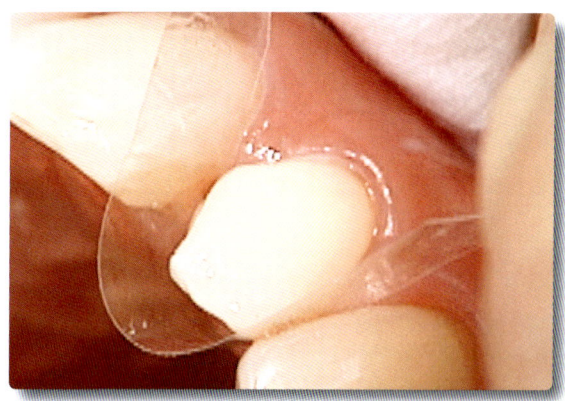
図2-1e　隔壁装着.

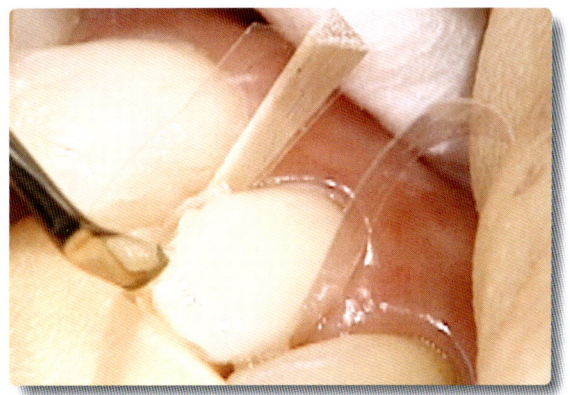
図2-1f　充填.

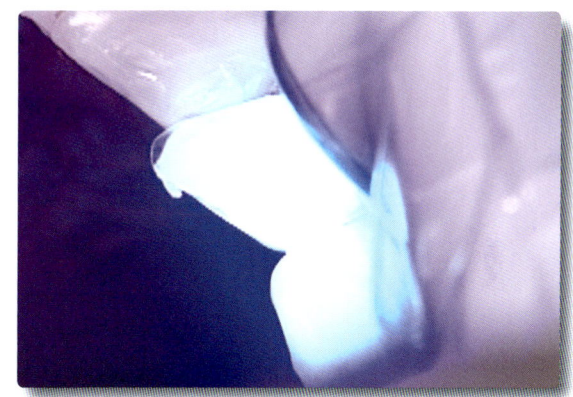
図2-1g　光重合.

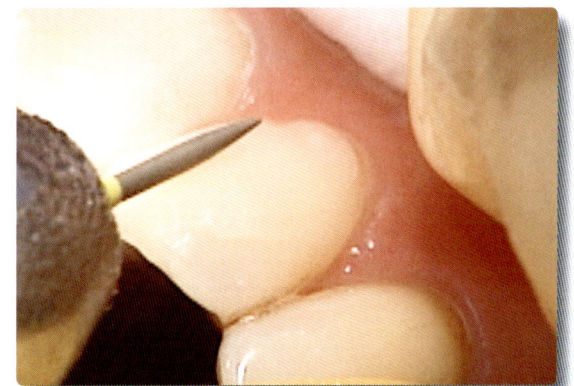
図2-1h　形態修正.

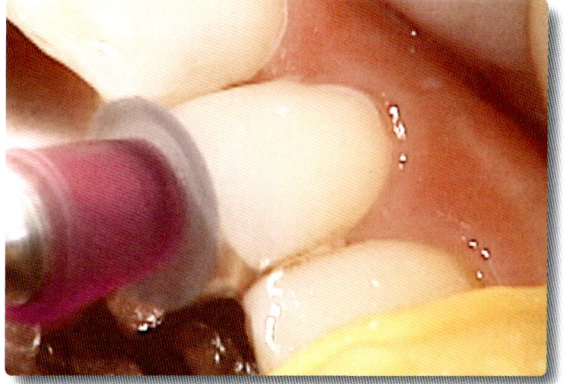
図2-1i　仕上げ研磨.

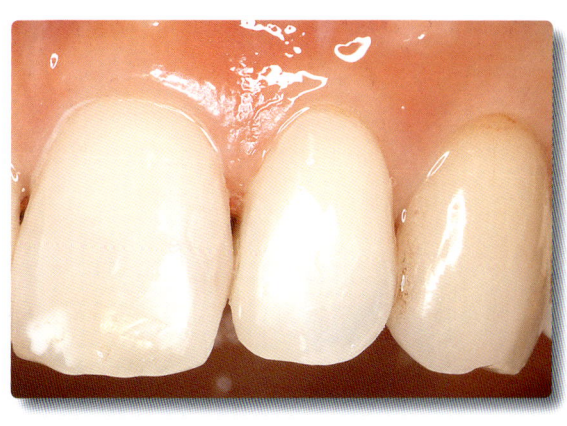

図2-1j　修復後.
クリアフィルメガボンドFA
クリアフィルAP-X(XL)
クリアフィルマジェスティ(A3)
(クラレノリタケデンタル)

2　コンポジットレジン充填とは

臼歯部の2級充填
平成19年度日歯生涯研修ライブラリーNo.0704.歯質を残す歯を守る臨床の実践 - 接着性コンポジットレジン修復.

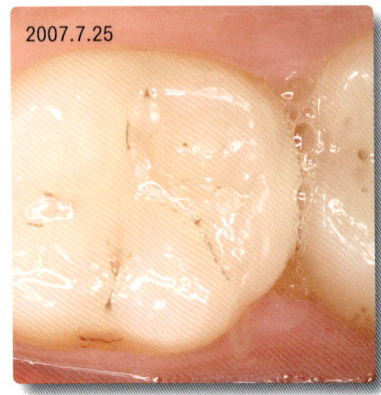
図2-2a 術前の口腔内写真.

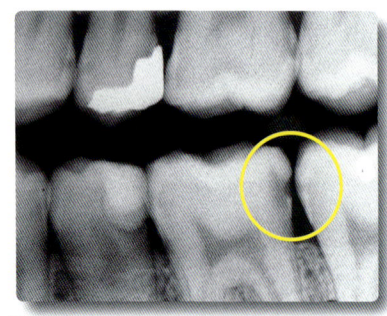
図2-2b 術前のバイトウイングエックス線写真(「6 D に透過像).

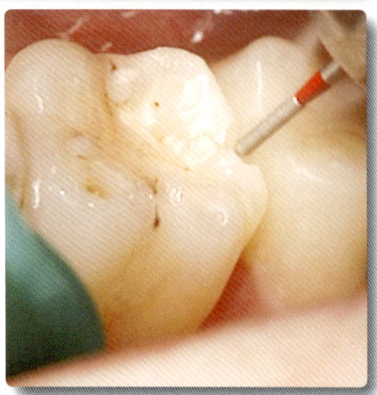
図2-2c う窩の開拡開始.

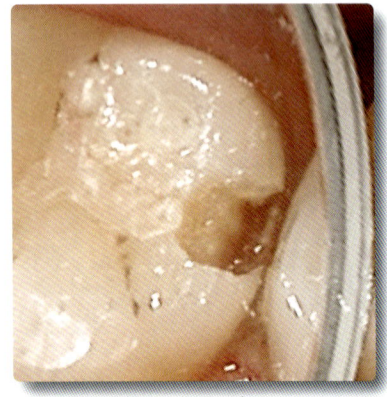
図2-2d 開拡されたう窩.

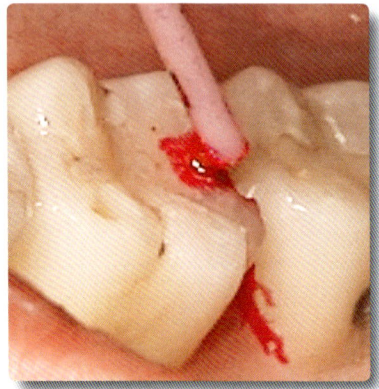
図2-2e う蝕検知液の滴下.

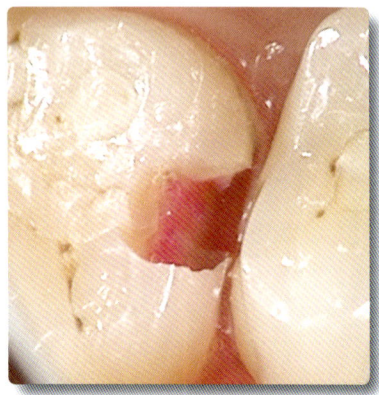
図2-2f 赤染された感染象牙質.

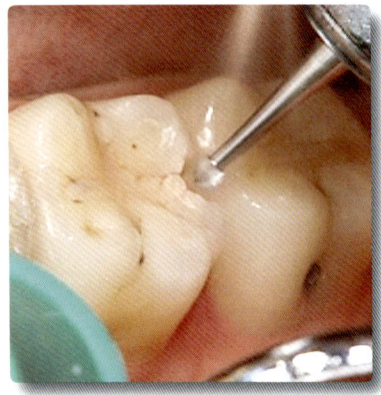
図2-2g 感染象牙質の削除.

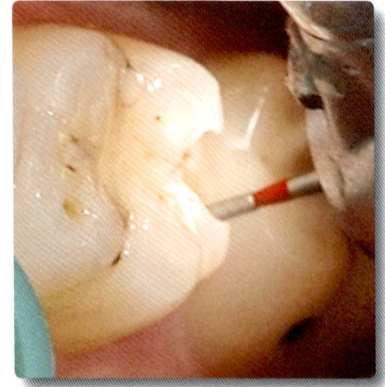
図2-2h う窩の再開拡.

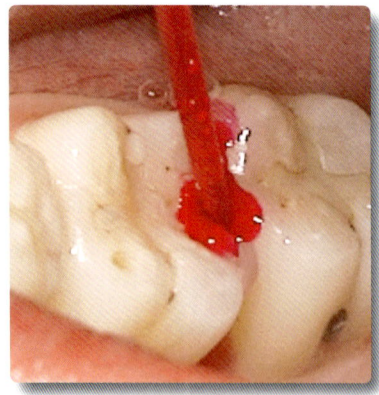
図2-2i う蝕検知液の滴下.

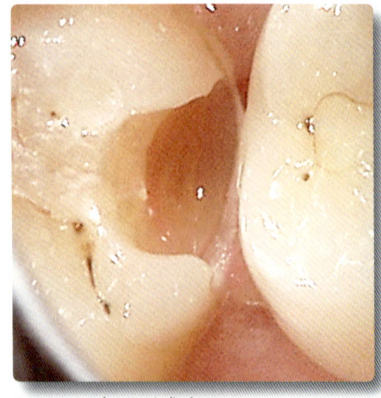
図2-2j 窩洞形成完了.

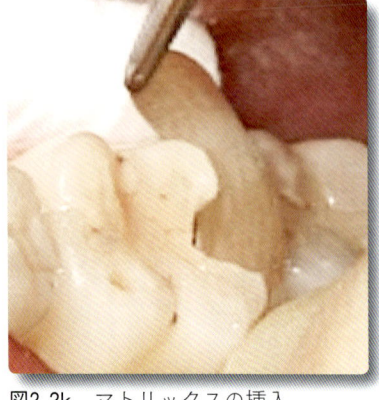
図2-2k マトリックスの挿入.

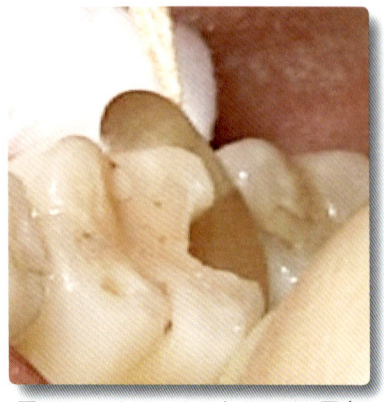
図2-2l マトリックスをクサビで固定.

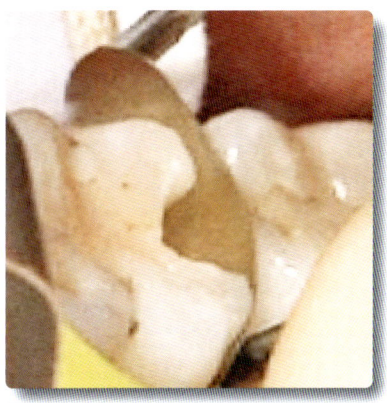
図2-2m　バイタインリングの装着.

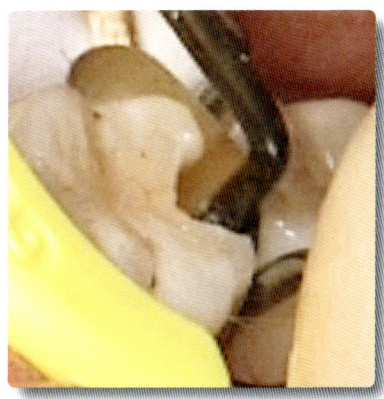
図2-2n　マトリックスを隣在歯に圧接.

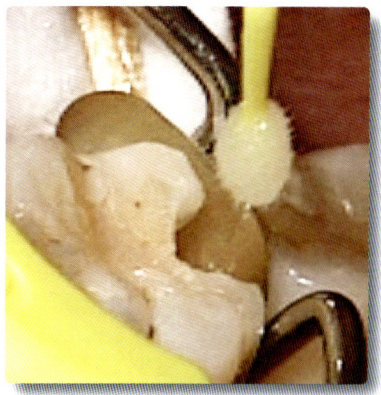
図2-2o　セルフエッチングプライマーを窩洞にたっぷり塗布.

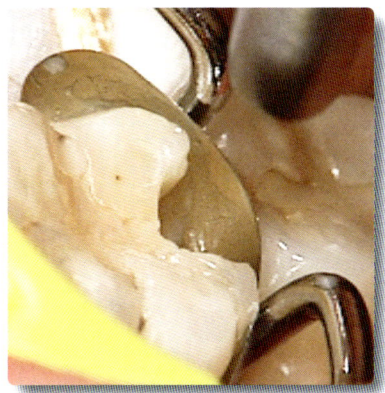
図2-2p　セルフエッチングプライマーをしっかりエアブローして窩洞を乾燥.

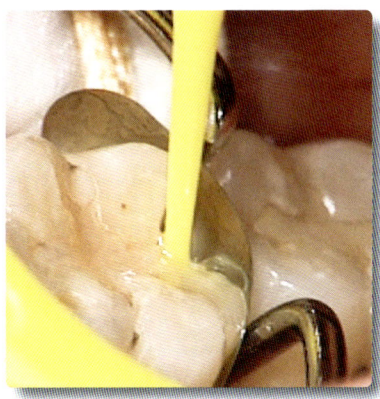
図2-2q　ボンドレジンを窩洞に塗布. フルオロボンドⅡ（松風）

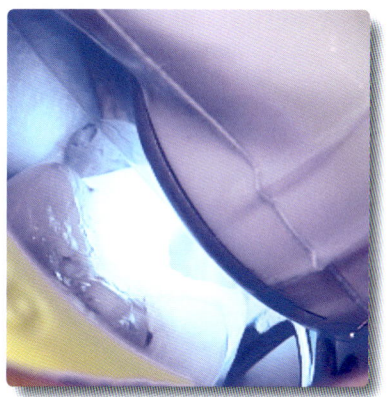
図2-2r　ボンドレジンを軽くエアブローして光照射.

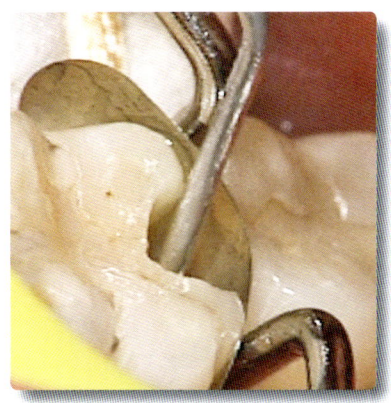
図2-2s　フロアブルコンポジットレジンでライニング. ビューティフィルフローF02（A2：松風）

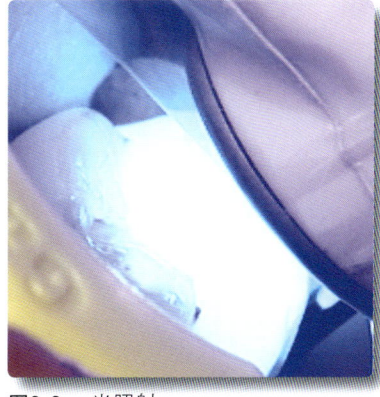
図2-2t　光照射.

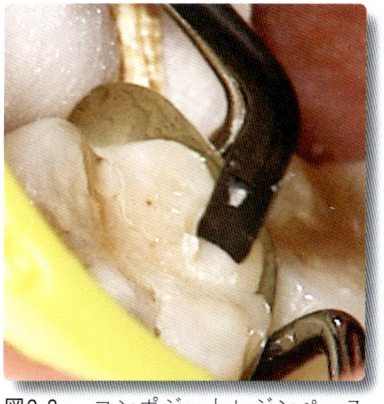
図2-2u　コンポジットレジンペーストを填入. ビューティフィルⅡ（A2：松風）

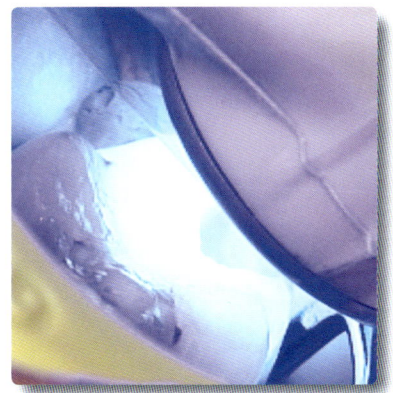
図2-2v　光照射.

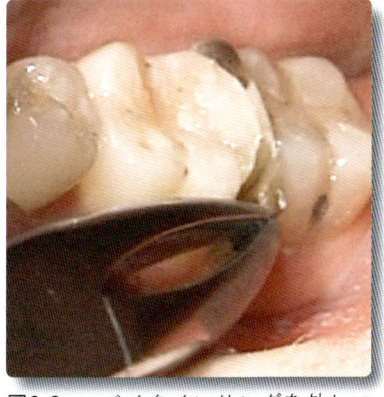
図2-2w　バイタインリングを外しマトリックスを探針で剥がして除去.

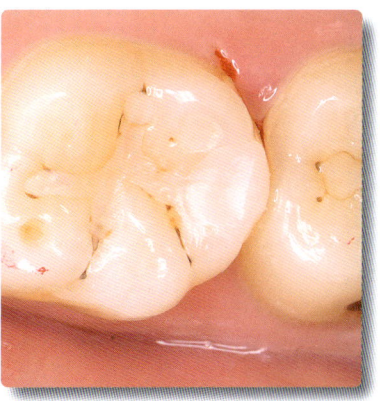
図2-2x　形態修正，仕上げ研磨後.

3 従来のインレー修復との手順の違い

　従来の機械的保持を主体としたインレー修復では，予防拡大の原則やインレー作製のための便宜形態や機械的保持形態を窩洞に与えなければならないために，う蝕が象牙質にわずかにかかっている症例でも，中等度の象牙質う蝕でも，窩洞の形はある程度決まってしまいます．したがって，あらかじめ大まかにインレー窩洞を形成してしまいます．これを窩洞概成といいます．それから感染歯質を除去し，必要があればアンダーカットの埋め立てを行います．最後に，窩洞細部の整理（隅角の明瞭化）と窩洞辺縁にベベルを付与して印象採得と咬合採得に移行します．

　これに対して，接着性レジン充填窩洞では，窩洞の形はう蝕の大きさが決めます．まず，う窩を開拡し，う蝕の範囲を確認しながら感染象牙質を削除していきます．インレー窩洞のようにあらかじめ決まった形に削り込むことはありません．感染象牙質の削除が終了したら窩洞形成は完了です．したがって，象牙質う蝕の深さや広がりを把握することが非常に重要となります．

従来のインレー修復

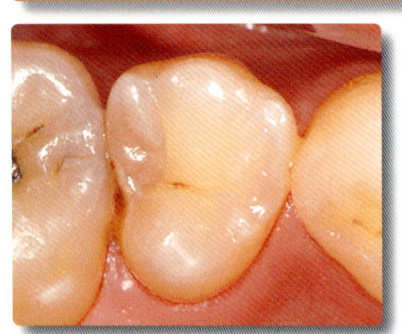
図3-1a　術前．

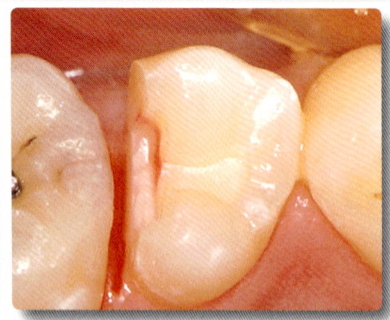
図3-1b　窩洞概成．

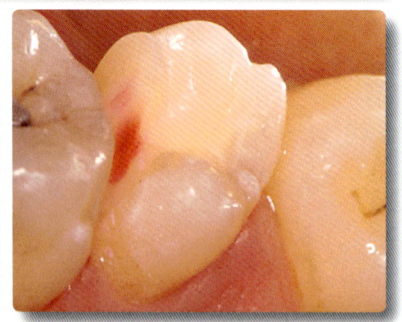
図3-1c　感染象牙質の染別と除去．

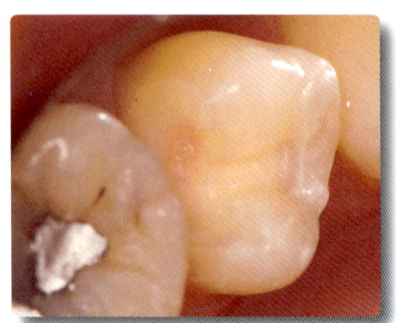
図3-1d　窩洞形成完了．

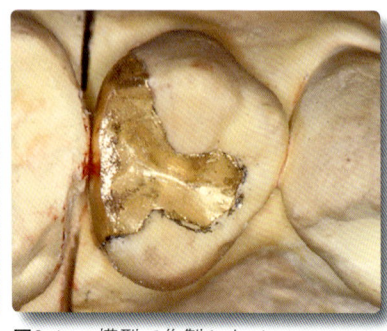
図3-1e　模型で作製したインレー．

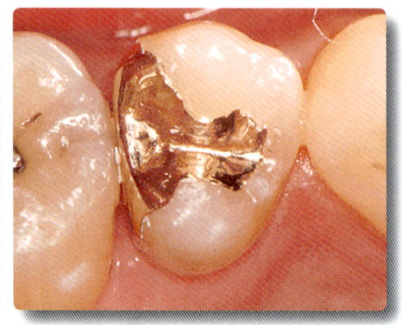
図3-1f　インレー修復後．

コンポジットレジン修復

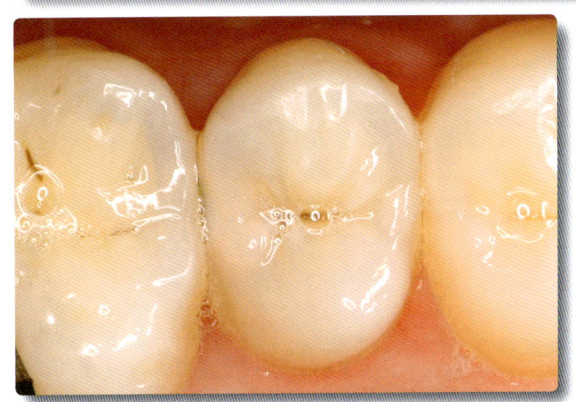

図3-2a　術前(2005.2.18).
クリアフィルメガボンド(クラレノリタケデンタル)
フィルティックシュープリーム(B2B, 3Mエスペ)

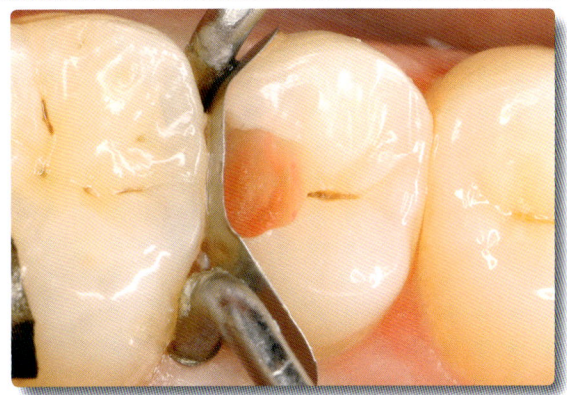

図3-2b　う窩の開拡と感染象牙質の削除.

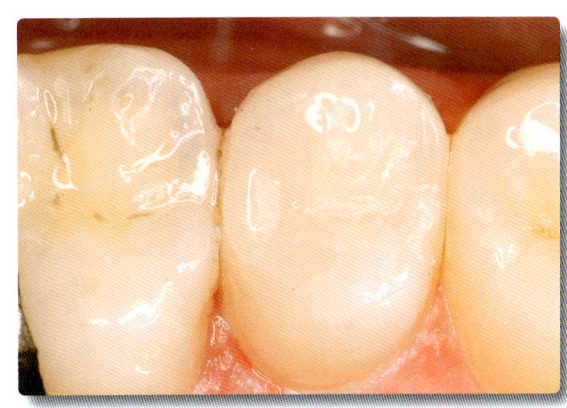

図3-2c　コンポジットレジン修復後.

　これら2つの技法の最も大きな違いは，接着性コンポジットレジン修復が，う窩の開拡と感染歯質の除去により窩洞形成が完了するのに対し，インレー修復では，それからさらに健全なエナメル質や象牙質を削除してインレー窩洞を完成させなければならない点です．健全象牙質を削除せざるを得なければ，局所麻酔を使わざるを得ないでしょう．う蝕によって生じたう窩を開拡し，感染象牙質のみを削除するだけであれば，局所麻酔の機会はぐっと減ります．これが接着性コンポジットレジン修復の大きな特徴です．

　また臨床手順上は，インレー修復では模型上で修復物を作製する必要があるため，2回の診療が必要です．そのため次回の診療までの間，切削面を仮封材で一時的に保護し，インレー装着時には仮封材を除去しなければなりません．窩洞形成後直ちに充填して修復を完了できるコンポジットレジン修復と比較して，歯髄に余分な刺激を加えることになります．

参考文献
1．総山孝雄，田上順次．保存修復学総論．京都：永末書店，1996．

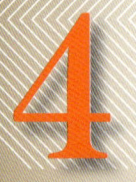

インレー窩洞は不要か？

　確かに接着性能の向上とコンポジットレジンの機械的性質が向上したことで，臼歯部でも小型の窩洞ではコンポジットレジンで十分でしょう．だからといって，機械的保持を主体としたインレー窩洞が不要かといったら，そうではありません．コンポジットレジン充填では対応しきれない場合もありますから，歯科医師として，機械的保持の原理を活かした修復も行えなければなりません．

　右頁の症例は，6̄の咬合痛を主訴とした患者さんです．旧充填物と感染象牙質を除去すると，遠心部に亀裂が確認され，これが咬合痛の原因と思われました．そこで，接着性レジンで修復（ライナーボンドⅡ，クリアフィル AP-X，ともにクラレノリタケデンタル）を行いましたが，咬合痛は改善しませんでした．そこで，歯冠部遠心半分を被覆するアンレーを装着しました．歯冠部の亀裂によって歯髄が過敏になっている可能性がありましたので，健全象牙質には極力切り込まない形で，必要な機械的保持形態（頰側溝に溝，舌側咬合面に小窩，遠心隣接面に側室）を付与しました．アンレーを接着性レジンセメント（パナビア EX，クラレノリタケデンタル）で装着し，咬合痛は消失しました．

　金属修復物は歯質よりも強度が高く耐摩耗性も高いため，コンポジットレジンのように歯質と一体となって咬耗することはありません．また内側性窩洞では，インレー修復は修復の便宜上う窩を越えて健全歯質に削り込む必要があるため，コンポジットレジン修復に比して歯質保存的とはいえません．

　しかしながら金属の特徴は，その強度にあります．歯冠部の表面を薄く広く覆う必要がある場合には，金属以外の歯科材料では不可能と思います．そこで，歯質を最大限に残せる形で，修復物のシーティングを容易にし，さらに修復物を保持安定させるために，窩洞形成における機械的保持形態の知識と技術が是非とも必要になります．

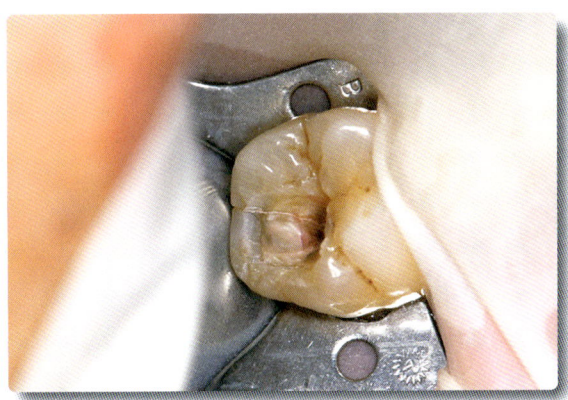

図4-1a ⎡6⎤の咬合痛を訴えていました．旧充填物を除去すると，遠心部に亀裂が確認されました．

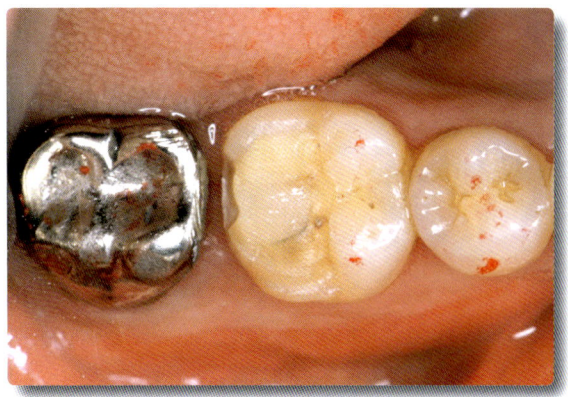

図4-1b 接着性レジンで修復を行いましたが，咬合痛は改善されません．そこでアンレー窩洞を形成しました．

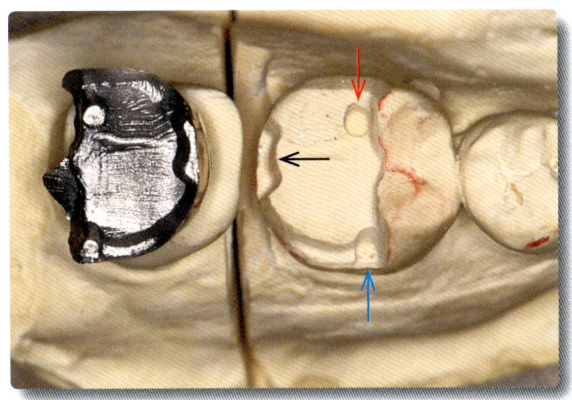

図4-1c 健全象牙質には極力切り込まない形で，機械的保持を強めるため頬側に溝（青矢印），咬合面舌側に小窩（赤矢印），そして隣接面に側室（黒矢印）を付与しました．この図のように保持形態を分散させることで修復物の保持安定が増します．

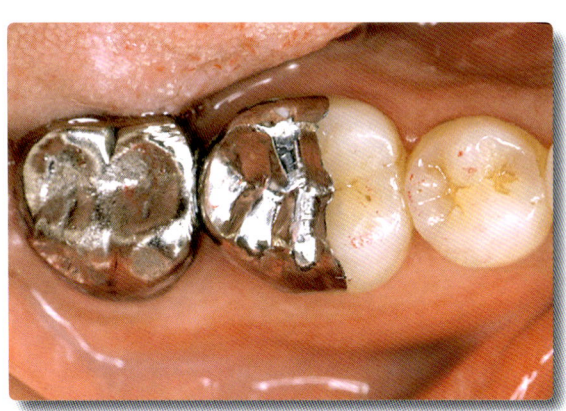

図4-1d アンレーを接着性レジンセメントで装着し，咬合痛は消失しました（1997.4.23）．

4 インレー窩洞は不要か？

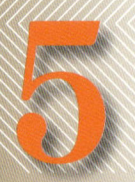

歯を削ることの基本

ここでは修復治療に際して"どうして歯質を削除するのか？"を考えてみたいと思います．

切削治療の必要性

　歯には創傷治癒機能はなく，う窩として生じた実質欠損は回復不能です．そこで充填修復では，欠損部を充填に適した形態に修正する必要があります．その対象がう蝕によって生じた実質欠損であれば，感染歯質を削除してう蝕の進行を制止すると同時に，生じた欠損を埋める人工補填材料を保持安定させなければなりません．

　穿下性に進む象牙質う蝕では，感染象牙質を削除するためにう窩を開拡しなければならないので，現時点では切削して修復する以外に方法はありません．その患歯をどのように切削して，どのような材料で修復するかは，歯科医師の判断に任されています．歯質接着性材料を使うか否かで，窩洞形成は大きく変わってしまいます．

なぜ歯を削るのか？
①感染歯質の除去
　う蝕の進行停止のため
②健全歯質の削除
　修復物の保持，安定のため

従来の機械的保持の原理

　まず，歯質接着性のない修復材料としてアマルガムやインレーで修復する場合を考えてみましょう．従来の機械的保持による修復法を理解することは，歯科治療の基本として是非とも知っておくべきことで，接着性材料が使いにくい場合に役立ちます．

　口腔内で機能する修復物にはさまざまな方向から外力が働きます．修復物が永く口腔内で機能するためには，修復物が歯にしっかりと保持されなければなりません．う蝕は歯の深部に向かってほぼ円錐形に進むため，単にう蝕に侵された歯質を除去しただけでは丸い穴があくだけで，修復物を保持し，安定化することはできません．修復物を機械的に保持安定させるためには，窩洞に平坦な窩底と明瞭な隅角，平行な壁面，抽出方向へのアンダーカットの3点を与えます．したがって歯に接着しない修復材料を使う場合は，さらに周りの健全象牙質まで切り込んで箱形の機械的保持安定形態を形成しなければなりません．

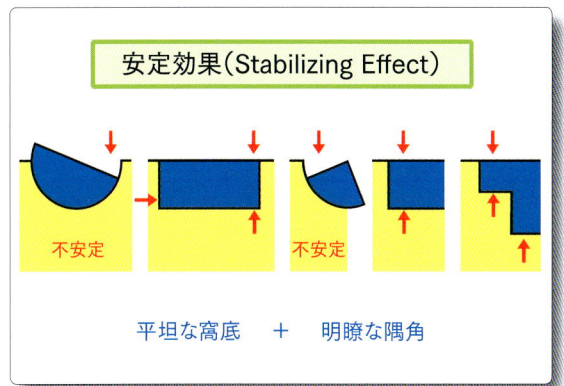

図5-1a 安定効果.
平坦な窩底部と明瞭な隅角により修復物が外力に対して安定します．

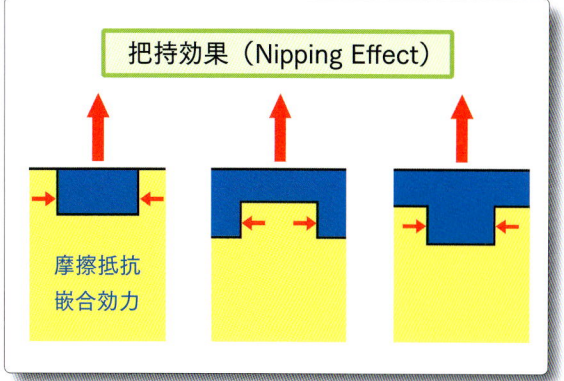

図5-1b 把持効果.
平行な壁面によって充填物の脱出方向が制限され，さらに壁面と修復物間の摩擦抵抗や嵌合効力により修復物が脱落に抵抗します．

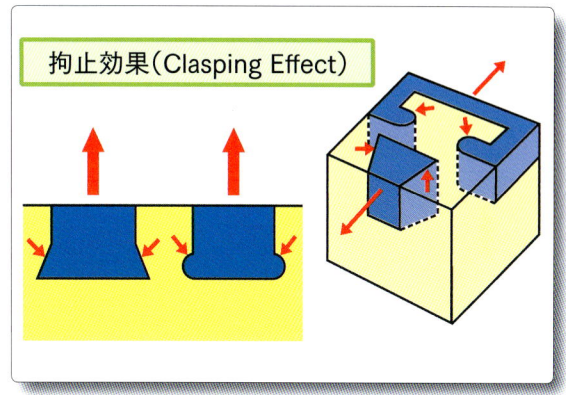

図5-1c 拘止効果．
充填物の脱出方向に抵抗するアンダーカットを作ることで，修復物が保持されます．

　また，修復物と歯質とが相互に補強しあうことがなければ，脆い修復物は壊れてしまうし，修復物を支える歯質が薄ければ，これもまた壊れてしまいます．したがって，修復物はその材質に応じて壊れないような厚みと幅が要求され，その周りの歯質も外力に抵抗する厚さが求められます．咬頭隆線を保存する窩洞形態も，同部が構造上丈夫な部分であるからです．

　したがって修復のための窩洞形成では，機械的な修復物保持と機械的な歯質保護のために，健全歯質を削除せざるを得ず，さらにう蝕再発予防を目的として，欠損部周囲の健全歯質をも削除して，窩洞外形を自浄域に置くこと（予防拡大の原則）が当然のこととして求められました．これらの原則が，修復物作製のために必要な便宜的な健全歯質の削除を正当化することになったのです．

　しかし歯髄保護を考えると，むやみやたらと健全象牙質を削除するわけにはいきません．そこで歯髄に近づかないように，少ない削除で保持を強める工夫が必要になります．窩底平坦・隅角明瞭な窩洞形態や，複雑な窩洞でのステップやグルーブ形成がそれであり，歯髄に加わる侵襲を少なくしつつ，機械的保持を強める工夫です．したがって修復物の機械的な保持には，窩洞形成における技術的な優劣が大きく影響することになります．

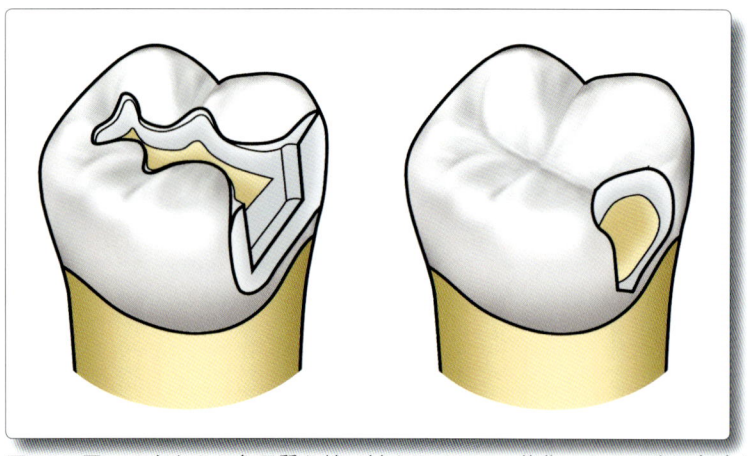

図5-2 同一の大きさの象牙質う蝕に対するインレー修復のための窩洞(左)とコンポジットレジン修復のための窩洞(右).

接着修復のための窩洞形成

　窩洞形成は，歯質接着性レジンを使用することで，従来の機械的保持形態を必要とした方法とは全く異なるものとなりました．すなわち接着によって修復物の保持安定が図られ，修復物と歯質の補強効果も得られるため，機械的な保持形態を彫り込む必要がなくなり，う蝕や欠損の範囲が修復するべき窩洞の範囲となります．窩洞形態は，歯科医師が保持の原理に基づいて決めるものではなく，う蝕の形態そのものが窩洞形態を決めることになるのです．

　健全象牙質に削り込む必要がなくなるため，う蝕によって生じた欠損部と歯髄との間に，最大限の厚さの健全象牙質と透明象牙質の保存ができます．さらに接着性レジンによって象牙細管が封鎖され，窩洞の壁面に耐酸性皮膜(樹脂含浸層)ができるため，外来刺激を遮断することで，歯髄刺激や二次う蝕を抑制することができます．また，辺縁部からのう蝕が生じてもその発見は遙かに容易であり，充填物を部分的に削除するだけで，再修復が可能でもあります．

　う蝕による実質欠損を修復する目的は，自然治癒しない欠損を人工的に補填して，形態と機能を回復すると同時に，自然治癒能のないエナメル質や象牙質を二次う蝕や破折などのさらなる破壊からから守ることにあります．

　そのためには，
①感染歯質の除去
②健全歯質・透明象牙質の保存
③象牙細管の封鎖と耐酸性皮膜(樹脂含浸層)の生成による外来刺激の遮断
④辺縁封鎖による辺縁漏洩の防止
の４点を確保することです．これをもっともよく実現するのが，接着性コンポジットレジン修復なのです．

　機械的保持を主体としたメタルインレー修復では，効果的な保持を発現する窩洞形態を意図的に削れる skill が要求されましたが，接着性コンポジットレジン修復では，う蝕の範囲をいかに把握し，削除・非削除の判断基準をどうするかがポイントとなります．

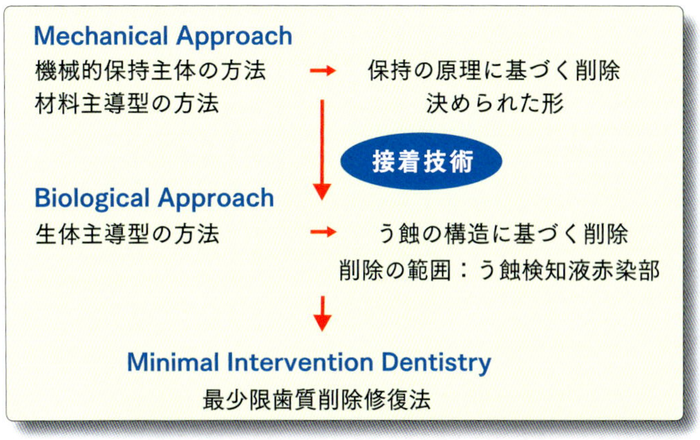

図5-3 最少限歯質削除修復法.
　接着技術を使うことで，健全歯質を削除する従来の機械的保持主体の修復法から，必要最少限の歯質削除で修復できる生体主導型の方法に変わりました.

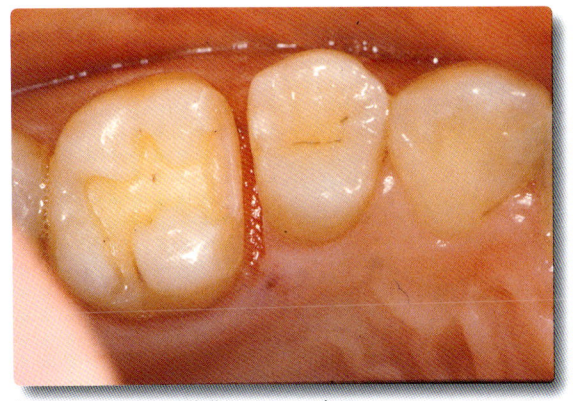

図5-4a　インレー修復のための窩洞.
　6｜近心隣接面の象牙質う蝕のために形成されたインレー窩洞ですが，透明象牙質まで削除され窩洞内にう蝕の痕跡がみられません.

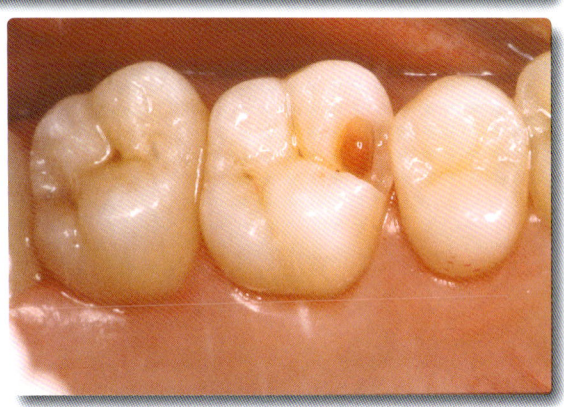

図5-4b　コンポジットレジン修復のための窩洞.
　窩洞内には飴色の透明象牙質が残されています.

健全歯質を削り込まない意味

　上述のような接着性レジンのための窩洞形成は，歯質保護と歯髄保護という大きなメリットがあります．接着性レジンを使うことで，保持のために健全象牙質を削らずにすむので歯質の保存が強調されます．しかし，これとは逆に健全象牙質を露出させてしまうと，接着性レジンが使い難くなることはあまり強調されていません．現在市販されている歯質接着性レジンで象牙質表面を100%シールできるのであれば，健全象牙質まで切り込んでも，術後の冷水痛や咬合痛はないはずです．しかし，いまでも「修復後に冷水痛や咬合痛があるがどうしたらよいか？」とよく質問されます．この原因は，象牙細管の開いた（擦過痛や冷水痛の強い）象牙質面がシーリングされていないためであり，過剰切削かもしくは接着がうまくいっていないのが原因です．

　充填修復に際しては，可能な限り注射麻酔を使わなければ，切削痛の強い健全象牙質に切り込むことはないし，修復後直ちに冷水痛や咬合痛を確認できます．また，いかに接着性レジンの性能が向上しても，窩洞のすべての壁面でパーフェクトな接着を期待するのは無理でしょう．そうであるならば，透明象牙質という生体の防御層の助けを借りる必要があります（図5-5）．術後痛がでてしまってからでは遅いのです．対処法は診断から修復に至るまで症状をださないような処置を積み重ねるしかありません．術後痛がでてしまったら消退するのを待つことしかできないのです．

生体の防御層：透明象牙質

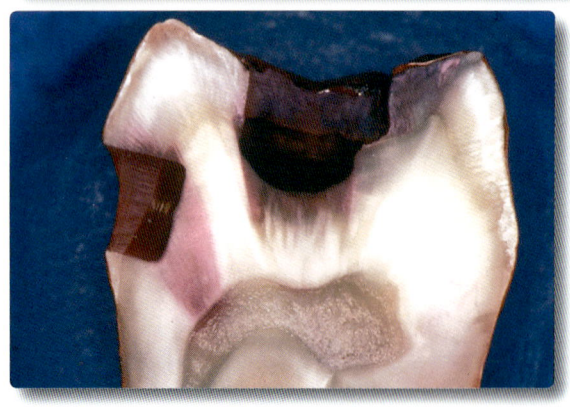

図5-5 咬合面に象牙質う蝕のある抜去歯に，健全象牙質に及ぶ窩洞（頬側面）を形成し，色素液に浸漬しました．咬合面のう窩から侵入した色素はすべて透明象牙質で止まっていますが，健全象牙質まで形成した頬側面の窩洞では，色素が窩底部から象牙細管を伝わり歯髄腔まで侵入しています．
接着性レジンのための窩洞形成では，う窩の下の透明象牙質を越える切削はしません．健全象牙質まで切削した窩洞は，象牙細管が開放しているために，さまざまな術後痛を誘発しやすくなります（写真は新潟大学の福島正義先生のご厚意による）．

インレー窩洞でのトラブル症例

2つの症例を提示します．

仮封材が動いて象牙質痛を誘発

患者は21歳の大学生です．「痛くない歯が痛くなった」という不満が主訴でした．ことの次第は，詰め物がとれたので知り合いの歯科医院に行ったら，他も治さないといけないといわれて，詰め物を外したそうです．いままで何の問題もなかった歯が，それ以来，咬むと鋭い痛みがあって食事ができない．余計なことをされたと不満顔でした．

6には，2級のインレー窩洞が形成してあって，軟質のレジン系仮封材で封鎖してありました．この歯が対合歯としっかり咬合するため，仮封材が動いて象牙質痛を誘発していました．仮封材を外してみると，コンパクトできれいな窩洞が形成してあって，インレー修復の手順としては何の問題もありませんでした（図5-6a）．このまま充填することもできますが，先方の先生もインレーを用意しているでしょう．治療法としては，通法どおりで，後は金属インレーを装着すれば痛みもなくなるから，連絡をとってみるようにと説得したのですが，前医に対する不信感が強く，私が修復することになりました（図5-6b）．

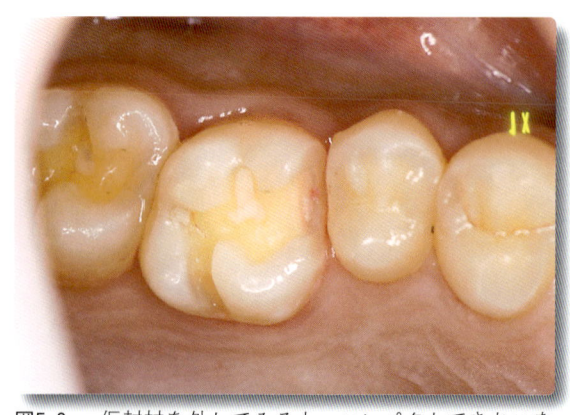

図5-6a 仮封材を外してみると，コンパクトできれいな窩洞が形成されています．

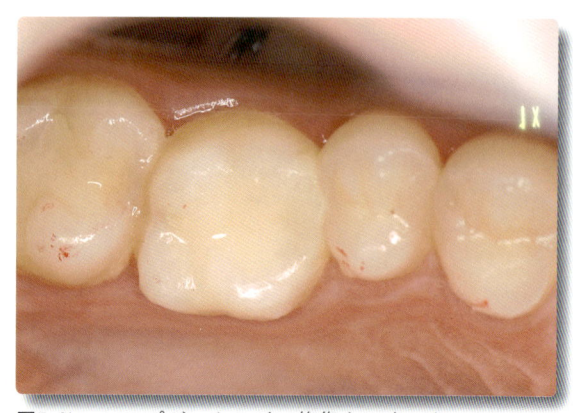

図5-6b コンポジットレジン修復をしました．

患者が受けた治療は，はじめにきちっと説明をすれば，何の問題も生じなかったと思います．6⎤の2級インレー窩洞で舌側まで裂溝を追求してあって，右利きの方には，固定源が取りにくく，視野も確保しにくいため，もっとも形成しにくい部位です．それでも溝を外さずにコンパクトに上手に形成されていました．技術的には何の問題もありません．しかしながら，患者は不満で離れてしまいました．われわれは患者の痛みを感じることはできませんが，痛みが誘発する不安は，十分な説明をすることで多少なりとも軽減できます．われわれにはあたり前のようなことでも，十分な説明が必要なのです．また認められた方法とはいえ，健全象牙質に削り込む修復技法の欠点を再確認できました．

仮封材がゆるんで象牙質痛を誘発

　患者は25歳の女性です．歯科医師である患者の姉から依頼されました．歯がしみて，痛くてどうにもならないとのことです．みてみると，⎣4遠心から⎣7の近心までインレー窩洞が形成されています（図5-7a）．検診で虫歯がみつかったので自宅近くの歯科医院に行ったら，何の説明もなく一気に4本削ったそうです．削り終わってから「保険の範囲では金属に，白くする場合は1歯あたり数万円かかる」という説明を受けましたが，金属はいやだし，お金はないし，そのままにしていたら仮封がゆるんで，ひどくしみだしたとのことでした．

　一気にここまで形成できる歯科医師ですので，ベテランの先生です．健全象牙質が露出した形成をみると，メタルインレーをやり慣れていて，自然と手が動くのだと思います．ここまで健全象牙質を広くだしてしまうと，高性能の接着性レジンを使っても，術後痛がでないようにするのは容易ではありません．白く修復する場合，いったいどんな材料を使うのでしょうか．患者の希望（保険の範囲で白く）で，コンポジットレジンで修復しましたが，充填処置はほんとうに難しく，術後痛がでないかと気を遣いました（図5-7b）．このような形成をしていたら，接着性レジンは使いにくくなるだけです．

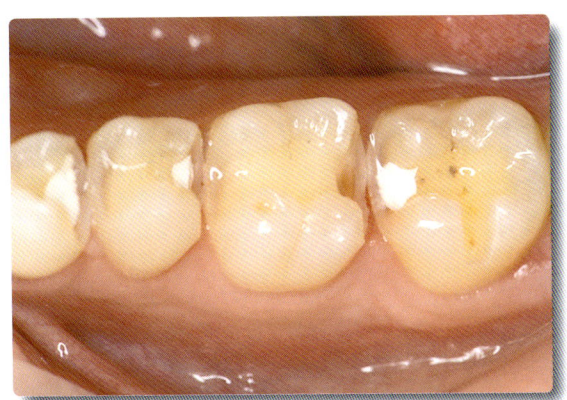
図5-7a　⎣4遠心から⎣7の近心までインレー窩洞が形成されています．

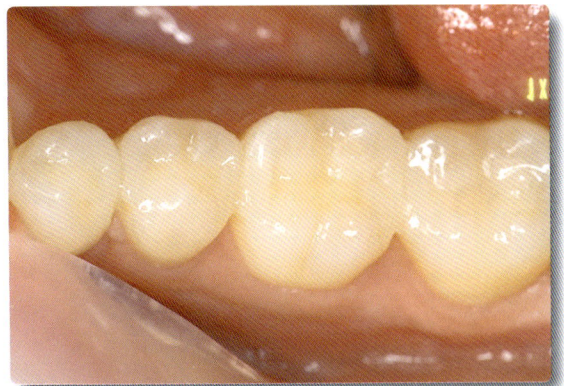
図5-7b　コンポジットレジンで修復．

参考文献
1．総山孝雄，田上順次．保存修復学総論．京都：永末書店，1996．
2．日本接着歯学会 編：接着歯学　Minimal Intervention を求めて．東京：医歯薬出版，2002．
3．猪越重久．窩洞形成の原則と実際，新・MI臨床＆接着修復．デンタルダイヤモンド増刊号．2002；384：58-65．
4．猪越重久．健全象牙質に削り込まない意味 歯界展望，2003；101：117-120．

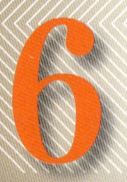

歯質切削のトレーニング

　ここでは実際に歯を切削する訓練の仕方と，その基準について述べてみます．また窩洞形成では点と線をイメージしたトレーニングが重要であることにも触れます．

窩洞形態の因数分解

　窩洞形態は，用いる修復材料によって大きく異なることはお話ししたとおりです．メタルインレーやアマルガム修復に必要な機械的保持形態を有するものから，接着性コンポジットレジンのような必要最少限の歯質削除で済むものまでさまざまです．しかし窩洞形成を回転切削器具で行う限り，メタルインレー窩洞であろうが，コンポジットレジン窩洞であろうが，窩洞形成は次の2点を把握することが基本です．熟達した歯科医なら無意識のうちにこれを行っています．すなわち，
①バーが止まるポイント(点)を知る．そこはどこか？
②バーが動く軌跡(線)を把握する．何を基準に動かすか？

```
窩洞形態の因数分解
    窩洞を作るもの
        ・回転切削器具：バー，ポイント
        ・それを動かす術者
    バーの軌跡→窩洞

        ・バーの止まるところ→点
        ・バーの動く軌跡　　　→線
```

図6-1　窩洞形態を点と線に分解する．

　窩洞は，回転切削器具を動かすことで形成されるのですから，バーが正しい方向を向いていれば，その形態は使用するバーの太さと，それを動かす軌跡によって決定されます．バーが動く軌跡は，2次元平面でみれば，バーが連続的に動く線と，止まったり方向を変えたりする点から構成されます．

　学生の基礎教育で，「このデモ模型をみて，このように形成しなさい」といっても，容易に模倣できるものではありません．しかしながら，その形態が，この基準点とそれらをつ

なぐ線とに分解してみえれば比較的容易に全体像が把握できます．

　いわゆる上手な窩洞形成とは，不必要な歯質の犠牲がない窩洞をいいますが，それは上述の点と線が的確に位置どりされ，バーが止まるべきところで止まり，動くべき線に沿って動くことで作られます．下手な窩洞形成は，これらの位置どりに誤りがあり，止まるべきところでバーがぶれ，切り込んではならない方向にバーが動いてしまっています．はじめのうちは慣れない方向からみながら削るのですから，窩洞形成は決して容易ではありません．しかし形成時にバーが止まるポイントと，そこからバーが動く軌跡をイメージしながら窩洞形成をすると，ただ闇雲に訓練するよりはずっと上達が早いと考えています．

咬合面インレー窩洞でのバーの動き

　メタルインレー窩洞のような機械的保持を主体とする窩洞形成では，窩洞内にバーの形態が残る部分が存在します．そこがバーが止まる点であり，バーの動く方向が変化する変曲点です(灰色丸)．バーは咬頭隆線を避けるように動かすため(赤矢印)，点と点は，咬頭隆線を避けるように線で結ばれます(図6-2)．

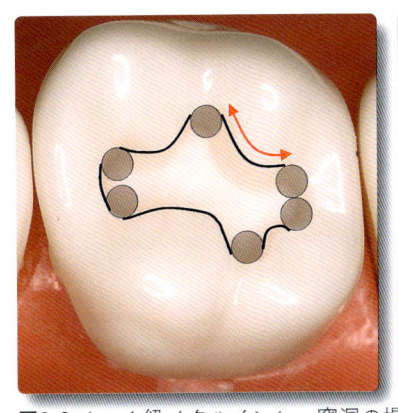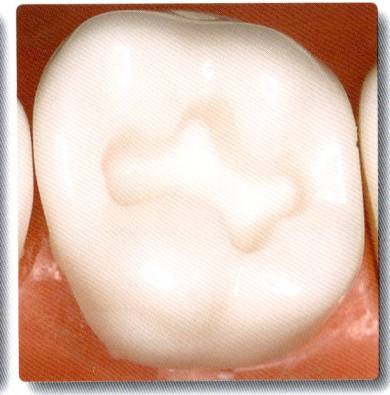

図6-2a,b　1級メタルインレー窩洞の場合のバーの動き．

インレー修復における咬合面窩洞形成のポイント
- バーを止めるべきポイント(点)はどこか？
　　溝の端末．ただしやみくもに裂溝は追わない
- バーの動く軌跡(線)はどうするのか？
　　小窩裂溝に沿う
　　咬頭隆線を避けるように
　　等高線をイメージしてスムーズな外形を

隣接面を含む2級窩洞でのバーの動き

　2級窩洞では，咬合面部に加えて隣接面部が加わります．側室の頬舌壁はバーが止まる点です(黒丸)．側室の形成に際しては，それぞれ頬舌壁に相当する部分にバーで切り込み，次に両者の間をバーで軽くなでるように動かしながら(赤矢印)，側室を完成させます(図6-3)．

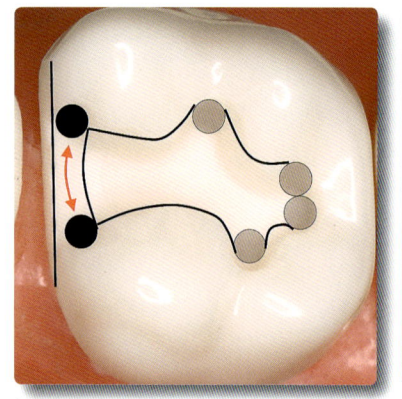
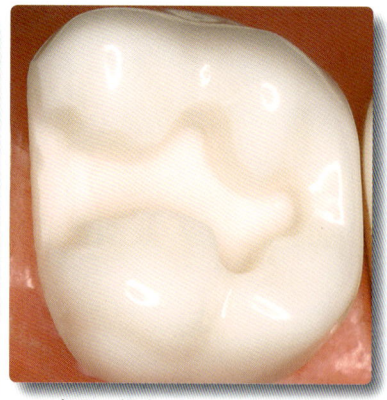

図6-3a,b　2級チャネルスライス型インレー窩洞の場合．

窩洞形成の訓練の仕方

　窩洞形成の練習は，抜去歯でもメラミン歯でも結構です(図6-4)．止まる点と動かす線を歯のなかにイメージしながら，形成する練習を繰り返します(図6-2, 3)．歯がない場合でも，咬合面を頭に思い浮べ，イメージトレーニングを行うこともできます．

バーの方向を確認する

　窩洞形成に際して，まずバーの方向を確認しなければなりません．インレー窩洞を例にとれば，臼歯部(下顎第一小臼歯は例外)では，バーは歯軸と平行になります．この場合は，当該歯にバーをあて，少なくとも2方向から観て確認します．また咬合面を基準として，ハンドピースヘッドの平坦面を平行になるようにしてもよいと，恩師の細田裕康先生(新潟大学ならびに東京医科歯科大学名誉教授)から教えを受けました．臼歯部だけでなく，前歯部の隣接面部の窩洞形成においても，あらかじめバーの方向を確認することは，形成中に隣在歯を不用意に傷つける可能性を減らします．

　下顎第一小臼歯は，歯冠軸が舌側に傾斜しているため，歯軸に平行に形成すると頬側で深く，舌側で浅く形成されてしまいます．そこで歯冠軸の方向にバーをあてます．

インレー窩洞の場合

　小窩裂溝を追求する1級窩洞が訓練の基本となります．その理由は，バーを止める基準点とバーを動かす基準線が明瞭なので，バーの動きをイメージしやすいからです．とくに，咬頭隆線の不用意な削除は，窩洞形成時にはどうしても避けたいので，最も基本となる訓練だと思います．

　バーは溝の端末で止め，小窩裂溝に沿って，咬頭や隆線の等高線をイメージして，これらを避けるように動かします(図6-5)．

　2級インレー窩洞では，隣接面だけですむわけではなく，咬合面部に修復物の保持を求

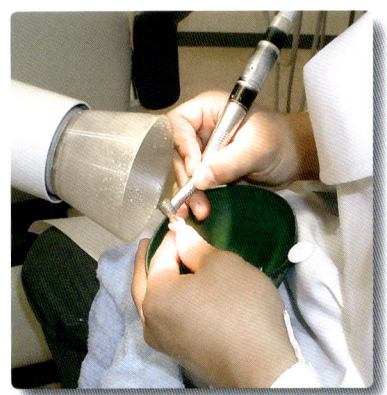
図6-4 メラミン歯での練習風景.

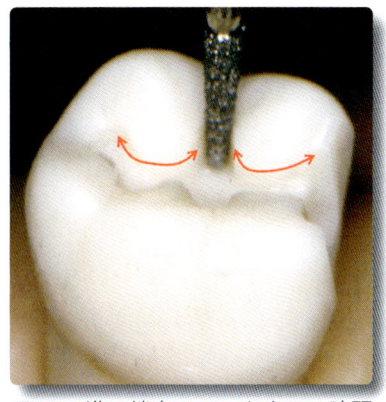
図6-5 溝の端末でバーを止め，咬頭隆線を避けるようにバーを動かします.

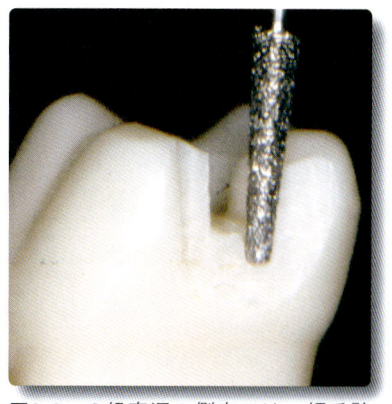
図6-6 2級窩洞の側室では，頰舌壁でバーが止まります.

めなければなりません．したがって1級窩洞の基本は，同様にあてはまります．しかし隣接面部の窩洞形成では，コンタクトを削除し，保持抵抗形態としての側室を形成しなければならなりません．側室の頰舌的位置は，歯質が薄くなりすぎないように注意しながら任意に決める以外にありませんが，その部分ではしっかりとバーを止めます（図6-6）．

コンポジットレジン充填窩洞の場合

　接着性修復材料による窩洞形成では，う窩の開拡と感染象牙質の削除が中心となります．メタルインレーの窩洞形成は，咬頭隆線の保存という窩洞形成の原則にしたがってバーを動かしました．しかし象牙質う蝕は，咬頭隆線保存の原則を無視する方向に進行します．象牙質う蝕病巣は，形態としてはほぼ円錐台形であり，進行に伴って円錐台形の底面を拡げていき，咬頭の内部へと入り込んできます（54頁，図9-10, 11参照）．したがって，う蝕が大きくなればなるほど，咬頭隆線の保存が難しくなり，窩洞形態は最終的には丸い形となり，バーの形態の痕跡は残りにくくなります．ですから最終的な窩洞形態からバーの動きを推測することは難しいのです．

　象牙質う蝕は穿下性に進むため，あらかじめ最終的な窩洞外形を決めることは困難です．感染象牙質を完全に除去するまで，少しずつう窩を開拡することで最終的な窩洞外形が決定されます．そこで，う窩を開拡する過程での，バーの動きを述べてみましょう．

　小窩にはじまる1級窩洞では，まず小窩にバーを挿入し，溝の方向にバーを進めながらう窩を広げていきます．溝と溝の間は，咬頭を避けるような形で削除してう窩を広げます．この時点で象牙質う蝕の感染象牙質が削除できれば，形成は終了です．しかしながら，さらに咬頭の下にう蝕が広がっている場合は，咬頭隆線を削除するようにして，う窩を丸く広げていくことになります（図6-7）．

　2級窩洞では，う窩の開拡は，う窩直上の辺縁隆線部から行います．バーがエナメル質を抜けてう窩に達すると，急にバーの抵抗がなくなり，バーがズボッとう窩に吸い込まれるので，う窩に達したことがわかります．その後，中央の溝を起点としながら，頰舌側にバーを丸く動かしてう窩を開拡します（図6-8）．

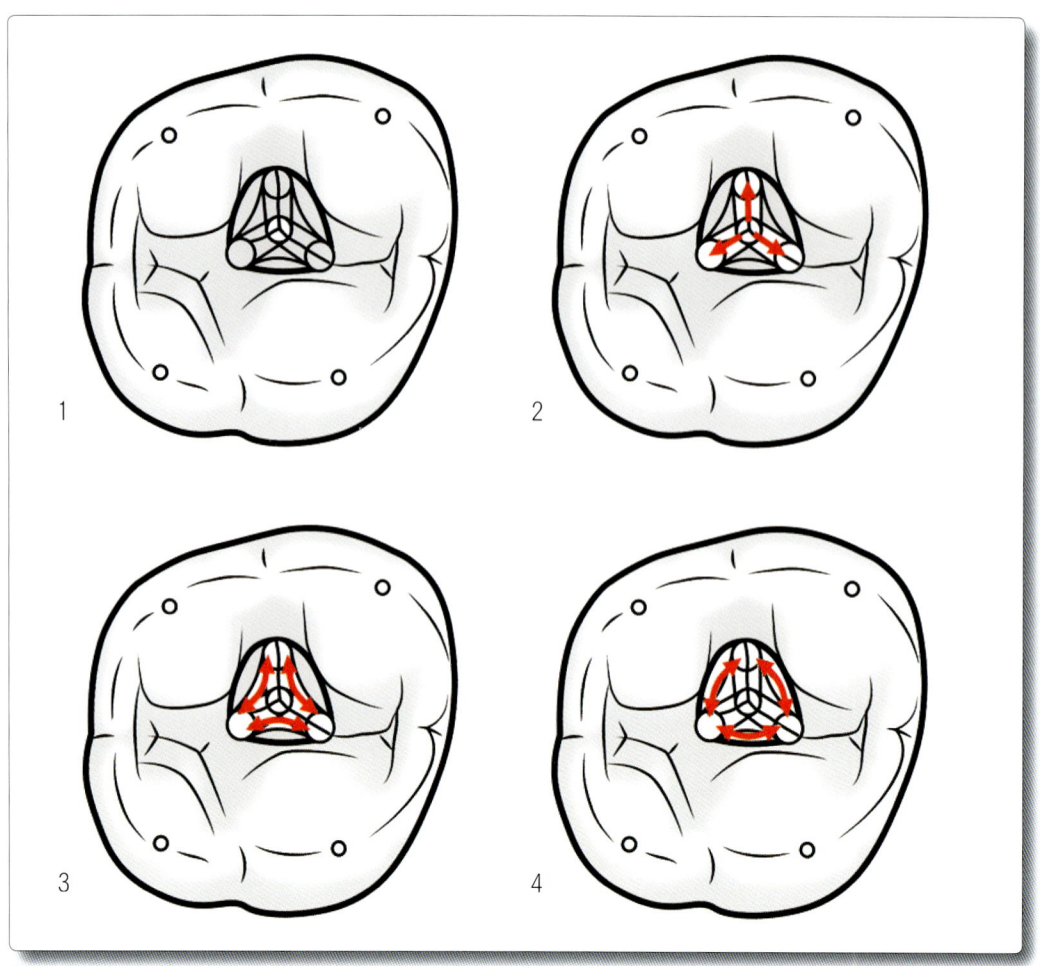

図6-7 1級コンポジットレジン充填でのう窩の開拡手順.

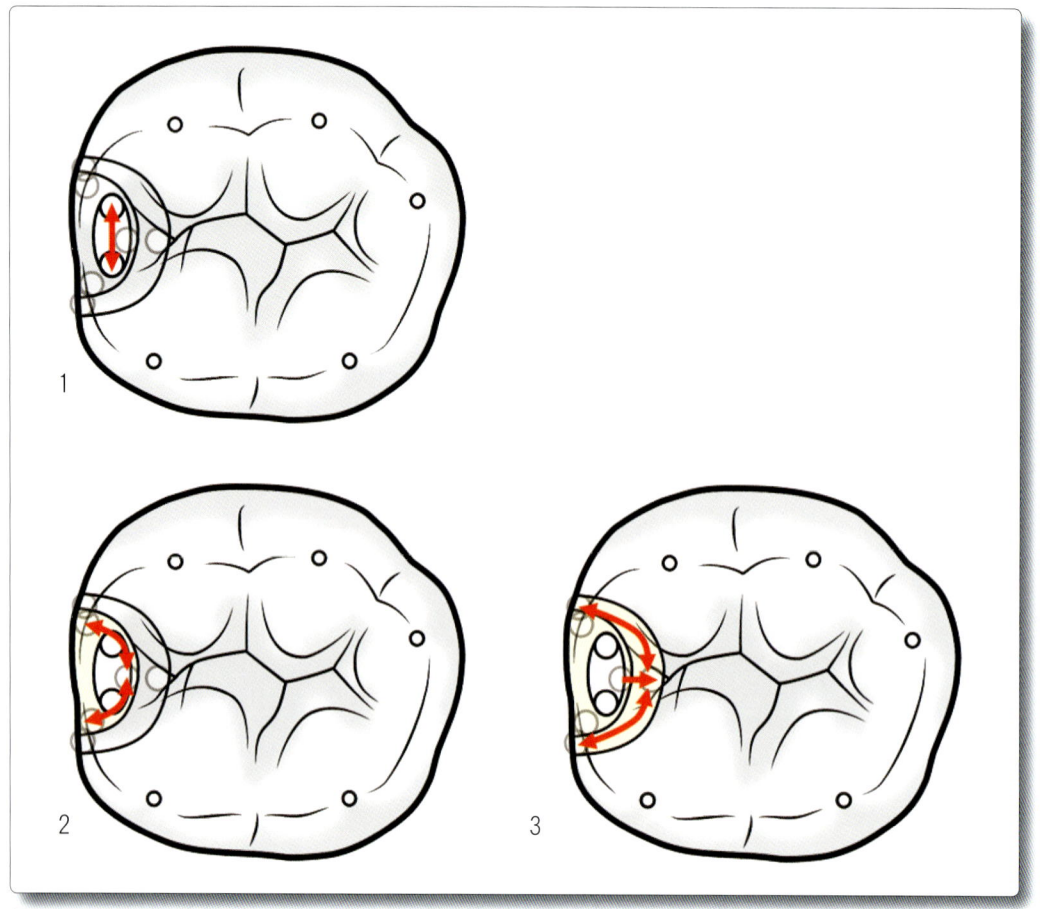

図6-8 2級コンポジットレジン充填でのう窩の開拡手順.

歯の切削訓練と接着性修復のジレンマ

　学生教育では，ある指定された窩洞形態に削るように要求されます．その本来の目的は，単に指定された形に削れるようになることではなく，エアタービンを確実にコントロールできる使い方の基礎を作ることにあるのです．しかし学生にしてみれば，慣れない方向から歯をみながら特定の形に削ることで精一杯となり，技術的に指定された形態に削れるようになることが最終目標であると勘違いしてしまいます．歯を削るのは，あくまでも手段であるはずですが，目的となってしまい，"修復治療＝ある形に削る"という図式が擦り込まれてしまうのでしょう．

　う蝕の拡がりが異なれば窩洞形態も異なるのですから，本来ならば健全歯質を最大限に残して修復するにはどのような窩洞形成をしたらよいのか，また機械的保持を求めるとするならどのような設計がよいかを考えられる歯科医師になって欲しいのです．エアタービンという切削装置はその手段に過ぎません．この機械は一つ間違うと歯を容易に破壊する道具となります．だからこそ切削治療を行うのであれば，歯科医師には歯を削るときに不必要な削除を行わない，正確で精緻な切削技量が求められるのです．

　個人開業医ですら患者確保が困難な時代に，若い歯科医師の臨床研修は大変であると思います．機会が限られた熱心な若い歯科医師は，抜去歯でもメラミン歯でもよいから，歯のなかに適切な窩洞のイメージを思い描いてバーを動かすイメージトレーニングを行い，適切なイメージを持って歯を削る練習をすることで，タービンハンドピースをコントロールできる能力が向上でき，質の高い窩洞形成技術を身につけることが容易になります．

　ミニマルインターベンションで要求されることは，患部のみを削除できる正確な切削技術です．そのためにも，ハンドピースを意のままにコントロールする訓練は欠かせません．逆説的な表現になりますが，歯質保存のためには歯質削除の訓練が必要になるのです．

参考文献
1．猪越重久．窩洞形成における点と線，若い歯科医師のためのイメージプラクティス．歯界展望．2005；105：289-294．

7 充填修復の対象範囲

切削を必要とする充填修復の適用基準

エナメル質に限局したう蝕で，実質欠損が明らかでない場合は，切削治療の対象とはならないでしょう．まずは，プラークコントロール，間食指導（シュガーコントロール），フッ化物の応用によって再石灰化による健全歯質への回復を目指すべきでしょう．

とくに広範囲にエナメル質の脱灰を伴うような症例は，どこまでがう蝕か判定しづらく，窩洞の外形線が決められません（図7-1）．たとえ充填しても二次う蝕になる可能性が高いと思います．まずう蝕の慢性化をはかる必要があり，即座にコンポジットレジン充填の適応とはならないと思います．フッ化物入り歯磨剤で1日2回徹底的にブラッシングさせ，PMTCやフッ化物洗口法も含めて対応します（Preventive Non-Operative Treatment）．経過をみながら，プラークコントロールがしにくいう窩（象牙質に達した）をアイオノマーで充填して経過をみます．う窩が黒褐色に変色し，う蝕の進行が穏やかになった時点で，コンポジットレジンによる修復を行えばよいでしょう．

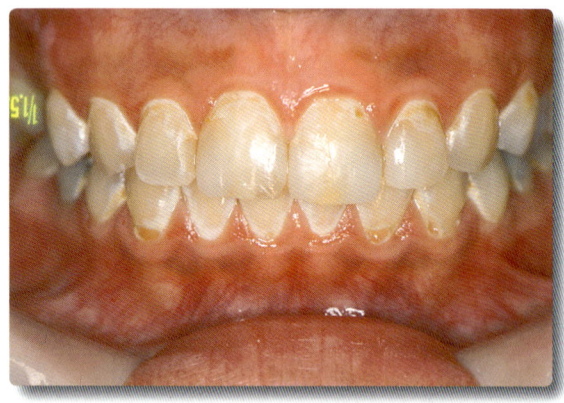

図7-1　広範囲に及ぶエナメル質う蝕．

カリオロジーに軸足を置く研究者や歯科医師は，う窩が生じても平滑面などでう窩のなかにブラシが届く範囲であれば，修復せずにフッ化物入り歯磨剤とブラッシングでう蝕の進行を停止させればよいという意見を述べています．う窩があってもブラッシングでう蝕の進行が停止できるのであれば，これを切削して充填するのは，不必要な行為であるとさえ非難しています（図7-2）．

筆者は，象牙質まで達したう窩は充填修復の対象としています．すべての患者さんを十分な管理下に置いていない現状では，う蝕が進行して歯髄疾患になってしまうことを一番

懸念しています．したがって診査においてう蝕が象牙質に達しているか否かを見極めるのが非常に重要です．

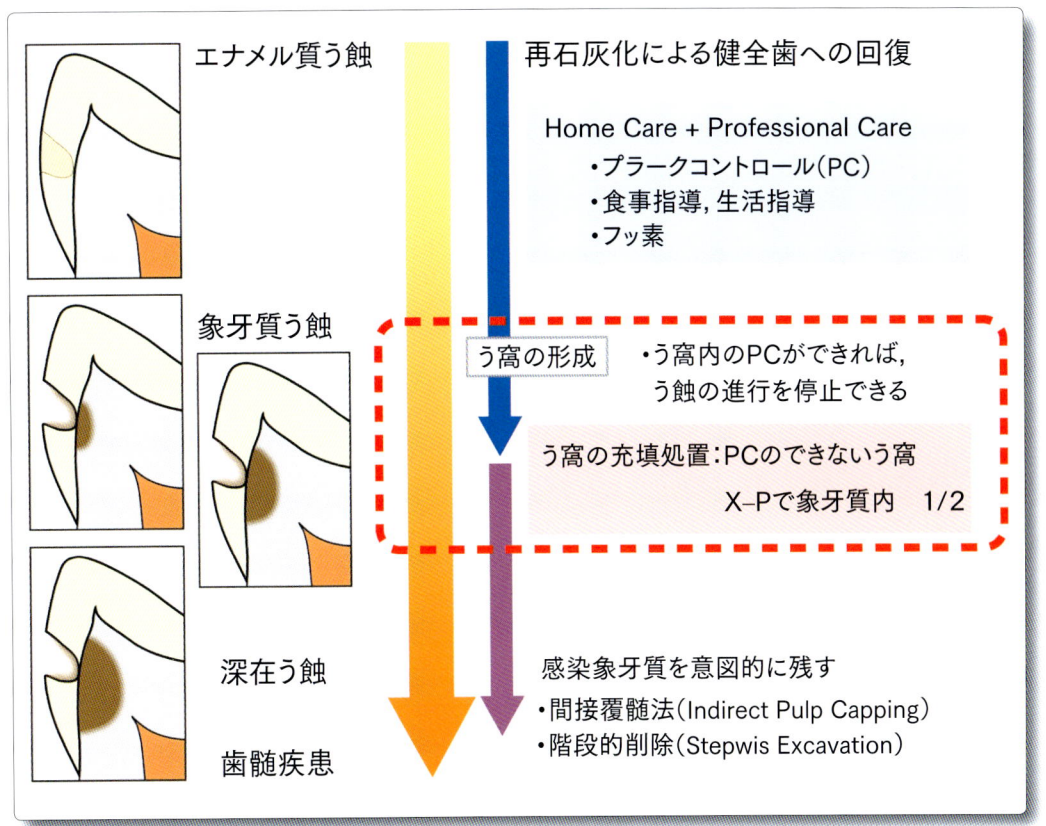

図7-2 カリオロジーの研究者が提示する非切削う蝕治療（青矢印）と切削治療（紫矢印）．
　プラークコントロールのできないう窩や，エックス線写真上で象牙質内1/2に達する透過像がある場合は切削治療を行うという意見がありますが，私はう窩が明瞭な場合やエックス線写真上でわずかでも象牙質内に透過像があれば充填処置を行うべきと考えます（赤点線枠）．

　コンポジットレジン充填の適応となるのは，う蝕が慢性化し（着色が濃く，脱灰部位と周囲歯質の境界が明瞭），窩洞の外形線が決められる状態になった象牙質う蝕です．
　切削（Operative Intervention）を必要とする充填修復の適応となるのは，文献的にはエックス線写真上で象牙質に1/3ないし1/2入った象牙質う蝕からといわれています．日本歯科保存学会が発表したう蝕治療ガイドラインでは，エックス線写真上で象牙質層の1/3を越える病変を認めた場合としています．
　筆者は，1/3を越えて1/2まで達した状態では深すぎると感じているので，エックス線写真上でDEJ（エナメル-象牙境）を越え，象牙質内に透過像が確認できれば切削の対象としています（象牙質内1/3までの象牙質う蝕が最も容易に充填できます）．とくに，臼歯隣接面う蝕は発見が遅れがちになるので，来院時にバイトウイングエックス線写真を撮影し，確認することをお勧めします．この程度の象牙質う蝕であれば，コンポジットレジンで容易に対応できます（当然のことながら，それができる技術的裏づけが必要です）．

コンポジットレジンの即日充填を最も容易に行えるのは，浅在性から中等度の象牙質う蝕で，術前に自発痛や誘発痛がない場合です（症例1）．

　エックス線写真上で象牙質内1/3～1/2を越えるう蝕は（症例2，3），感染象牙質を削除しているときに非常に歯髄を近く感じますし，露髄の心配もしなければなりません．ときとして，当日感染象牙質の削除を途中で中止してIPC（間接覆髄法）を行い，期間をおいて再度感染象牙質の削除を行う場合もあります（段階的削除法，症例3）．

症例1

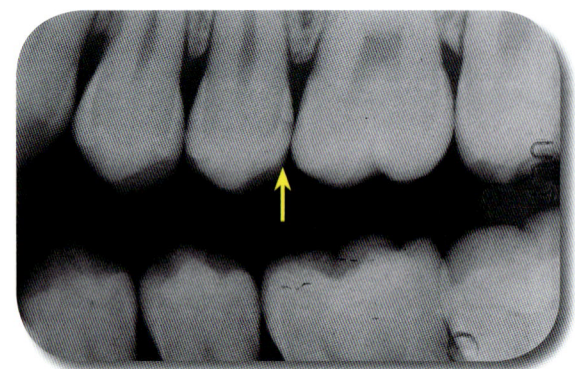

図7-3a　バイトウイングエックス線写真（2006.11.25）．エナメル質内に透過像がみられます（矢印）．

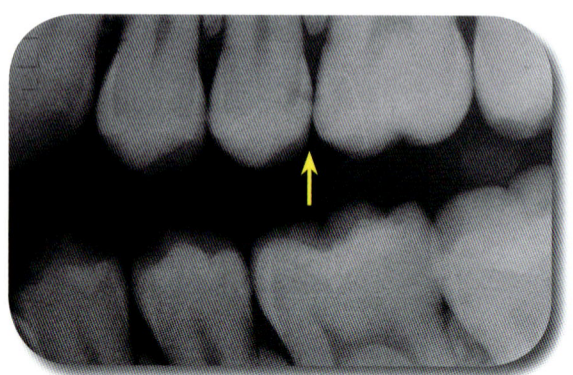

図7-3b　バイトウイングエックス線写真（2008.10.17）．象牙質内に透過像がみられます（矢印）．

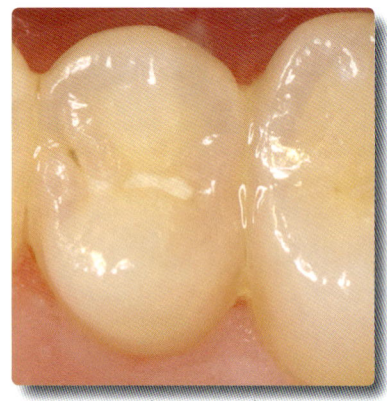

図7-3c　術前（2008.10.17）．咬合面からう窩は確認できません．

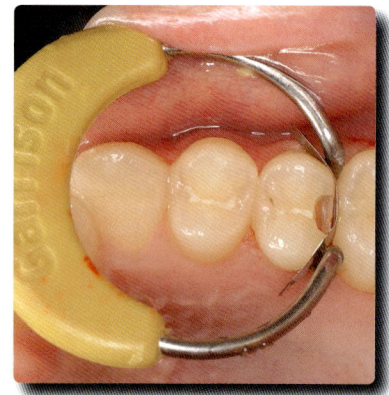

図7-3d　窩洞形成後，バイタインリングシステムを装着．

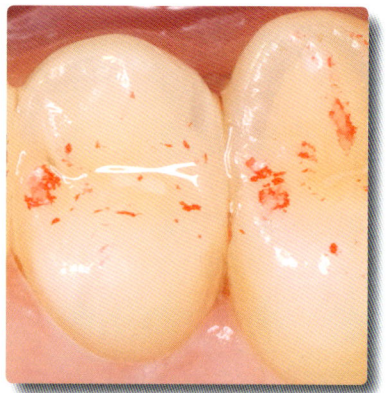

図7-3e　修復後．

　患者は，22歳，女性．初診時（2006.11.25）では，⌊5遠心隣接面のエナメル質内に透過像が確認できましたが（図7-3a），象牙質内にはみられなかったので経過を観察しました．2年経過して（2008.10.17）象牙質内に透過像が確認できたので（図7-3b），修復処置を行いました．メガボンドFA，マジェスティLV（XL）使用．

　象牙質内にわずかに入ったこの程度の象牙質う蝕は，咬合面から観察しても確認できませんし，もちろん患者さんも自覚はありません．しかし，象牙質内にう窩がありますから，ていねいに注意深く窩洞形成を行えば，無麻酔下で容易に充填処置ができます．

症例2

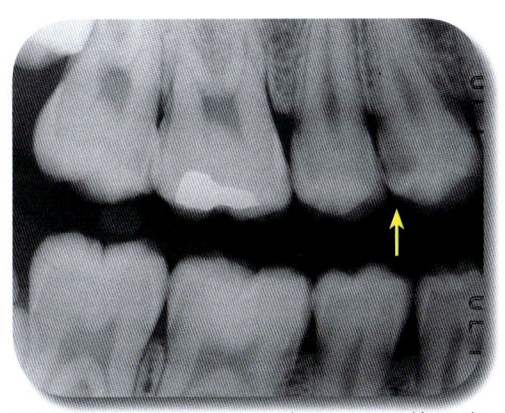

図7-4a　バイトウイングエックス線写真（2007.7.14）．遠心隣接面象牙質内に透過像がみられます（矢印）．

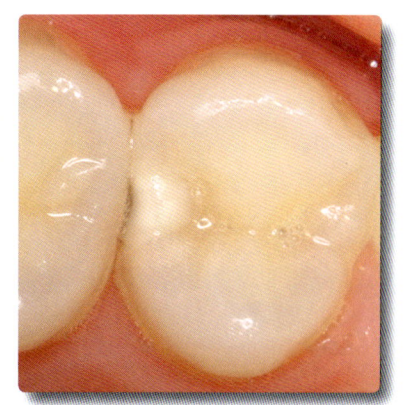

図7-4b　術前（2007.7.14）．咬合面からもう窩が明瞭です．

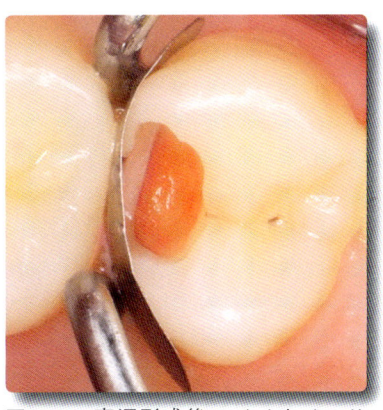

図7-4c　窩洞形成後，バイタインリングシステムを装着．

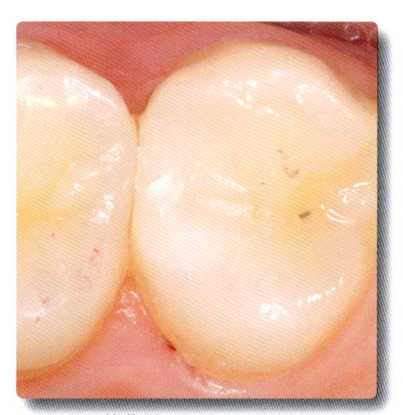

図7-4d　修復後．

　患者は，20歳，女性．健診を希望して来院され（2007.7.14），4┃遠心隣接面のう蝕には気づいていません．エックス線写真では象牙質層1/2に達する透過像がみられます（図7-4a）．咬合面からもう窩が確認できます（図7-4b）．う窩を開拡し，感染象牙質を除去しましたが（図7-4c），施術中感覚的には非常に深く感じ，とくに直視できない遠心隣接面のう窩だったので，処置には時間を要しました．
　メガボンドFA，マジェスティLV（A2），マジェスティ（A2）を使用．

症例3

　患者は，23歳，女性．歯科矯正治療が一段落したため，3┃遠心隣接面う蝕の処置を歯科矯正医より依頼されました．冷水痛などの自覚症状はまったくありませんでした．エックス線写真上で5┃遠心隣接面に歯髄に近い透過像がみられます（図7-5a）．咬合面から観察してもう窩は明確ではありません（図7-5b）．無麻酔下でう窩を開拡し，感染象牙質の除去をはじめましたが，冷水痛と擦過痛を訴えたため，う窩が非常に深いことを考慮して途中で中止し，タンニン酸セメント（HYc，松風）とベースセメント（松風）でIPCを行いました．

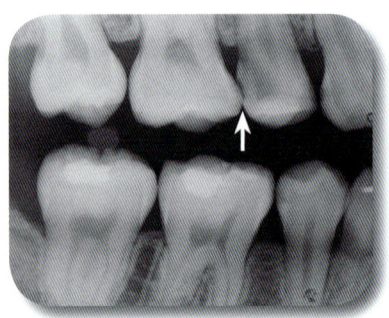

図7-5a バイトウイングエックス線写真(2007.7.27). 遠心隣接面象牙質内に大きな透過像がみられます(矢印).

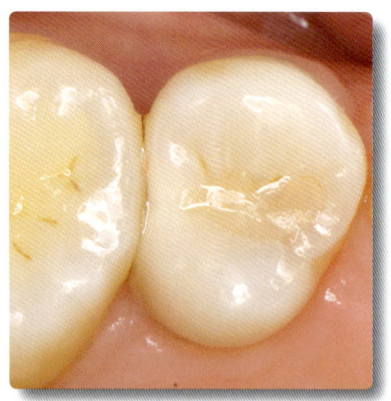

図7-5b 術前(2007.7.27). 咬合面からう窩は明瞭ではありません.

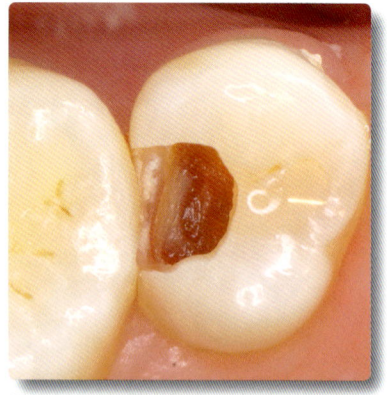

図7-5c う窩開拡後. ここで中止してIPCを行いました.

参考文献

1. Fejerskov O & Kidd E (ed). Dental Caries. The Disease and its Clinical Management, Blackwell Munkusgard, Oxford, 2003.
2. 熊谷　崇, 熊谷ふじ子, 藤木省三, 岡　賢二, Bratthall D. クリニカルカリオロジー. 東京：医歯薬出版, 1996.
3. 日本歯科保存学会編. う蝕治療ガイドライン. 京都：永末書店, 2009.
4. 猪越重久. 猪越重久のMI臨床, コンポジットレジン充塡修復. 東京：デンタルダイヤモンド社, 2005.
5. 荒川浩久. フッ化物配合歯磨剤の現状と臨床応用. 日本歯科医師会雑誌. 2007；60：218-228.

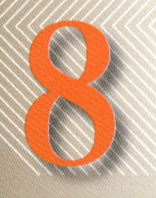

8 う蝕の診断

象牙質う蝕の診断の意義

　エナメル質を穿通して象牙質に達したう蝕は，切削修復治療の対象となります．それは感染歯質を削除してう蝕の進行を止め，清掃器具の届かない実質欠損部を補填してプラークコントロールを容易にすることにあります．

　充填修復は口腔内で填塞・付形を行うため，実質欠損が大きくなるほど技術的に難しくなります．接着性コンポジットレジン修復がその性能を最大限に発揮できるのは，無麻酔で窩洞形成が完了でき，覆髄も不要で，防湿が十分に確保できる程度のう蝕です．このような充填しやすい時期のう蝕は，象牙質内にせいぜい1/3程度まで進行したう蝕ですが，う蝕は穿下性に進行するため，視診のみでは発見することは必ずしも容易ではありません．また，この程度のう蝕は患者自身が気づいていないことが多いようです．

　とくに近年，視診ではほぼ健全にみえても，象牙質内に大きく進行した「Hidden caries（不顕性う蝕，もしくは潜在性う蝕）」が若年者で問題となっています（図8-2〜4）．充填で対処できる象牙質う蝕は患者自身が気づいていることが少なく，歯科医師が積極的に診査してみつける必要があるために，その診断法は重要なのです．

　咬合面の小窩裂溝部の象牙質う蝕はみつけにくいものです．
　以下に咬合面の小窩裂溝部の着色を示した4症例を提示します．

着色した小窩裂溝部のさまざまな状態

　これら4症例では，いずれも大臼歯咬合面小窩裂溝部に着色がみられました（矢印）．症例3のみは軽度の冷水痛がありましたが，病態はさまざまでした．

症例1

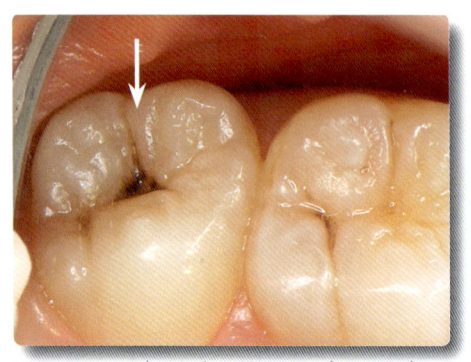

図8-1a, b　7⏌の小窩う蝕の疑い（2009.2.3）．

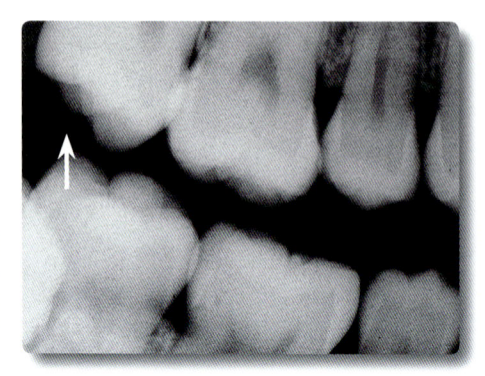

患者は23歳，女性．7|の中心小窩に着色がみられますが，エックス線写真では同部に影はみられません(矢印)．

症例2

患者は，12歳，男性．|6の中心小窩にわずかな着色がみられ，エックス線写真ではエナメル質直下に小さな影がみられます(矢印)．

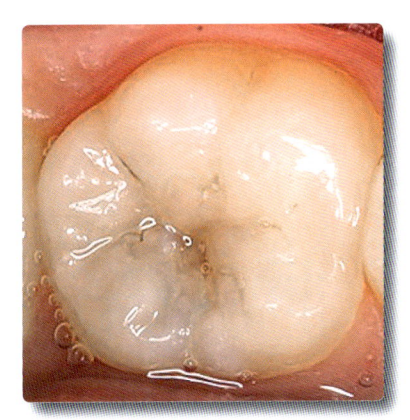

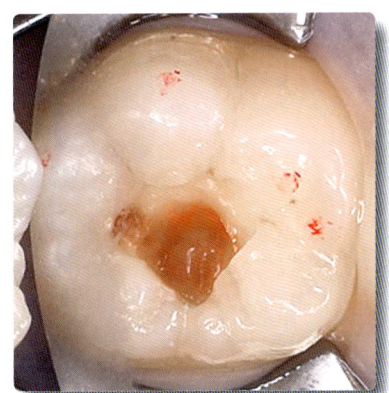

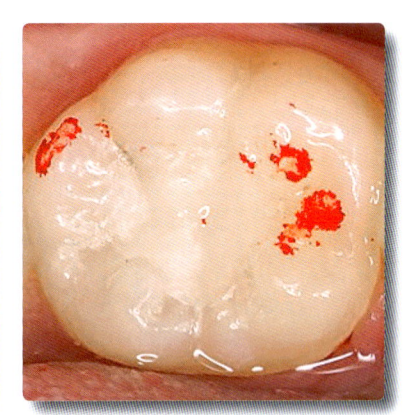

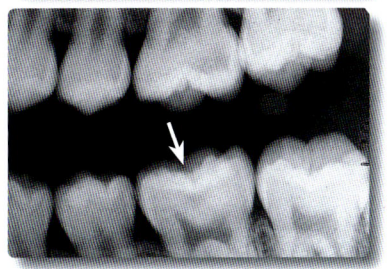

図8-2a〜d　|6の象牙質う蝕(2007.5.27).

症例3

患者は12歳，男性．|6の遠心小窩にわずかな着色がみられ，エックス線写真ではエナメル質直下に象牙質内1/2におよぶ透過像がみられます(矢印)．

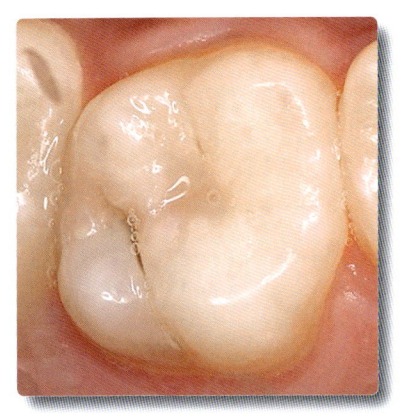

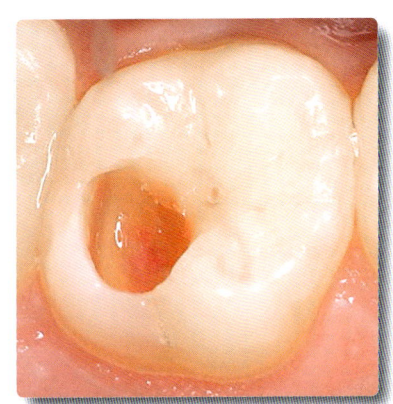

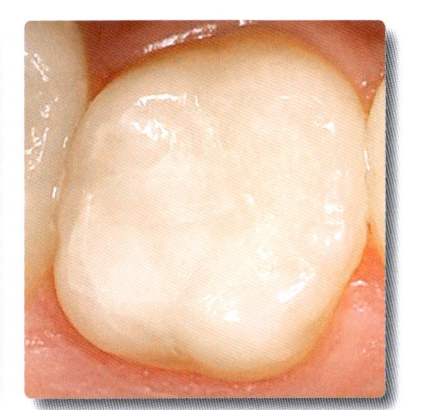

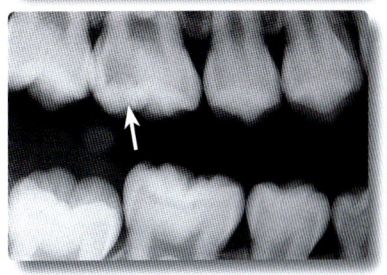

図8-3a〜d　|6の象牙質う蝕(2007.6.22).

症例4

　　患者は16歳，男性．6| の遠心小窩に着色がみられ，エックス線写真では，エナメル質直下に象牙質内1/2を越え，髄角に近い透過像がみられます(矢印)．

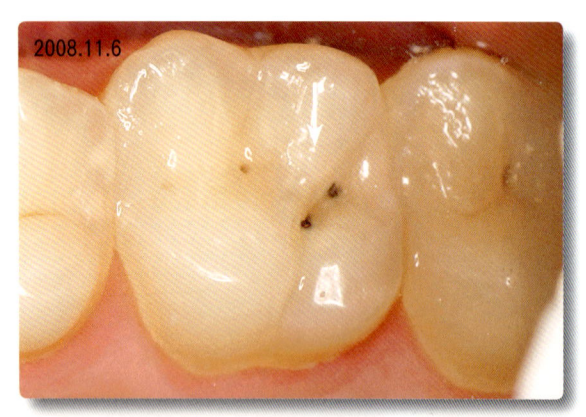

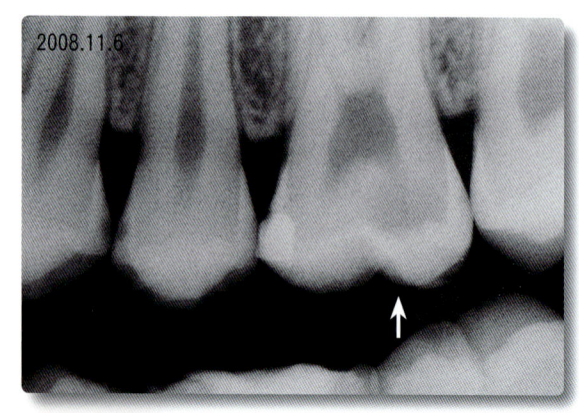

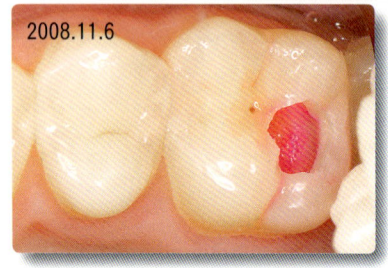

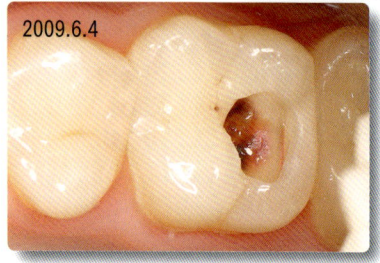

図8-4a〜d　6| の象牙質う蝕．

　　症例1では，象牙質までう蝕は到達していないと判断されたので，このまま経過観察としました．

　　症例2〜4は，須貝の方法(後述)で象牙質う蝕が確認でき，エックス線写真上でも透過像がみられたため，切削修復を行いました．症例2，3は，う窩を開拡，無麻酔下でう蝕検知液(カリエスチェック)をガイドに赤染部を削除しました．その後，直ちにクリアフィルメガボンドFAとクリアフィルマジェスティLV(A2)ならびにクリアフィルマジェスティ(A2)(いずれもクラレノリタケデンタル)で修復しました．

　　症例4は，う窩を開拡後に軟化感染象牙質を写真に示す段階まで削除しましたが，患者がしみると訴えたため，それ以上の削除を中止し，タンニン酸セメント(HYc：松風)で象牙質面を被覆して，ベースセメント(松風)で仮封しました(IPC)．6か月後に再度開拡し，赤染部を削除し再度IPCを行い，現在経過観察中です．

臼歯部隣接面う蝕

　　咬合面だけでなく，臼歯部隣接面う蝕もみつけにくいものです．

　　次の症例は，プルーンを食べると小臼歯部がツーンとしみるので，5 4|歯頸部の知覚過敏ではないかと訴えた患者さんです．5 4| に過敏点は特定できず，知覚過敏の原因は視診ではよくわかりませんでした．エックス線写真を撮影した結果，6| 遠心隣接面にう窩が認められ，これが知覚過敏の原因と思われました．充填修復後，過敏症状は消失しました．

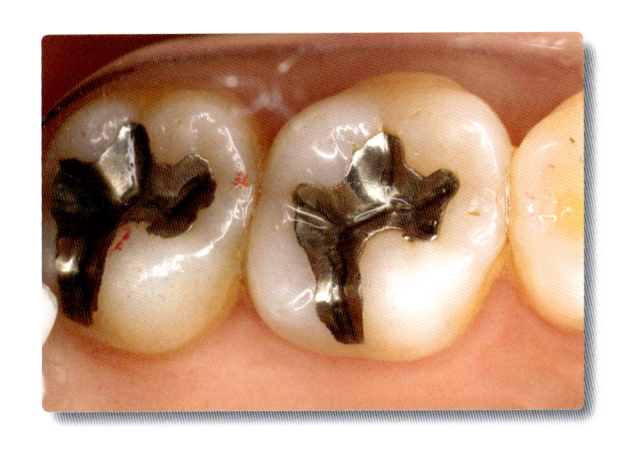

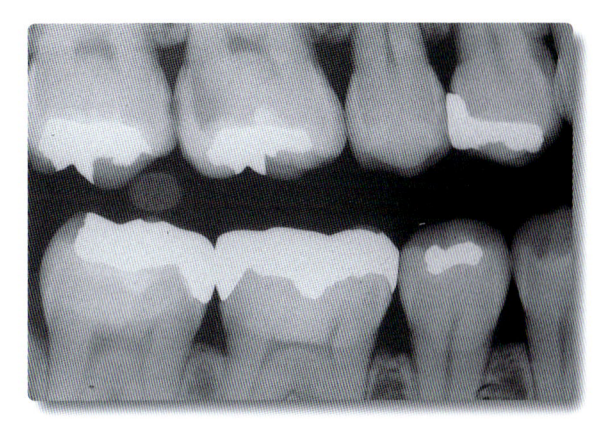

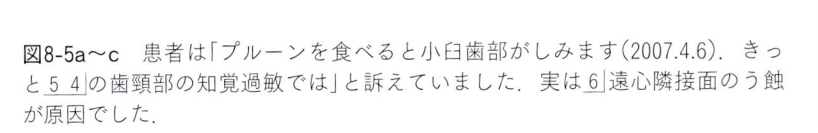

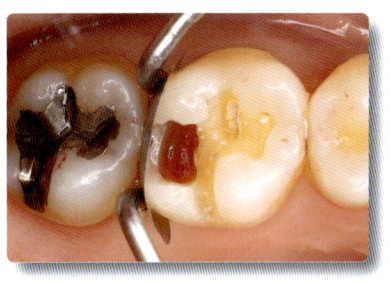

図8-5a～c 患者は「プルーンを食べると小臼歯部がしみます（2007.4.6）．きっと 5 4 の歯頸部の知覚過敏では」と訴えていました．実は 6 遠心隣接面のう蝕が原因でした．

う蝕の診査の基本

　う蝕の診査の基本は，歯をきれいに清掃して乾燥し，明るい照明下に肉眼でよく観察することです．口腔内の観察では，無影灯の光の届きにくい部位などには補助的な照明があると，非常に観察しやすくなります．また，歯を構成するエナメル質や象牙質は半透明ですから，透過光線を用いた観察法は内部の異常を知るよい手段です．

咬合面小窩裂溝部のう蝕の診断

　咬合面の小窩裂溝部にう蝕があるか否かを判断するのは，う窩が明瞭でない場合は必ずしも容易ではありません（図8-1～4）．かつては裂溝部に探針を差し込んで引き抜くときに抵抗がある場合は，「sticky fissure」といって初期う蝕の判断基準でしたが，このような行為は裂溝部の再石灰化可能な初期エナメル質う蝕病巣を機械的に破壊してしまうので，現在は行わない傾向にあります．

　Kidd は，「咬合面をブラシコーンで清掃し，よく乾燥して十分な照明の下に，小窩裂溝部歯質の変色やう窩の有無を注意深くみる」ように勧めています．バイトウイングエックス線写真は隣接面う蝕の発見には非常に有効ですが，咬合面部では象牙質内にある程度進行しないとエックス線写真上に映りません．柘植はレーザー光による非破壊検査器 DIAGNOdent が，「潜在性う蝕」の発見に有効であったと述べています．ただ，2004年に米国歯科医師会雑誌に掲載された総説論文では，DIAGNOdent は視診より明らかに感度は高いが，偽陽性（う蝕でないのにう蝕と判断してしまう）がでやすいので，基本的な診断装

8 う蝕の診断

41

置としての有用性には限界があるとされています.

エックス線写真に映らない段階の象牙質う蝕の検出法

　　須貝昭弘はエックス線写真に映らない段階の象牙質う蝕を検出する方法を報告しています．根管治療用ファイル（Dファインダー#10, 21mm：マニー）を用いてプロービング程度の圧で裂溝部を触診し（図8-6），咬合面部エナメル質の厚み（約2mm）以上に裂溝部に入り，柔らかいものに触れるような感じがあれば，間違いなく象牙質にう蝕が到達しているので，象牙質う蝕と判断します．この方法は非常に簡便なだけでなく，小窩裂溝部の初期象牙質う蝕を発見できる最も有効な方法であると思います．

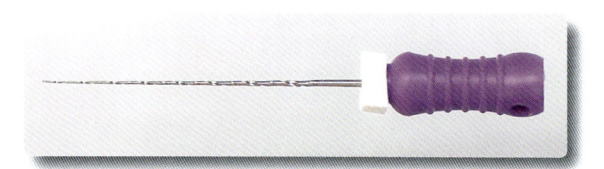

図8-6a　Dファインダー#10：21mm（マーニー）．

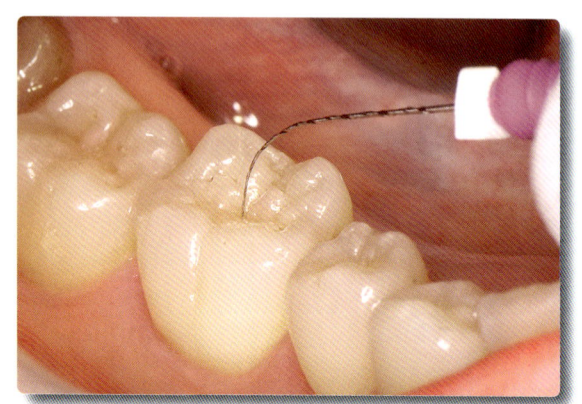

図8-6b　小窩裂溝部の触診はDファインダー#10（マーニー）で行います．

透過光線を用いた隣接面う蝕の診査

前歯部隣接面

　　象牙質う蝕の診断は，う窩が明瞭でない場合は必ずしも容易ではありません．前歯部の隣接面う蝕では，無影灯の光を透過させて舌側からミラーで観察する「透過光線を用いた診査法（透照診，transillumination test）」が有効です（図8-7）．これは健全なエナメル質や象牙質は半透明であり，ある程度光を透過する性質があることから，う蝕に罹患した部分が，結晶構造の破壊により光が乱反射して光透過性が減少するため，暗い影として観察されます．ただ無影灯の光では，照射方向に限界があり，臼歯部に応用することはできません．光重合レジン硬化用の光照射器を用いることも考えられますが，光量が強すぎるのと，尖端径が大きすぎて実用的ではありません．

　　マイクロラックストランスイルミネーター（図8-7b：モリタ）は，ライトガイド先端径が3mmと小さく，高輝度のLED光が照射されるため，透照診に用いるのに非常に有効です．前歯部の場合は，ライトガイド先端を前歯の唇側歯頸部にあて，光の透過具合を舌側にミラーを置いて観察します（図8-7c）．舌側にライトガイド先端をあてて唇側から観察することも可能です．う蝕に罹患した部分は，黒い影として観察され，深部内への広がりも観察できます．ただし，セメント裏層の施されているレジン充填や，着色の強い象牙質が窩洞内に存在する場合も，黒い影として観察されますから，歯質や充填物の色調，エックス線写真などと併せて判断することが必要です．症例を示します（図8-7d〜k）．

また患者さんから『前歯の歯の間が黒いが，虫歯ではないか？』という質問を受けることがよくあります．このような場合，表面のみの着色であれば，内部は光を通しますから，内部に及ぶ暗い影はみられません．内部にう蝕が進んでいれば，暗い影がみえますから，さらにエックス線写真で確認してもよいでしょう．

前歯部隣接面う蝕の透照診（transillumination test）

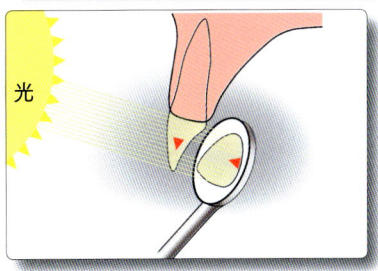

図8-7a 透過光線を用いた前歯隣接面う蝕の診査法（透照診）の模式図．

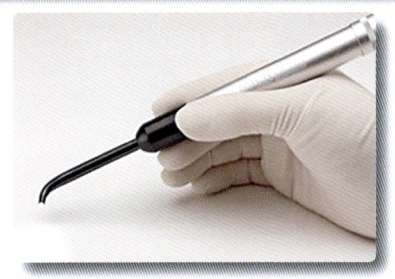

図8-7b マイクロラックストランスイルミネーター（モリタ）．

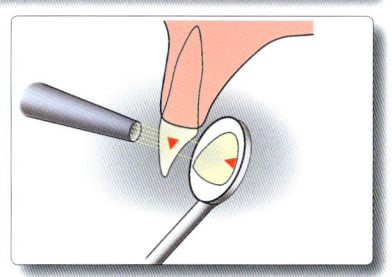

図8-7c 前歯部の透照診．ライトガイド先端を唇側歯頸部にあて，舌側にミラーを置いて観察します．

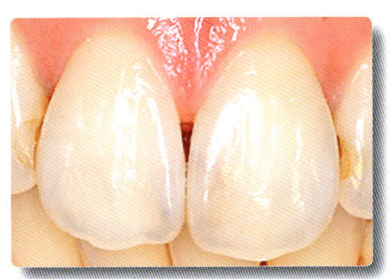

図8-7d 術前写真の唇面観（2010.5.10）．45歳，女性．患者は上顎中切歯部に異常を感じていません．1|の近心にコンポジットレジン充填があり，1|近心に変色がみられます．

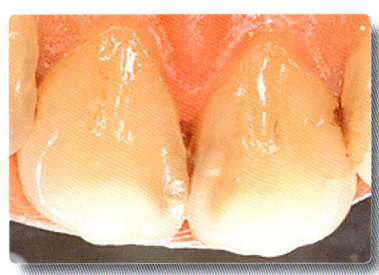

図8-7e 術前写真の舌側面観．1|近心に変色がみられます．

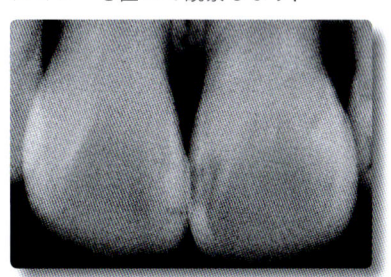

図8-7f エックス線写真．1|近心はエックス線造影性のあるコンポジットレジンが充填されており，1|近心は象牙質内に及ぶ透過像が明瞭に観察されます．

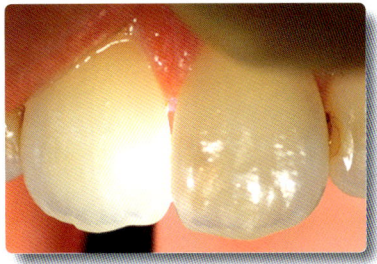

図8-7g 透照診．1|近心舌側にライトガイドをあてた．コンポジットレジン充填は光を透過するために明るくみえます．セメント裏層はないと思われます．

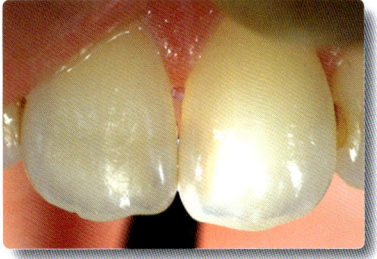

図8-7h 透照診．1|近心舌側にライトガイドをあてた．う蝕のある部分は光が透過せず，黒い影が観察されます．患者さんには，この状態をみせてう蝕があることを説明しました．

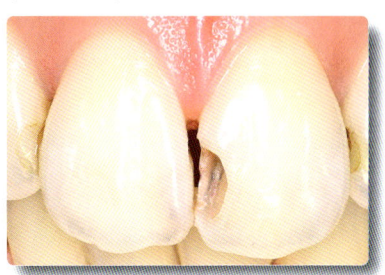

図8-7i 窩洞形成後．

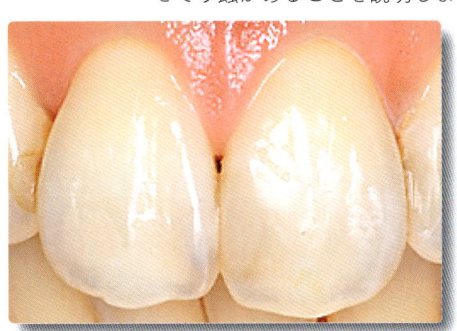

図8-7j コンポジットレジン充填後．メガボンドFA，マジェスティLV（XL），エステライトΣ（A1）．

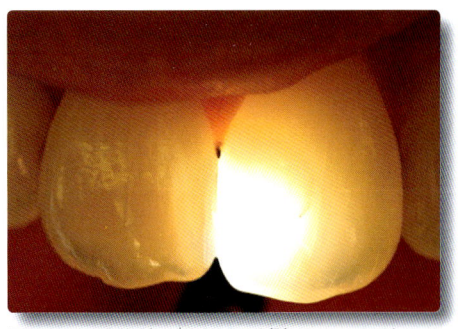

図8-7k 透照診．1|近心舌側にライトガイドをあてると，コンポジットレジン充填は光を透過するために明るくみえます．

8 う蝕の診断

43

臼歯部隣接面

　　臼歯部では，頰舌幅径が前歯に比べて大きいため，透照診は必ずしも容易ではありません．ただ，試してみる価値はあります．その場合の方法は，トランスイルミネーターのライトガイド先端を頰側もしくは舌側（口蓋側）歯頸部にあて，咬合面方向からミラーで観察します．照明光は歯質内部を明るく照らしますが，う蝕がある部分では光が透過せず，暗い影として観察されます（図8-8a）．症例を示します（図8-8b〜f）．

　　臼歯部隣接面では，バイトウイングエックス線写真が有効です．

臼歯部隣接面う蝕の透照診（transillumination test）

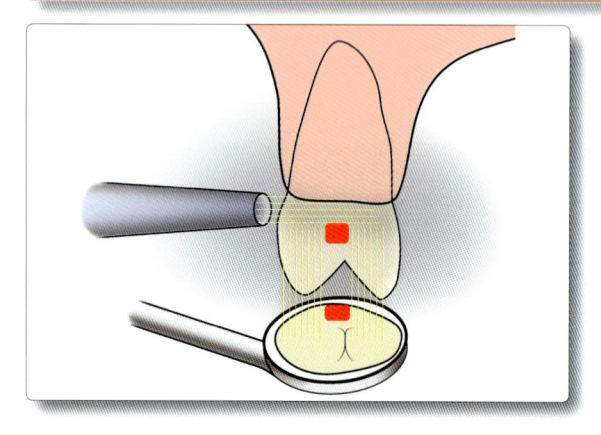

図8-8a 臼歯部の透照診の模式図．
　ライトガイド先端を頰側もしくは舌側（口蓋側）歯頸部にあて，咬合面にミラーを置いて観察します．歯頸部から入射した光は明るく歯質内を照明しますが，う蝕の部分は黒い影として観察されます．

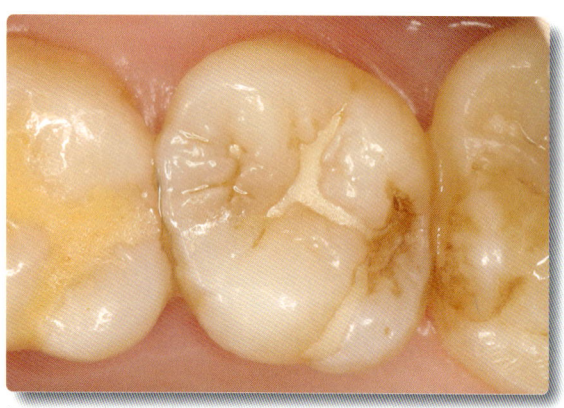

図8-8b 術前写真の唇面観（2011.4.4）．31歳，女性．7̄ 近心の辺縁隆線部がわずかに黒くみえます．

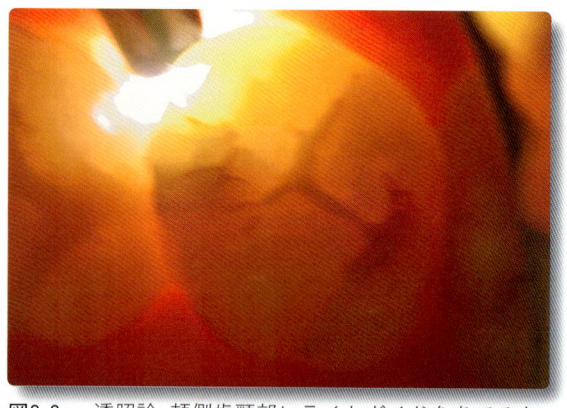

図8-8c 透照診．頰側歯頸部にライトガイドをあてると，隣接面う蝕の部分が黒ずんでみえます．

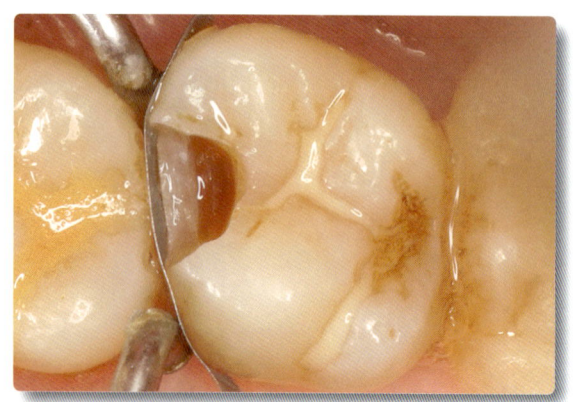

図8-8d 窩洞形成後．

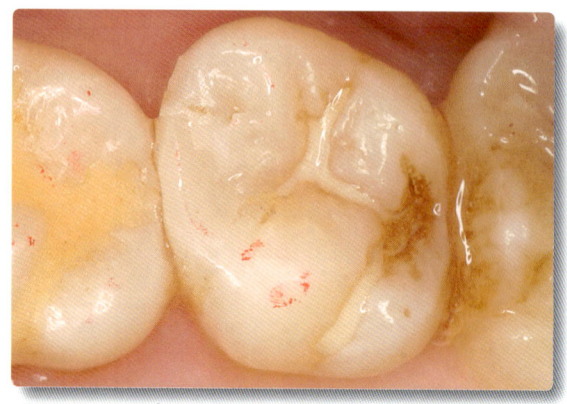

図8-8e コンポジットレジン充填後．メガボンドFA，マジェスティLV（XL），クリアフィルAP-X（XL）．

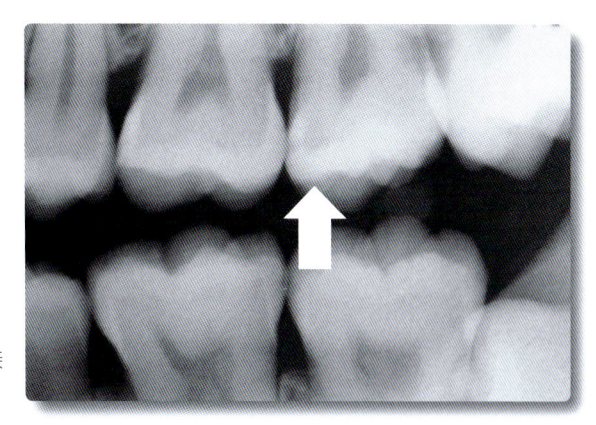

図8-8f　術前のバイトウイングエックス線写真．7| 近心隣接面に象牙質に及ぶ透過像がみられます．

前歯部隣接面の着色とう蝕の鑑別診断

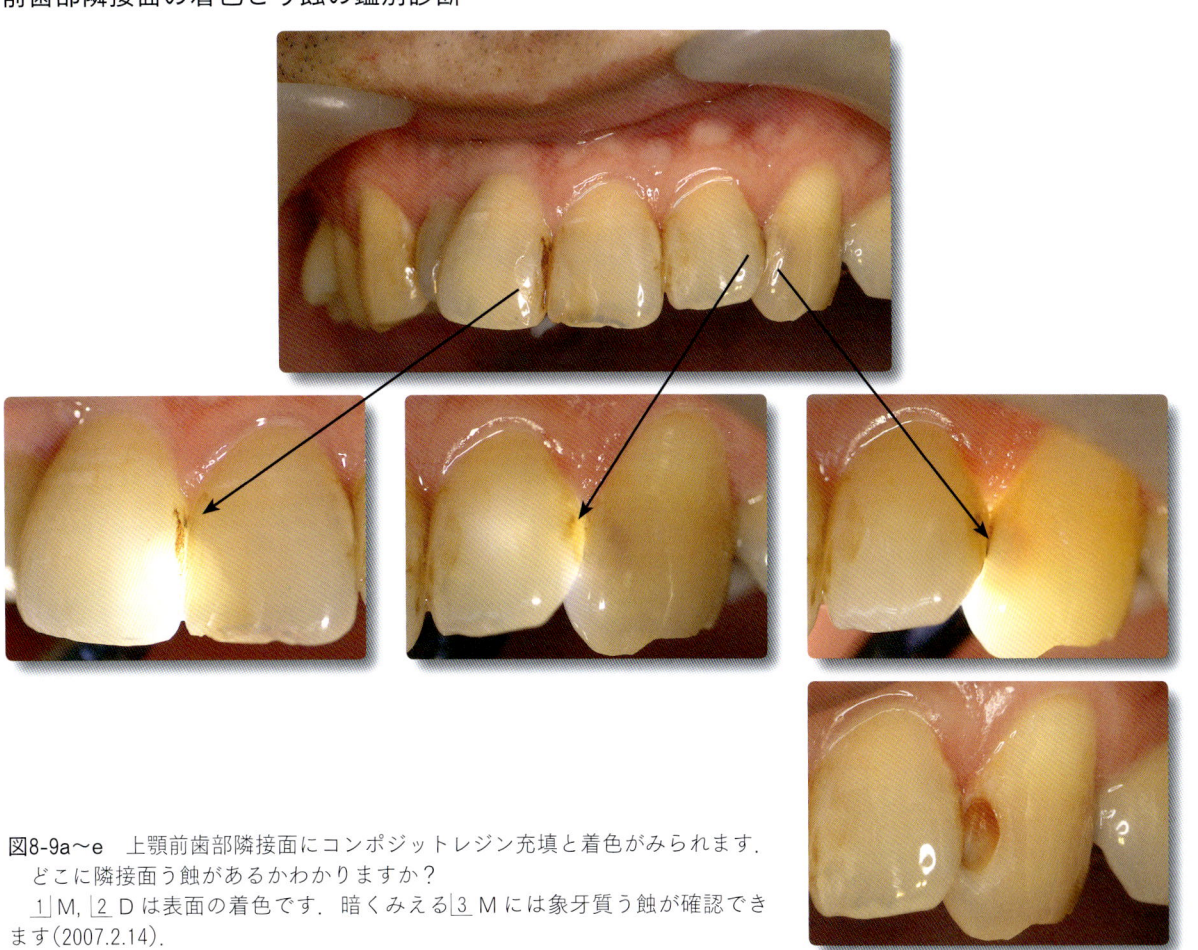

図8-9a〜e　上顎前歯部隣接面にコンポジットレジン充填と着色がみられます．どこに隣接面う蝕があるかわかりますか？
　1|M，2|D は表面の着色です．暗くみえる|3 M には象牙質う蝕が確認できます（2007.2.14）．

　口蓋側からイルミネーターの強い光をあてると，表面の単なる着色で象牙質内にう蝕がない場合は，歯質内を光が透過して明るくみえます（1|M，2|D）．象牙質う蝕がある場合は歯質内に暗い影としてみえます（|3 M）．最下段右の写真は窩洞形成完了後の写真です（図8-9）．

8　う蝕の診断

エックス線写真による臼歯部隣接面う蝕の診査

　前歯部隣接面う蝕に診査には，透照診が非常に有効ですが，臼歯部のように歯冠部に厚みがあると照明光が内部に届きにくく，う窩を透かしてみる透照診には限界があります．う窩が明瞭であれば診断には迷いませんが，充填に適した象牙質う蝕は，咬合面からう窩が確認できない場合がほとんどです．臼歯部隣接面う蝕の発見にはエックス線写真に頼らざるを得ません．

　通常のデンタルフィルムによる二等分法でも隣接面の状態は確認できますが（症例1：図8-10a），斜め方向からの投影になるため，小さなう蝕は写りにくいと思います．

　そこで，上下の歯を咬み合わせて撮影するバイトウイングエックス線写真が，上下顎歯の歯冠部を側方から透視するので，隣接面う蝕の発見には有効です（症例2，3：図8-11a, 8-12a）．

　バイトウイング法は，口を閉じての撮影のため，フィルムが口腔底や口蓋にあたりやすく，必ずしも容易ではありません．フィルムを保持するために，いろいろな器具が市販されていますが，いずれも使いやすいものではなく，慣れるまでしばらく訓練が必要です（図8-13）．

症例1

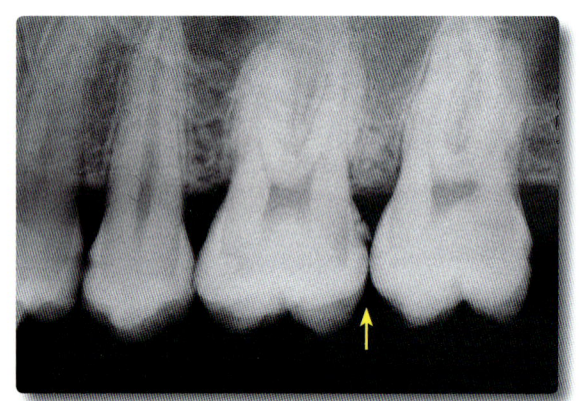

図8-10a　二等分法によるエックス線写真（2009.2.3）.｜6 遠心隣接面象牙質内に透過像がみられます（矢印）.

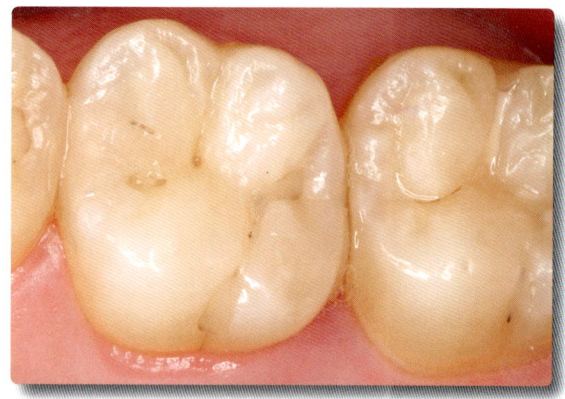

図8-10b　術前（2009.2.3）. 咬合面からう窩は確認できません.

図8-10c　窩洞形成後，バイタインリングシステムを装着.

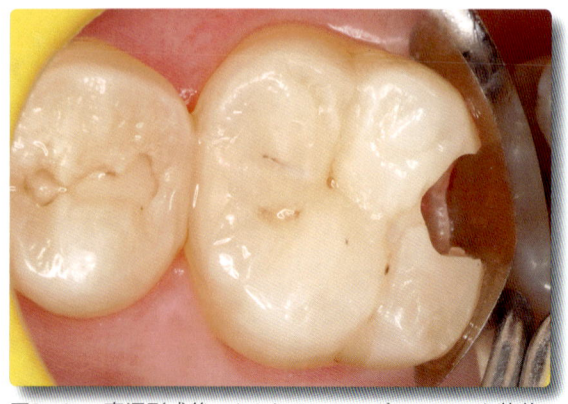

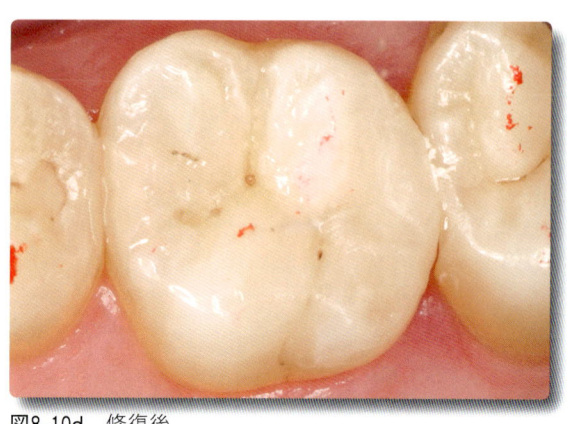

図8-10d　修復後.

患者は，24歳，男性．臨床症状はありません．二等分法によるデンタルエックス線写真ですが，|6遠心隣接面の象牙質内に透過像がみられます(図8-10a)．歯冠部の視診では，う窩は確認できません(図8-10b)．無麻酔下でう窩を開拡し，感染象牙質を削除し，修復しました(図8-10c, d)．エックス線写真の影からイメージできるう窩より，実際は大きいです．メガボンドFA，マジェスティLV(XL)，クリアフィルAP-X(XL)を使用．

症例2

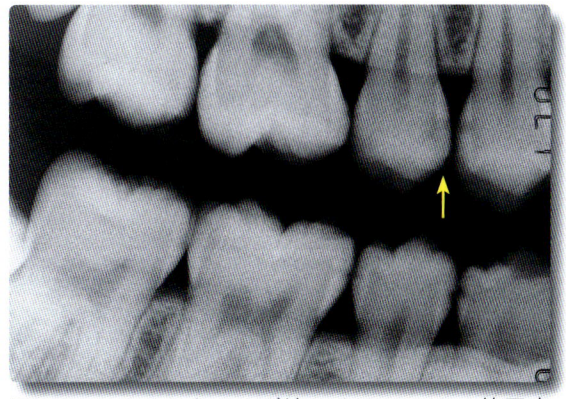

図8-11a　バイトウイング法によるエックス線写真(2007.6.18)．5|近心隣接面象牙質内に透過像がみられます(矢印)．

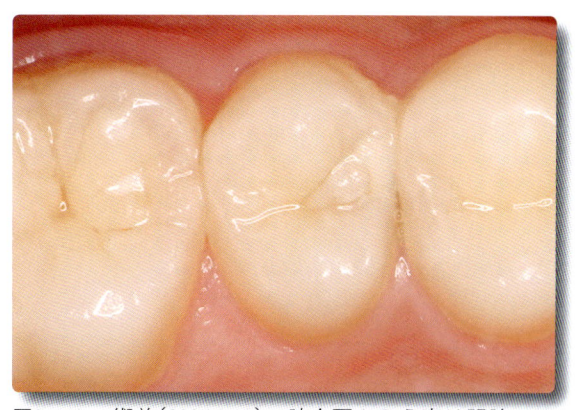

図8-11b　術前(2007.6.18)．咬合面からう窩は明瞭ではありません．

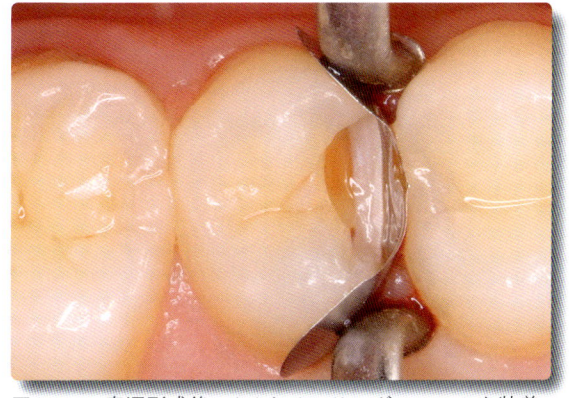

図8-11c　窩洞形成後，バイタインリングシステムを装着．

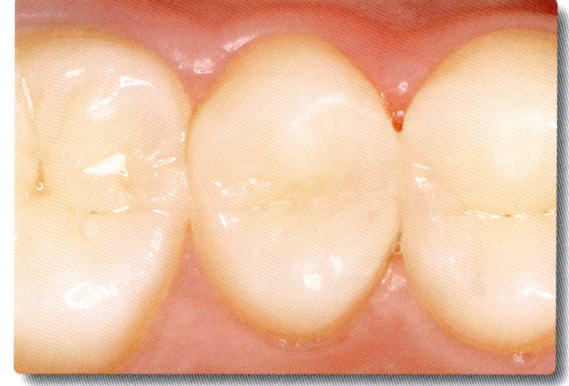

図8-11d　修復後．

患者は，22歳，女性．臨床症状はありません．バイトウイングエックス線写真では5|近心隣接面に象牙質内にわずかに入った透過像が確認できます(図8-11a)．咬合面からの視診では，辺縁隆線のエナメル質がわずかに白濁していますが，明瞭ではありません(図8-11b)．無麻酔下でう窩を開拡し，感染象牙質を削除し，修復しました(図8-11 c, d)．エックス線写真上では小さな影ですが，う窩としては大きい方です．

メガボンドFA，マジェスティLV(XL)，クリアフィルAP-X (XL)を使用．

症例3

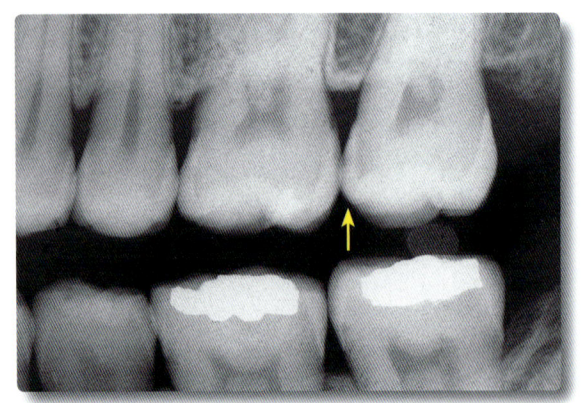

図8-12a　バイトウイング法によるエックス線写真（2007.10.12）．近心隣接面象牙質内に透過像がみられます（矢印）．

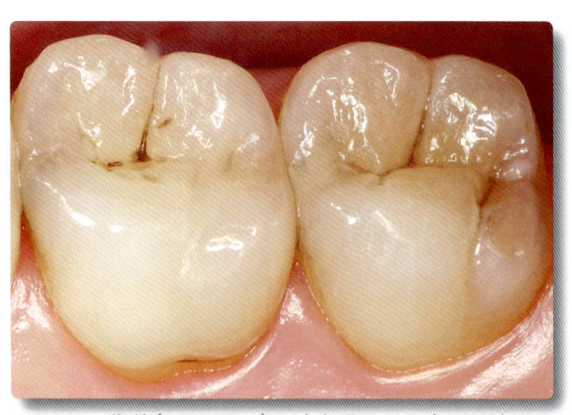

図8-12b　術前（2007.10.12）．咬合面からう窩は明瞭ではありません．

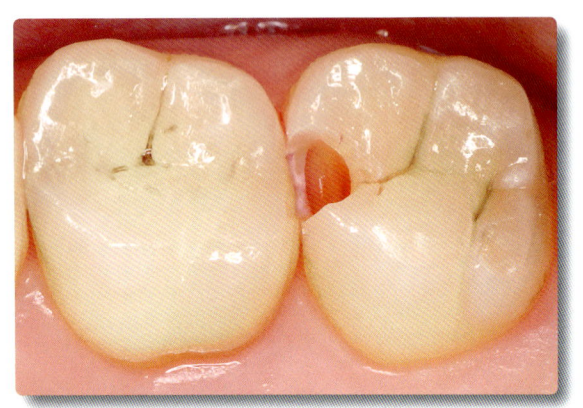

図8-12c　窩洞形成後．

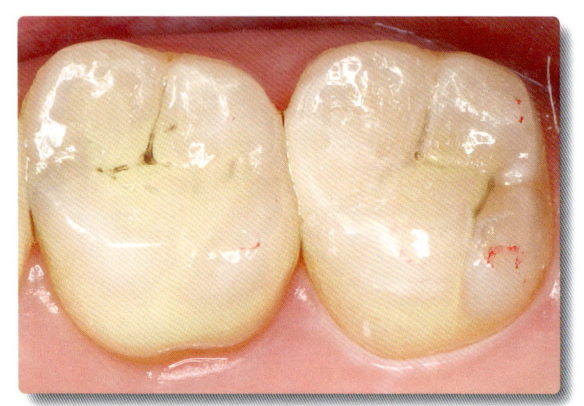

図8-12d　修復後．

　患者は，34歳，女性．臨床症状はありません．バイトウイングエックス線写真で7┘近心隣接面に象牙質に達する透過像がみられます（図8-12a）．6┘近心にも小さな影がみられます．
　咬合面からの視診では，う窩はまったく確認できません（図8-12b）．無麻酔下でう窩を開拡し，感染象牙質を削除し，修復しました（図8-12c, d）．この程度の象牙質う蝕であれば，バイタインリングシステムで容易に修復できます．
　メガボンドFA，マジェスティLV(XL)，クリアフィルAP-X(XL)を使用．

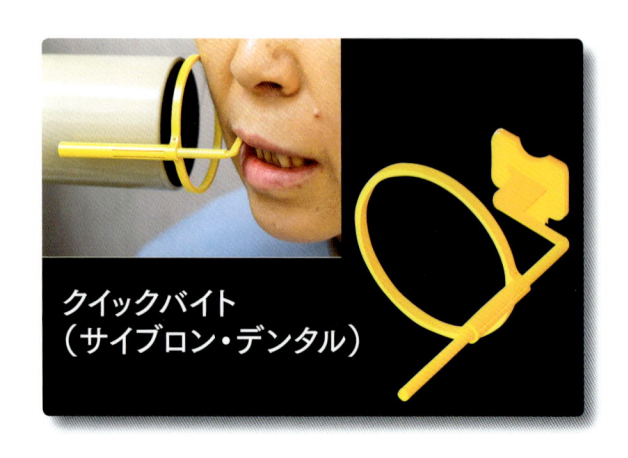

図8-13　バイトウイング法のためのフィルムホルダー．

クイックバイト（サイブロン・デンタル）

参考文献

1. Kidd E, Joyston-Bechal S. Essentials of Dental Caries. The Disease and Its Management. Oxford University Press, Oxford, 1997.
2. Fejerskov O, Kidd E (ed). Dental Caries. The Disease and its Clinical Management. Blackwell Munkusgard, Oxford, 2003.
3. 柘植紳平．初期う蝕の診断と治療．In：小松久憲(監修)：初期う蝕のマネージメント．東京：クインテッセンス出版，2004；26‐41．
4. Barder JD, Shugars DA. A systematic review of the performance of a laser fluorescence device for detecting caries. JADA. 2004；135：1413‐26．
5. 須貝昭弘．裂溝齲蝕の診断と処置方針1．歯界展望．2006；108：536‐547．
6. 須貝昭弘．裂溝齲蝕の診断と処置方針2．歯界展望．2006；108：730-740．
7. 須貝昭弘．臨床的裂溝う蝕の診断と処置方．日本歯科医師会雑誌．2007；60：547‐554．
8. 猪越重久．より確かな象牙質の保護が可能にした着実な臨床 1．う蝕治療の観点から—修復処置の原点を見直す．日本歯科評論．2009；803：77‐83．
9. 須貝昭弘．ホームドクターによる子どもたちを健全歯列に導くためのコツ．東京：クインテッセンス出版，2015．

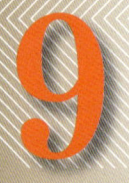

9 象牙質う蝕の切削治療の基本

　象牙質う蝕のう蝕象牙質をどこまで削除するかについて，う蝕検知液（以下，検知液と略します）を使用した感染象牙質削除法について解説します．

う蝕象牙質内層・外層とう蝕検知液

　充填修復の対象となる象牙質う蝕は，小窩裂溝う蝕でも平滑面う蝕でも類似の構造をしています（図9-1）．

　象牙質う蝕を断面でみると，う窩の表層象牙質は検知液で赤染され，その下に不染の象牙質と透明象牙質が確認され，さらにその下層の健全象牙質へと移行しています（図9-1）．

　う蝕象牙質は，外層の第一脱灰層（第一層）と内層の第二脱灰層（第二層）に分けられ，その下層に健全象牙質が位置します．第一層，第二層とも脱灰層（軟化層）ですが，細菌感染がみられるのは著しく軟化した第一層だけです．中間的な脱灰層である第二層には細菌感染がみられないため，適切な処置さえ行えば再石灰化が可能であるといわれています（図9-2）．

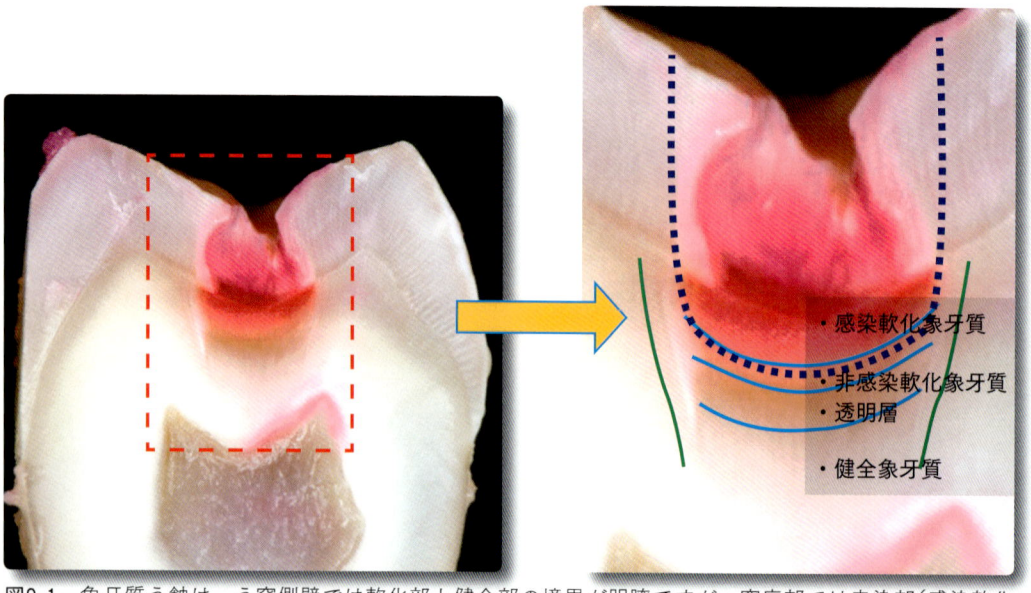

図9-1　象牙質う蝕は，う窩側壁では軟化部と健全部の境界が明瞭ですが，窩底部では赤染部（感染軟化象牙質），不染部（非感染軟化象牙質），透明象牙質，健全象牙質と連続的に変化しています．
　窩洞形成では，健全象牙質に切り込むことなく，窩底部の透明象牙質を最大限残したいと考えます（青点線で望ましい削除範囲を示します）．
（北海道大学佐野英彦教授のご厚意による）

う蝕象牙質第一層と第二層

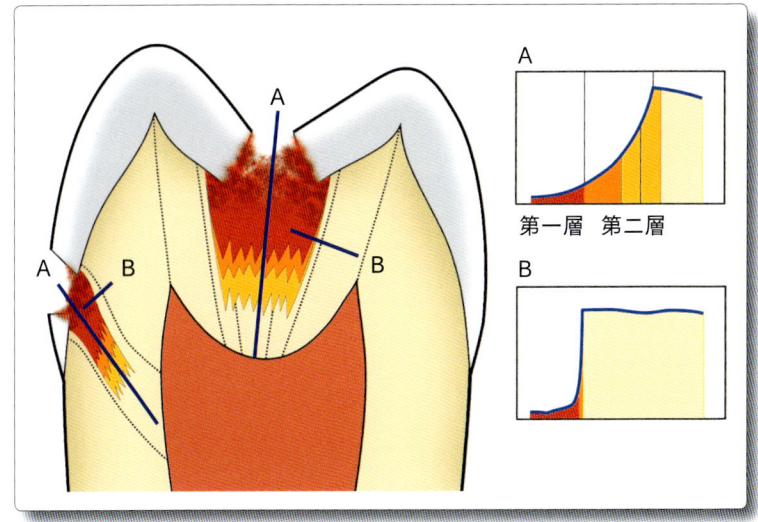

図9-2 う蝕象牙質第一層(赤)の下のう蝕象牙質第二層(橙：混濁層，黄：透明層)は，象牙細管の走向と平行な側壁部で薄く，細管と直行する窩底部で厚くなります．透明層(黄)は第二層中層から深層部にかけて存在し，その上の表層部の混濁層(橙)は，う蝕検知液でわずかに染色されます．第二層は中間的に脱灰された移行層であるため，この層の厚い窩底方向には硬さ(KHN)が徐々に増加し(Aグラフ)，この層の薄い側壁方向には硬さ(KHN)が急激に変化します(Bグラフ)．

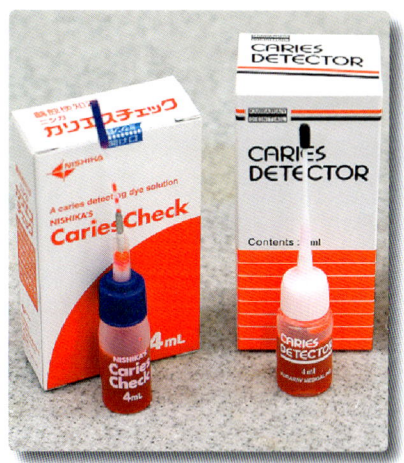

図9-3 う蝕検知液はう蝕治療の必需品です．カリエスディテクター(クラレノリタケデンタル：右)は，acid red を propylene glycol に1％溶かしてありますが，カリエスチェック(日本歯科薬品：左)は同一の色素をより分子量の大きい polypropylene glycol に1％溶かしてあります．

したがって第一層を確実に除去すればよく，それを染別するのがう蝕検知液です(図9-3)．除去すべき第一層は検知液に深紅に染まるのですが，その下の中間的な脱灰層である第二層も検知液にピンク色に染まるため，染・不染の区別は部位によって必ずしも明瞭ではありません．

染色性の部位による違い

佐野が明らかにした象牙質う蝕の硬さ分布図にみられるように，う蝕病巣は象牙細管の走向に影響され，側壁では軟化した部分と健全部の境界が比較的明瞭であるのに対し，窩底部では歯髄方向に向かって硬さが徐々に増加し，軟化部の境界が不明瞭です(図9-4)．したがって境界明瞭な側壁部では，第二層が薄いため検知液による染め分けも明瞭で，赤染される軟化部を削除して不染状態にすることは容易です．削除完了後の側壁は，象牙細管の走向と平行で健全象牙質が露出します．

これに対して窩底部では，硬さが徐々に増加し，しかもう蝕象牙質の染色状態が，赤，ピンク，淡いピンクと段階的に，しかもリング状や島状の不規則な形態をとって変化し，これに飴色の透明層の色が重なるため，どこで削除を終了するかは判断が難しいのです(図9-5)．

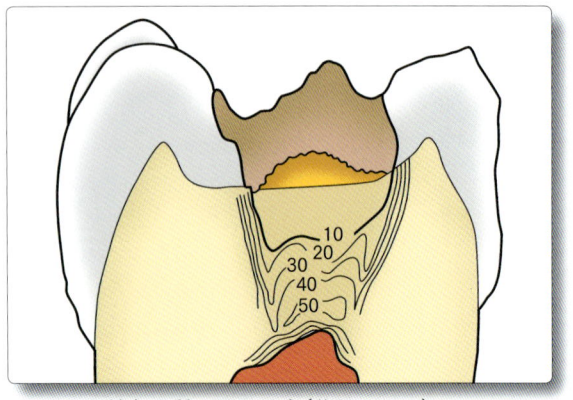

図9-4 う蝕象牙質の硬さ分布（佐野，1987）．
図の線は同一の硬度を示す等硬線です．う窩側壁では，等硬線が密に接し，硬度が急激に上がっています．窩底部では等硬線の間が広く，徐々に硬度が増しています（北海道大学佐野英彦教授のご厚意による）．**図9-2**の模式図の元となった実験データです．

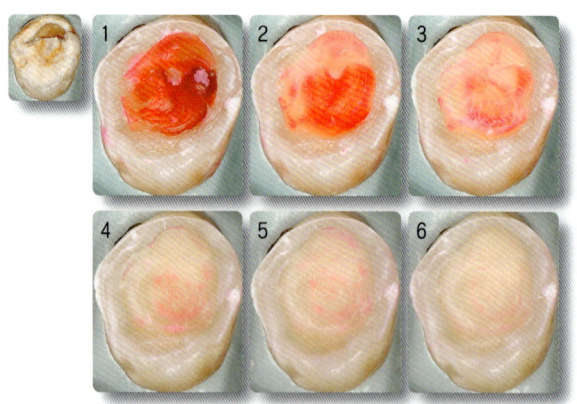

図9-5 染色と削除を繰り返すと，まず側壁部が不染状態となり，窩底部には複雑な染色状態が続きます．

検知液が不染になるまで削除した標本

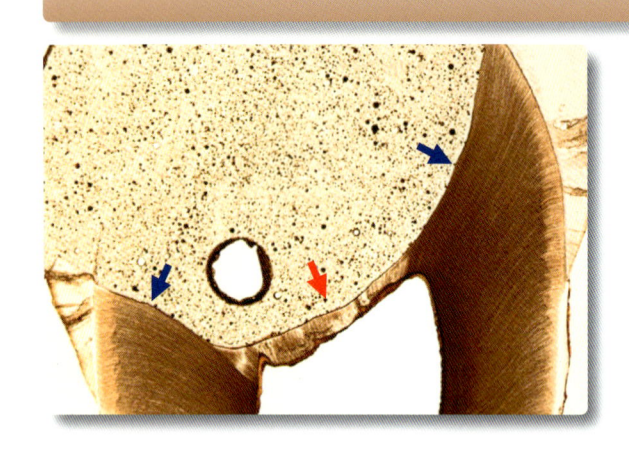

図9-6 う蝕検知液（カリエスディテクター）で不染になるまで削除した後，接着性レジンで修復した抜去歯の研磨標本．う窩の側壁は象牙細管に平行で，健全象牙質に達し（青色矢印），窩底部は透明象牙質内に切り込んでいます（赤色矢印）．浸透性が高いオリジナルの検知液では，不染状態まで削除すると透明層にまで達してしまいます（研磨標本を透過光線下で撮影：新潟大学福島正義教授のご厚意による）．

表1 福島によるう蝕検知液によるう蝕象牙質の染色所見と細菌侵入との関係．

う蝕検知液の染色所見	組織学的評価	細菌の有無
赤染部	脱灰層	＋
ピンク染部	脱灰層	－ときに＋
淡いピンク染部	脱灰層	－
不染部	透明層・健全象牙質	－
自然着色部	脱灰層	＋

新しい検知液と染色の目安

　オリジナルのう蝕検知液（カリエスディテクター：クラレノリタケデンタル）では，染まりすぎるので，そのため溶媒の分子量を高めて浸透性を抑えたう蝕検知液（カリエスチェック：日本歯科薬品）が伊藤和雄により開発されており，臨床上の削除終了の判断は以前よりずっと容易になりました．しかし連続的に変化するう蝕象牙質を色素液で染別する方法には限

界があり，カリエスチェックをもってしても，染・不染の境界は明瞭ではなく，最終的な判断には曖昧さが残ります（図9-7）．

窩底部に関しては，生体防御層である透明象牙質を最大限に残すことを第一に考え，検知液に全く染まらなくなるまで削除することにとらわれすぎて，過剰切削にならないように注意するべきです．検知液の色をわずかにとってピンク色になっていたとしても，不染である周囲の側壁部（健全象牙質）と同等の硬さがあるなら，そこで削除を中止してもよいでしょう．

肉眼レベルでは，窩底部の削除完了部位に関して「ここ」という明瞭な一線はなく，ある妥当な範囲の幅があります．それは透明象牙質が残っていて，しかも接着に有利な硬さの象牙質が露出していることであると考えます（図9-8，9）．

最終的な削除を完了した時点での窩底部の染色状態に関しては，日本歯科保存学会編『う蝕治療ガイドライン』35頁にカラー写真が示されています．歯科医師である9名の委員の判断ですが，削除完了時の染色状態には，幅がみられます．

う蝕検知液をガイドにした感染象牙質の削除

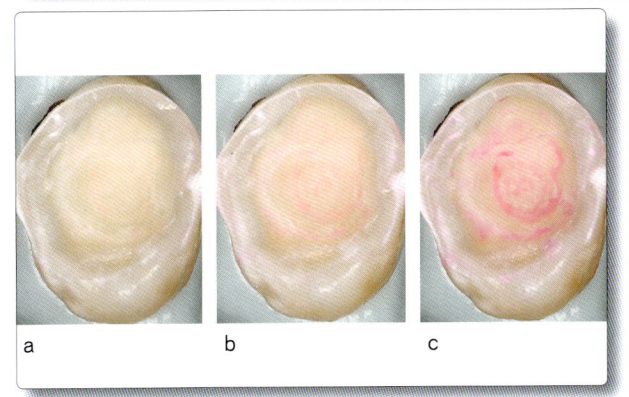

図9-7　う窩染色例．
a　染色・削除を6回繰り返した後の状態．
b　aをカリエスチェックで染色．肉眼ではほぼ不染状態でしたが，写真で拡大すると窩底部がリング状に淡いピンクに染色されています．
c　aをカリエスディテクターで染色．カリエスチェックより明らかに強く染色されます．

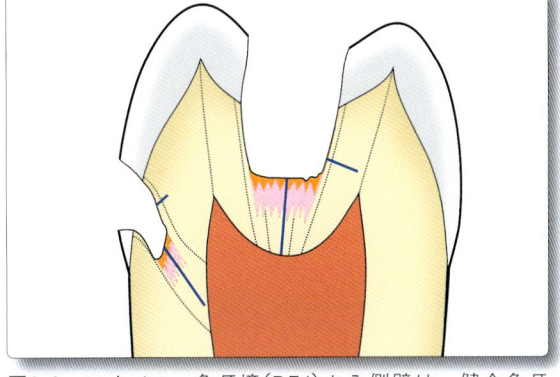

図9-8　エナメル‐象牙境（DEJ）から側壁は，健全象牙質が露出し，う蝕検知液でも不染です．窩底部は，透明層直上の混濁層が残り，不染もしくは淡いピンク染状態を削除の目標とします．

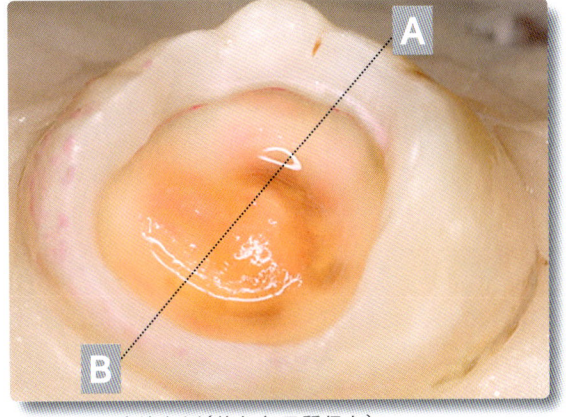

図9-9a　う窩染色例（着色象牙質保存）．
う蝕象牙質の自然着色と透明象牙質の区別は，臨床では不可能に近いです．削除時にう窩側壁の健全象牙質と同程度の硬さになった着色象牙質を保存します．

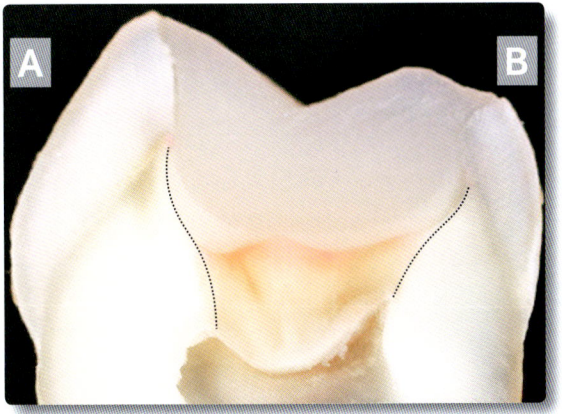

図9-9b　図9-9aのA-Bの断面図．
う窩側壁は象牙細管と平行で，健全象牙質に達しています．窩底部の着色象牙質は，透明象牙質でした．これを削除すると露髄してしまいます．

具体的な削除法

う窩の開拡と遊離エナメル質の処理

前歯臼歯を問わず，小窩裂溝う蝕や隣接面う蝕は，咬頭や隆線をえぐるように半球状に，しかも穿下性に進行します(図9-10)．そのため感染象牙質を確実に除去するためには，遊離エナメル質を削除するう窩の開拡は丸い形態となり，う蝕がある程度の大きさになると，咬頭隆線を大きく削除せざるをえません(図9-11)．接着性レジンを使用した修復では，健全歯質の保存と感染象牙質の削除が第一義ですから，う窩の開拡では，従来の機械的な保持を主体とした窩洞形態にとらわれる必要はありません．

小窩裂溝と隣接面象牙質う蝕の拡がり方

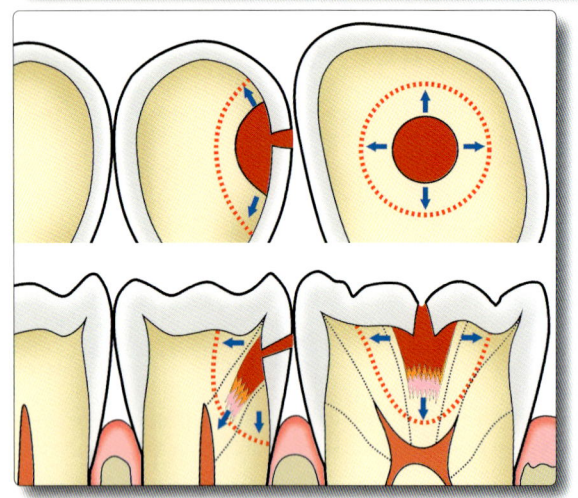

図9-10　象牙質う蝕は，咬頭隆線をえぐるように丸く(半球状に)拡がります．

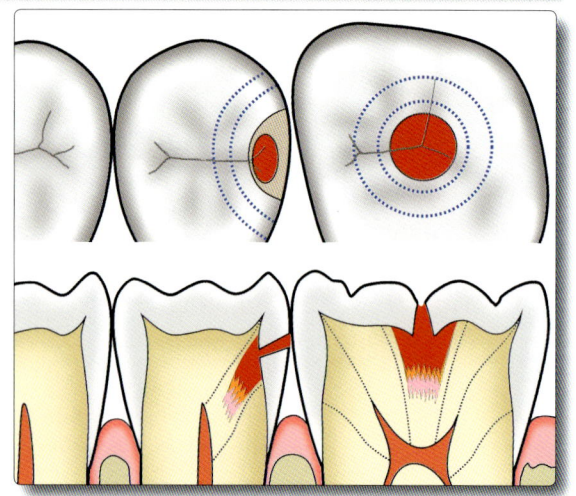

図9-11　感染象牙質を確実に削除するためには，う窩がある程度大きくなると咬頭隆線を削除する必要があります．窩洞形成における咬頭隆線保存の原則と相反しますが，確実な感染歯質削除のためには仕方ありません．

う窩の開拡に際して，エナメル-象牙境(DEJ)の感染象牙質の除去を妨げる遊離エナメル質は削除するべきです．しかし前歯部の3級窩洞で唇面からアクセスした場合，舌側壁のエナメル質が健全であれば，これを極力残すと充填操作が楽になります(図9-12)．

また2級窩洞において，頰舌側壁を大きく削除すると隔壁が装着できなくなり，充填が技術的に難しくなります．したがって内側から感染象牙質を削除しても，しっかりとしたエナメル質が残せるのであれば，頰舌側の遊離エナメル質は極力残す努力をします．さらに歯肉側壁は，マージンが歯肉縁下に入ってしまうと，マトリックスの適合や止血が難しくなり，充填が困難となります．ここでも，遊離エナメル質を積極的に残すよう注意します(図9-13)．

遊離エナメル質の保存例

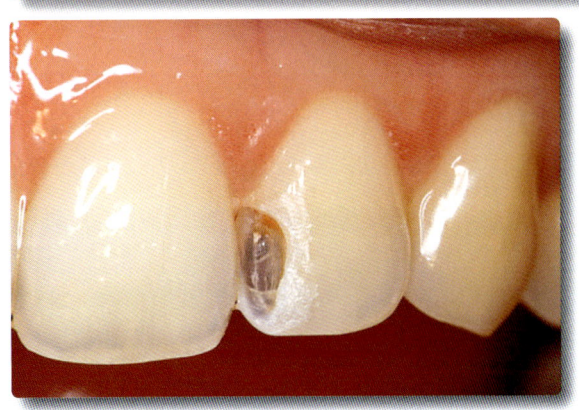

図9-12　窩洞形成後，|2近心のコンポジット充填下の二次う蝕．充填操作を容易にするため，舌側壁の遊離エナメル質は残しました．

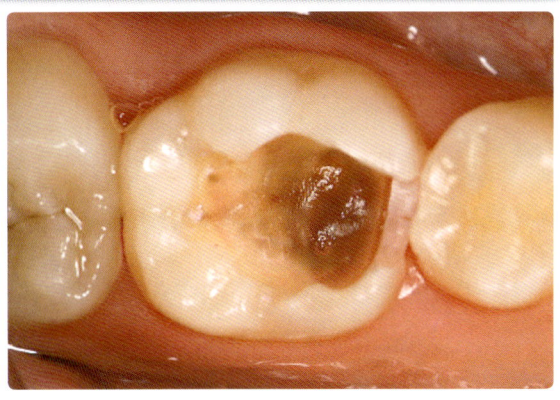

図9-13　窩洞形成後，|6の咬合面のう蝕が近心隣接面までつながっていました．充填操作を容易にするため，近心頬舌側と歯肉側の遊離エナメル質を保存しました．

感染象牙質の削除とその手順

　　感染象牙質の染別にはう蝕検知液を用います．う窩の開拡後，DEJ付近の感染象牙質から削除します．その理由は，う蝕が穿下性に進むために，処置時に予めう窩の大きさを正確に予測することが難しいからです．DEJから除去をはじめに行えば，開拡すべきう窩の範囲が容易につかめ，う窩の大きさが早い段階で判断できます．また，この部分は歯髄から遠いため露髄の危険がなく，直視しにくい臼歯部隣接面などでは，手の感覚を頼りに削除を進めても露髄する危険はありません．この部分は第二層が薄いので，感染象牙質と健全象牙質の境が明瞭であり，容易にう蝕検知液に染まらない状態にすることができます．まずはDEJとう窩の側壁を不染するまで削除し，それを妨げる遊離エナメル質は削除します．

　　ついで，う窩の中央部は，さまざまな染色性を示すう蝕象牙質第二層が厚いため，福島の基準にしたがい，不染状態にすることを目標としますが，淡くピンク色に霞んだように染色された状態でも可とします．こうすることで，窩洞周囲の健全象牙質と透明象牙質を残すことができます．

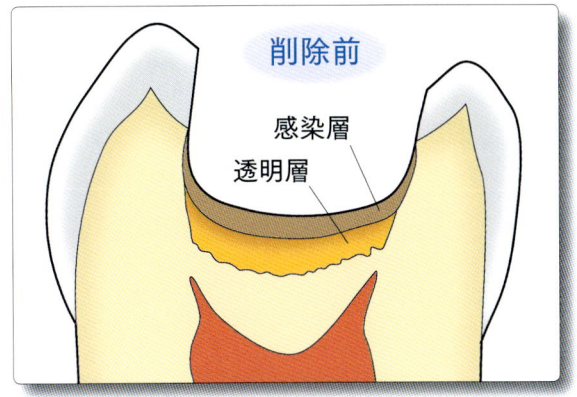

図9-14a　削除前．

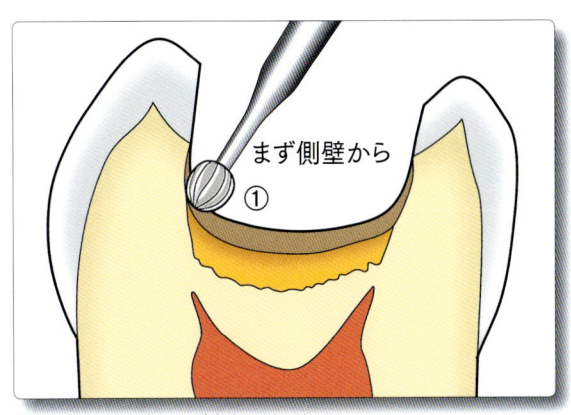

図9-14b　側壁から削除します．

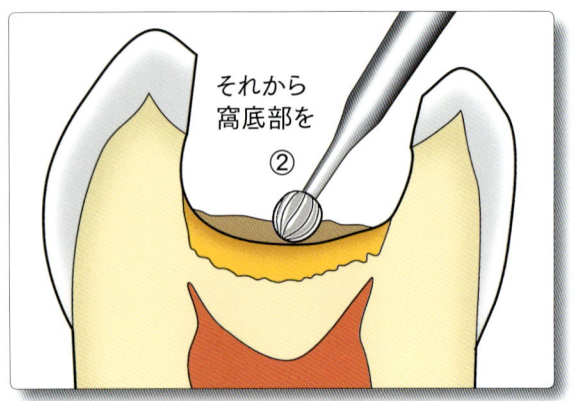

図9-14c　窩底部を削除します．

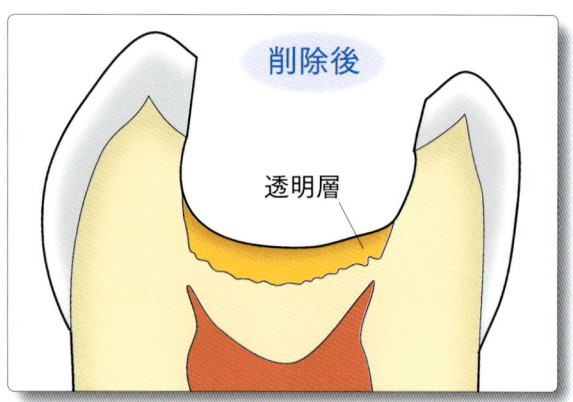

図9-14d　透明層を残します．

　う窩開拡後(図9-14a)にエナメル-象牙境から側壁にかけて，手指の感覚を頼りに大まかに軟化象牙質を削除し，う蝕検知液で染色します．う窩側壁部をはじめに不染状態にします(図9-14b)．その後に窩底部に移り染色・削除を繰り返します(図9-14c)．検知液で淡く染色されていても側壁部と硬さが変わらなければ，そこで削除を終了します(図9-14d)．

削除に使用する切削器具
　　う蝕象牙質の除去には，従来スチールバーが用いられていますが，オートクレーブで錆びてしまうという欠点があります．カーバイトバーは錆びにくいのですが，切れすぎて手

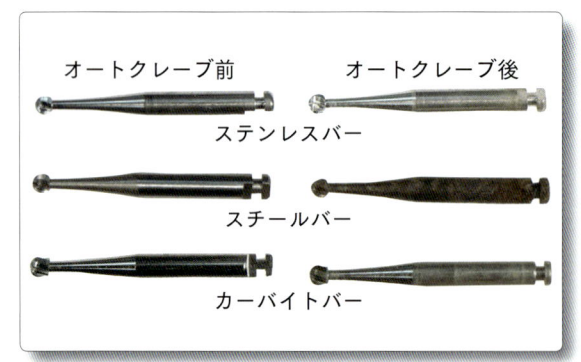

図9-15　オートクレーブ後の錆．
　スチールバーは錆がでて，カーバイトバーは表面が曇っていますが，ステンレスバーには錆がまったくみられません．

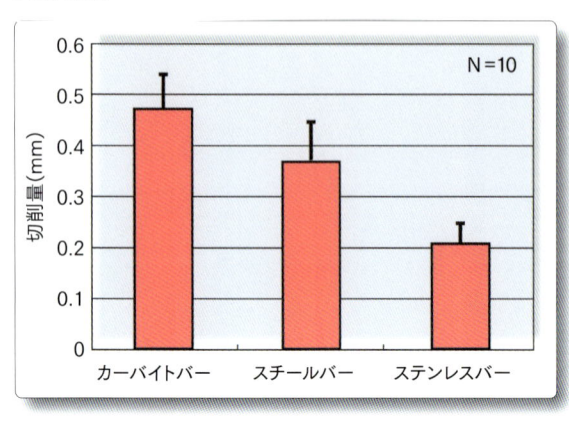

図9-16　MIステンレスバー(マニー)．

図9-17　バーの種類による切削能力の比較．
　カーバイトバーが最も削れ，ステンレスバーが最も削れないという実験結果．

の感覚で硬さを判断しにくいと思います．そこで，オートクレーブでも錆びず(図9-15)，健全象牙質も削りにくいステンレスバー(マニー：モリタ)がよいと思います(図9-16)．

ステンレスバーの切削能力を，スチールバーやカーバイトバーと比較した結果を示します．被切削対象には中性モデリングコンパウンド(ジーシー)を用い，それぞれのバー(球形バー：#6，ϕ =1.8mm)をマイクロモーターに装着して，回転数おおよそ1,000 rpm，荷重おおよそ50gで，5秒間切削して生じた凹みの深さを計測しました．

その結果，切削によって生じた凹みは，ステンレスバーが最も浅く，これにスチールバーが続き，カーバイトバーが最も深く削れました(図9-17)．ステンレスバーはやはり切れ味が悪く，これで健全象牙質を削除しようと思うと，スチールバー以上に大きな負荷をかけないと削れませんし，これが健全象牙質や透明象牙質の過剰切削を防ぐことにつながると思います．

またユニークな軟化象牙質除去用バーとして，米国 S.S.White 社の「Smartbur II」(図9-18)があります．これは刃部が樹脂でできたポリマーバーで，このポリマーが軟化象牙質より硬く，健全象牙質より柔らかいため，軟化象牙質の除去が進んで健全象牙質にあたると，刃部が摩滅して削れなくなります．ただ，刃部がエナメル質や充填物にあたると摩滅して削れなくなるので，軟化象牙質のみを注意深く削る必要があります．

S.S.White 社は，このバーを深在う蝕の軟化象牙質除去に推奨しています．従来のカーバイトバーで深部の軟化象牙質を削除した場合と比較して，切れすぎて露髄してしまったり，健全象牙質まで削除して術後痛を誘発したりする可能性がなくなり，また注射麻酔が使用できない患者にも，切削痛を最小限にとどめた処置が可能になると謳っています．このバーは，健全象牙質を削除できず，軟化象牙質のみを除去できるという自己制限型のバーとしては唯一のものですが，繰り返し使うことはできず，ディスポーザブルです．しかも大きなう窩の場合は1本ではすまない場合が多いので，コスト面で問題があります(1本約300円程度)．

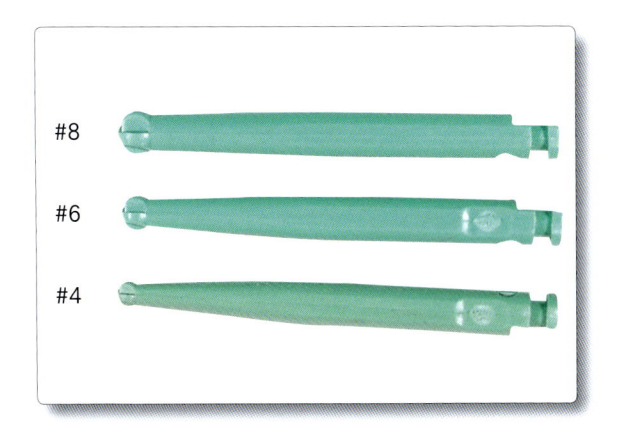

図9-18　Smartbur II．

臼歯部隣接面う蝕

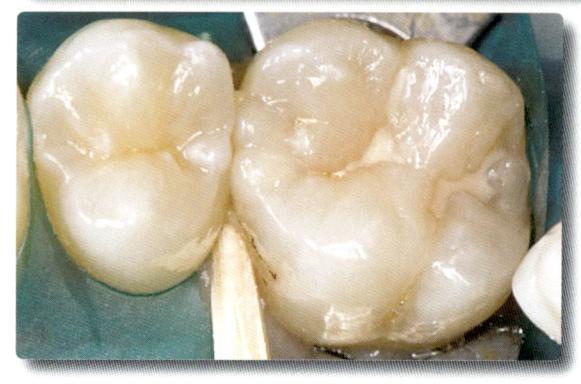

図9-19a　19歳，男性．⌊6近心隣接面う蝕（1998.5.27）．
冷水痛を主訴として来院．この状態では，う蝕の拡がりはわかりません．

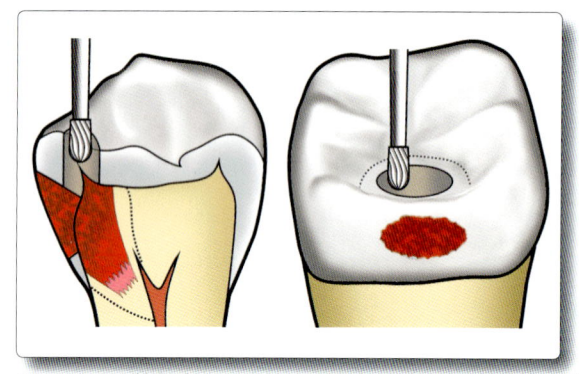

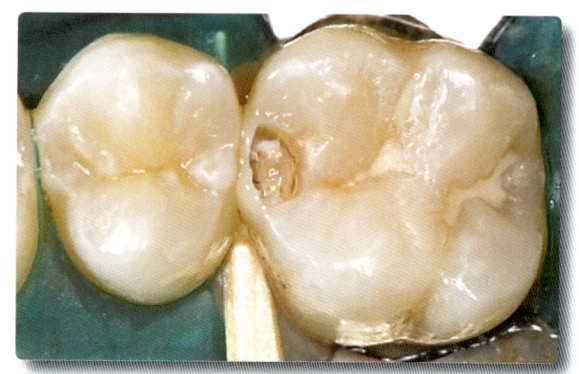

図9-19b,c　接触点より内側の辺縁隆線部から隣接面のう蝕にアクセスします．隣在歯の隣接面を傷つけないように注意します．う窩の開拡は，う蝕直上の辺縁隆線部から行い，隣在歯を傷つけないように注意します．バーがエナメル質を抜け，う窩に達すると，急にバーの抵抗がなくなり，バーがスポッとう窩に吸い込まれますので，う窩に達したことがわかります．

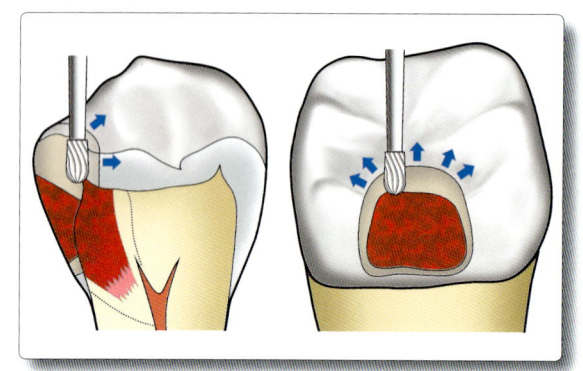

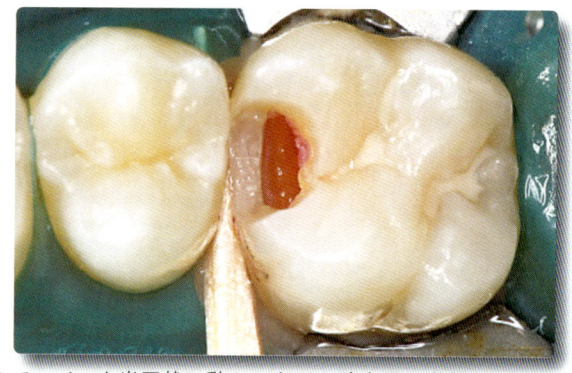

図9-19d,e　隣接面う蝕は，隣接面を中心として半球状に進むので，バーを半円状に動かしながら咬合面の遊離エナメル質を削除して，う窩の開拡を行います．う窩の開拡後，検知液で染色．DEJ直下から感染象牙質が赤染しています．マイクロモーターに装着した球型バーを低回転で使用し，DEJに沿って赤染した感染象牙質を削除します．

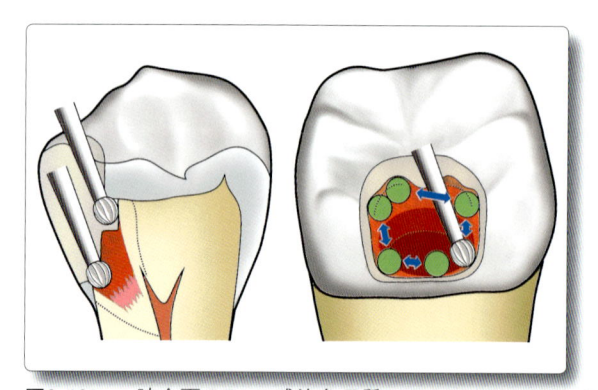

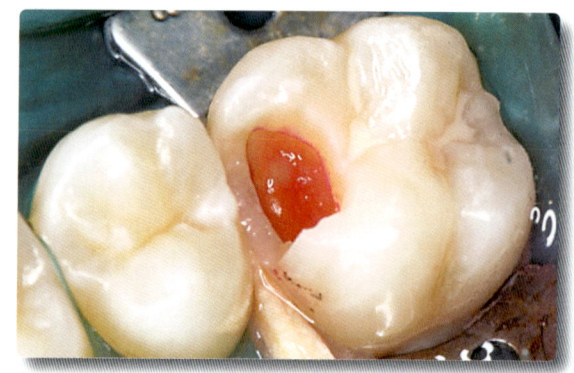

図9-19f,g　咬合面DEJの感染象牙質にアクセスしにくいので，さらに咬合面のエナメル質を削除してう窩を拡げ，再度染色します．低速球形バーでDEJに沿って感染象牙質を削除します．DEJと側壁が不染状態になるまで，染色と削除を繰り返します．臼歯部の歯肉側や頬舌側DEJは直視できませんので，赤染部の削除に際して手指の感覚をガイドとします．DEJや側壁の赤染感染象牙質が削除しにくければ，図9-19d,eに戻ってさらにう窩の開拡を行います．

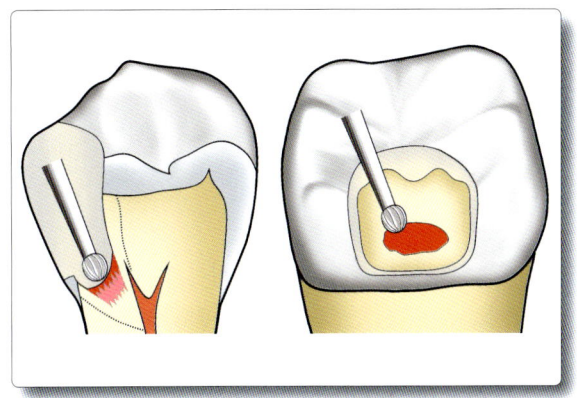

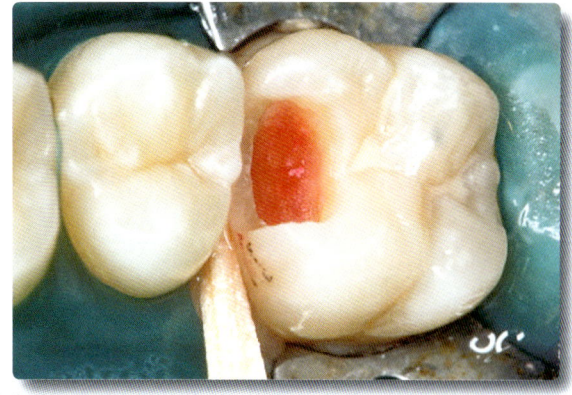

図9-19h,i　DEJから側壁にかけて不染となった状態で，う窩中央部の赤染部を注意深く削除し，染色と削除を繰り返します．この写真では，中央部はまだ削除していません．手指の感覚に頼らず，赤染部のみをミラーで確認しながら，注意深く少しずつ削除します．中央部が不染もしくは淡いピンク染を呈するまで染色と削除を繰り返します．

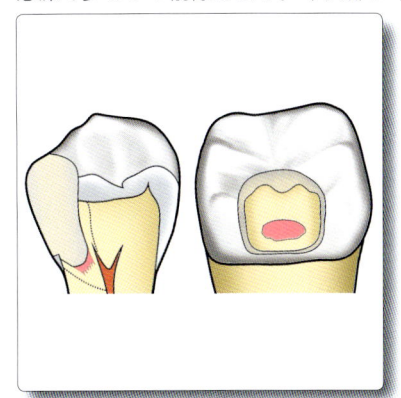

図9-19j　DEJとう窩側壁は不染状態であり，中央部は飴色の透明層がわずかにピンクに染色されています．

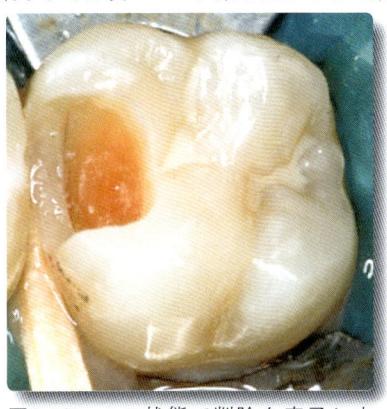

図9-19k　jの状態で削除を完了しますが，染色状態と削除時の硬さで，その時点を判断します．2級窩洞では，隣接面歯肉側マージンに遊離エナメル質を残し，マージンが歯肉縁下に入らないように注意します．

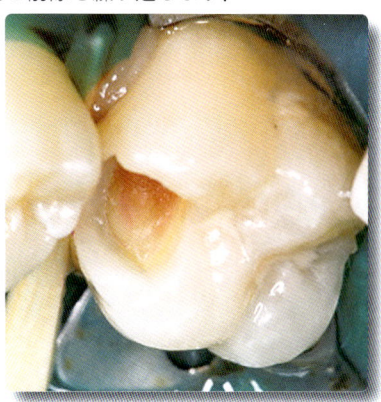

図9-19l　舌側壁のDEJを確認します．側壁に赤染部はありません．

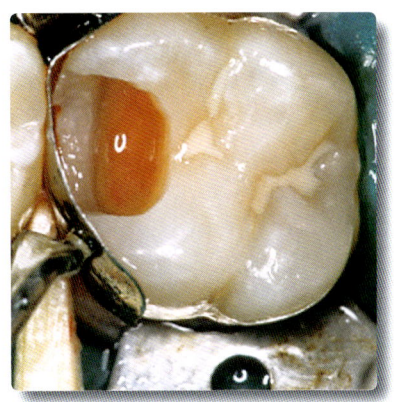

図9-19m　隔壁とバイタインリングの装着．窩洞は感染象牙質とそれを覆っている遊離エナメル質を削除したのみであり，機械的な保持形態は与えていません．

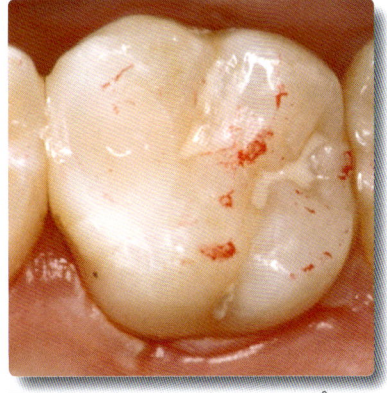

図9-19n　ライナーボンド2，プロテクトライナーF，クリアフィルAP-X（A2：いずれもクラレノリタケデンタル）で修復しました．

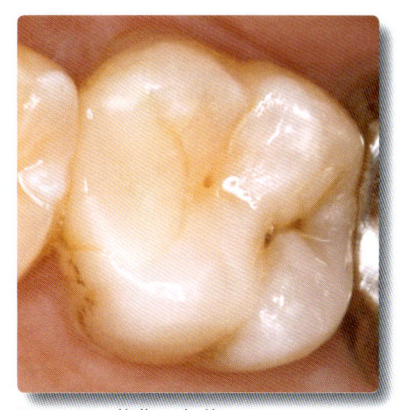

図9-19o　修復6年後．6年ぶりに来院したときの写真．7｜がFMCになっていました．

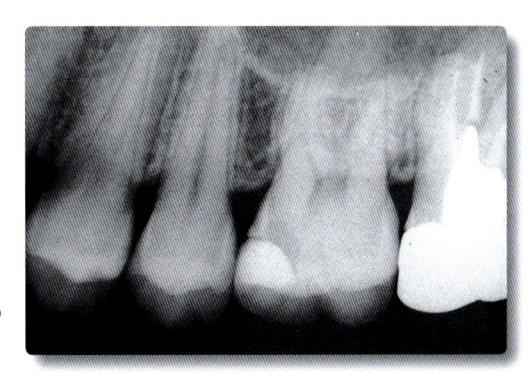

図9-19p　修復6年後のエックス線写真（2004.1.27）．充填物下の透過像はプロテクトライナーF．歯肉側のマージンの透過像はボンドレジン．

9

象牙質う蝕の切削治療の基本

自然着色の強い象牙質の削除

　脱灰の進んだう蝕象牙質では，う蝕検知液による染色が目安となりますが，自然着色が強いう蝕象牙質では，検知液に染色されないことがあります．奥瀬によれば，このようなう蝕象牙質では，細菌侵入が軟化と着色の前縁に近接しているので，自然着色をすべて削除すれば細菌が除去できると述べています．また福島によれば，低速のスチールバーによる切削に対しても抵抗があるような自然着色部でも，病理組織標本では細菌が観察されたので，自然着色部は完全に削除することを勧めています．この自然着色を完全に削除すると，透明層に達すると述べています．

　しかしながら，周囲の健全象牙質と同程度の硬さになった着色象牙質は，細菌を残置してしまってはいますが，その下に透明層があるわけですから，筆者としては残しても差し支えないと思っています（図9-20, 21）．吉山らのModified Sealed Restorationに通じる考え方です．日本歯科保存学会編『う蝕治療ガイドライン』35頁に，着色しているが硬い象牙質について，着色の程度と削除の関係が記述されています．9名の歯科医師である委員の間で，濃く着色した硬い象牙質を残置するという意見と削除するとの意見とに二分され，合意は得られなかったそうです．

自然着色の強い象牙質の削除　レジンインレー脱離例

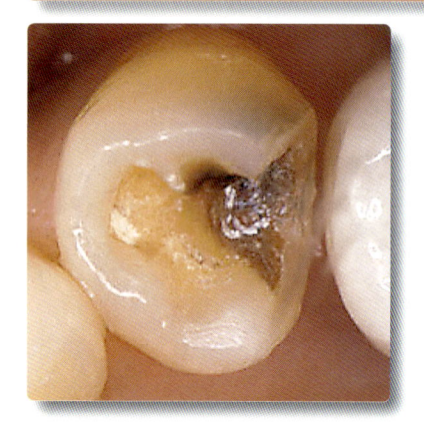

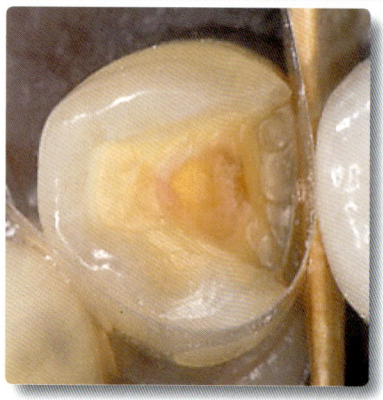

図9-20a　「4」に濃い自然着色がみられます．
図9-20b　濃い自然着色は比較的柔らかく，すべて削除できました．窩底部には飴色の透明層がみえます．

自然着色の強い象牙質の削除　充填物脱離例

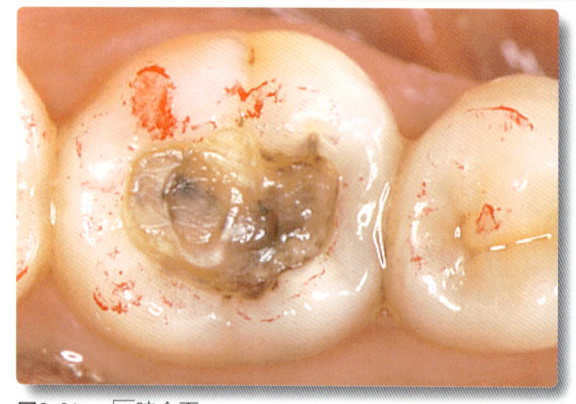

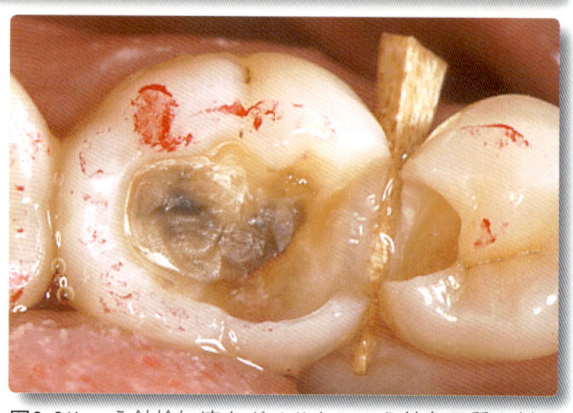

図9-21a　「6」咬合面．
図9-21b　う蝕検知液をガイドとしてう蝕象牙質を削除後，窩底部の濃い着色は，硬いので残しました．

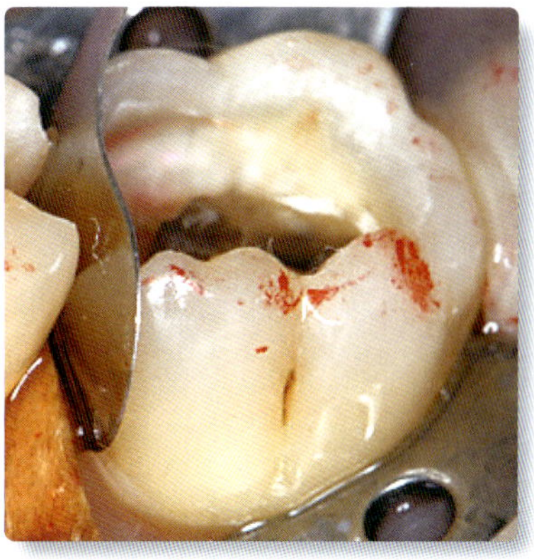

図9-21c　エナメル - 象牙境や側壁は，検知液に不染で，自然着色した象牙質はありません．

う蝕検知液に対する批判

　う蝕検知液は，当初コラーゲンの変性した感染象牙質を特異的に染色すると考えられていましたが，現在では，脱灰や低石灰化により構造的に疎な部分に色素がトラップされることで生じるという考えが妥当であると思います．その理由は，図9-1でう蝕象牙質だけでなく，歯髄に近い象牙質が染色されていることをみれば理解できると思います．しかし，この染色の範囲が細菌侵入より広いことが感染象牙質の削除の目安となる根拠となっています．

　McCombやKiddらは，DEJや歯髄に近い象牙質が，細菌がみられなくても染色されることから，染色の特性を理解しないで不用意に使用すると過剰切削になると批判し，使うべきでないという見解をとっています．

　これに対して吉山らは，免疫組織化学的手法を用いた研究を基にして，先駆菌層での細菌侵入は細管レベルで異なっており，福島や佐野が病理組織学的に細菌を検出できなかった淡いピンク染部や不染部でも，細菌が残っている可能性を指摘しています．

　またKiddらは，口腔内に露出した象牙質では，象牙質の脱灰を伴わずに象牙細管に細菌が侵入する可能性を指摘し，軟化したう蝕象牙質をすべて除去したとしても，わずかな細菌が残されうると述べています．

　いずれの意見も，う蝕検知液は，細菌に感染した象牙質を特異的に染めるものではないという点で一致しています．

なぜう蝕検知液を使うのか

　臨床の場で，う蝕象牙質の細菌侵入前縁を肉眼で確認することはできません．従来，う蝕象牙質の除去は，触診による硬さと着色状態を経験で判断するのがもっとも確実であるといわれています．しかし染色状態の判断が主観的であるのと同様に，硬さの判断も主観的なものです．しかも，スプーンエキスカベータで注意深く削除するにしろ，窩洞のすべての部分の硬さを確認することは不可能です．

　「う蝕の進行は停止できる」というカリオロジーの知見や，歯質接着性材料の進歩が根拠

と思いますが，「感染象牙質をすべて削除することは不可能ですし，危険です．窩洞のシールがよければ，部分的に軟化した感染象牙質は残してもよいかもしれない」とか，「臨床的に感染・非感染象牙質の区別は正確でなくていいのです．その理由は，感染象牙質のすべてを除く必要はなく，感染象牙質をあらかた削除して窩洞を封鎖すれば，うまくすれば残置した細菌を死滅させられるし，悪くても細菌の活動を停止できます」という窩洞内に細菌の残置を容認する意見が，カリオロジーや保存修復学のテキストに書かれはじめています．

　しかしう蝕象牙質削除の目的は，修復によるう蝕の進行停止と歯質・歯髄保護です．接着性レジンを使った修復を行う場合，う蝕検知液に染色されるう蝕象牙質に対するレジンの接着は，低いことが報告されており，壁面に著しく軟化した象牙質が露出していては，術後痛の原因にもなりかねません．したがって削除後は，接着できる硬い壁面でなければなりません．しかし黄白色の健全象牙質に入るまで削除すると，象牙細管が開いている痛覚の鋭い部分まで削除が及びます．現時点で完璧な接着は無理ですので，これも術後痛が生じやすくなります．したがって透明層を最大限に保存でき，しかも接着に有利な窩壁を露出できる，過不足がないと判断される削除の基準を自分なりに持たないと，自信を持った充填処置ができないことになります．このような窩壁に淡いピンク染部が残ることは多いにあり得ます．淡いピンク染部に細菌残置の可能性があれば，意図せずに Modified sealed restoration を行っていることになります．

　視野の限られた口腔内で再現性のある処置を行うためには，う蝕検知液は強力な一つの判断基準となるものです．確かに染色性の判断も硬さと同様に主観的なものですが，象牙質う蝕の構造を理解し，硬さや着色状態と併せて判断することにより，修復処置の再現性を高めることができると考えます．う蝕の構造による染まり方の特性を理解しないと，過剰切削になってしまうため，う蝕検知液は他の基準を排除できるような唯一絶対のものではありません．ただ，う窩のどの部位ではどのくらいの染色までで削除をとどめるかという使いこなしが重要なのです．現時点ではこれ以外に方法はないと思います．

失活歯のう蝕とう蝕検知液

失活歯の象牙質う蝕

　臨床で遭遇する最も頻度の多い失活歯の象牙質う蝕は，支台築造周囲からのリーケージによって生じた根形成面のう蝕（図9-22a）と，修復物の脱落を放置したことによる歯髄腔内面から拡がったう蝕（図9-22b）です．

　失活歯の象牙質う蝕が生活歯のそれと最も異なる点は，透明層を含む中間的な脱灰層がないことです．したがって，高度に軟化した感染象牙質と硬い健全象牙質との境界が比較的明瞭です．感染象牙質の削除に際しては，硬さによる手指の感覚を目安に削除してもよいのですが，う蝕検知液による染・不染の境界が明瞭なので，取り残しを防ぐ意味で染色部をすべて削除すればよいと思います．しかし根管壁に近い象牙質は，健全象牙質でもピンクに染色されますから，削除するか否かは解剖学的構造と硬さの情報も併せて判断します．

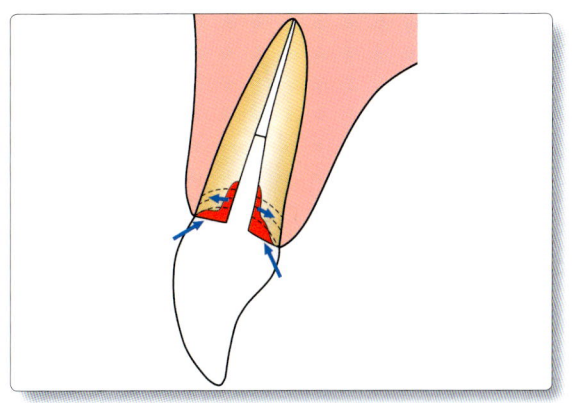

図9-22a　支台築造周囲からのリーケージによって生じた根形成面のう蝕.

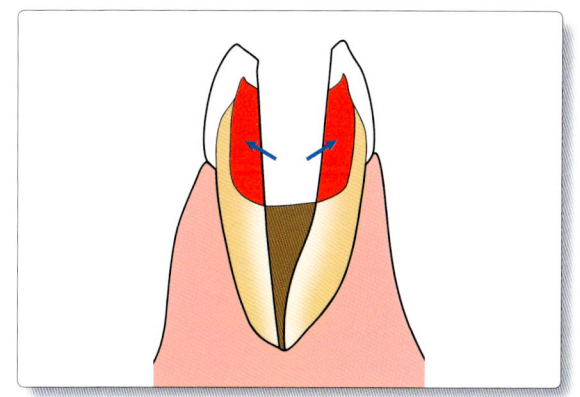

図9-22b　修復物の脱落を放置したため歯髄腔内面から拡がったう蝕.

う蝕検知液による染色性と硬さの変化の実験データ

　筆者は，大学院を修了した1981年に指導教授であった総山孝雄先生から，失活歯の象牙質う蝕にカリエスディテクター（1％アシッドレッドのプロピレングリコール溶液：クラレノリタケデンタル）が使用できるか否か試験していた清水チエ先生（現東京医科歯科大学総合診療部）を，大学院生の武士田政文先生（千葉県開業）と一緒に手伝うように命じられました．

　失活歯で象牙質う蝕のある抜去歯を多数集めましたが，最も多く集まったのが前述のような2種類の症例です．しかも歯の表面からのう蝕と違って，根形成面や歯髄腔壁面からのう蝕ですから，失活歯になってから進行したう蝕であることが明らかでした．

　集めた標本を分類し，それぞれについて検知液による染色性と硬さの変化と細菌侵入との関係を調べました．まず，縦断面を作って検知液染色前後の写真を撮影し（図9-23，24），次いで感染象牙質から健全象牙質までの微小硬度を50μmおきに測定し，硬さと染色性を関連づけました（図9-25）．その後，標本を脱灰してパラフィンに包埋し，連続薄切切片を作製して細菌染色を施し，細菌侵入前縁の位置を決定しました．

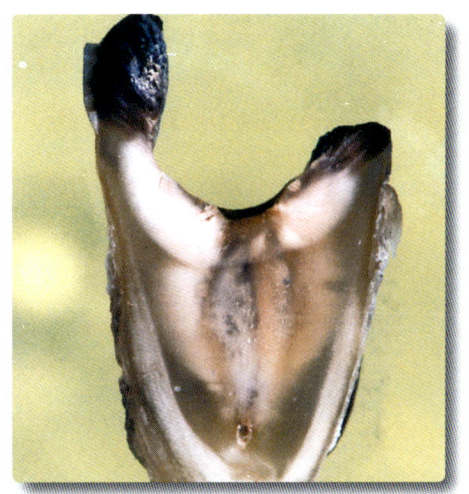

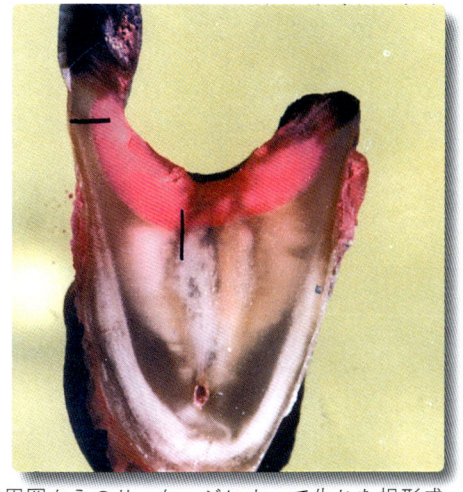

図9-23a,b　う蝕検知液染色前後の歯の断面標本（支台築造周囲からのリーケージによって生じた根形成面のう蝕）.

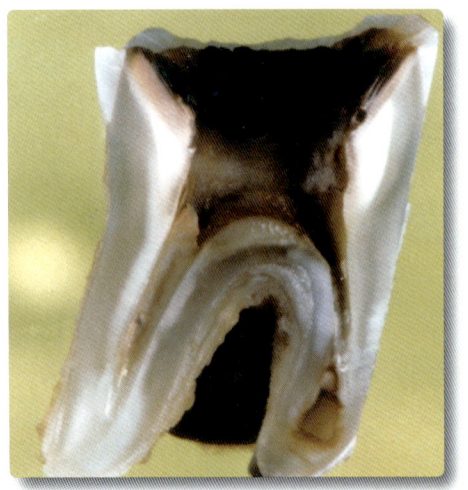

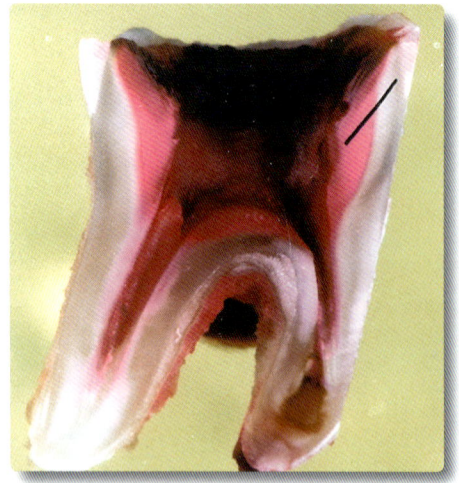

図9-24a,b　う蝕検知液染色前後の歯の断面標本(修復物の脱落を放置したことによる歯髄腔内面から拡がったう蝕).

　そうしてわかったことは，染色される部分とされない部分の境界が非常に明瞭でした(図9-23, 24)．顕微鏡下で位置を決めながら50μmおきに硬さを測るのですが，その50μmの間隔のなかに染色部の境界が入り，硬さが急激に変化しました(図9-25)．生活歯のような中間的な脱灰層はなかったのです．細菌染色をした薄切標本から，境界明瞭な脱灰層の前縁は細菌侵入前縁と一致していることもわかりました．検知液で染まる部分を削除すると，感染象牙質は削除され，健全象牙質が露出するのです(図9-26)．

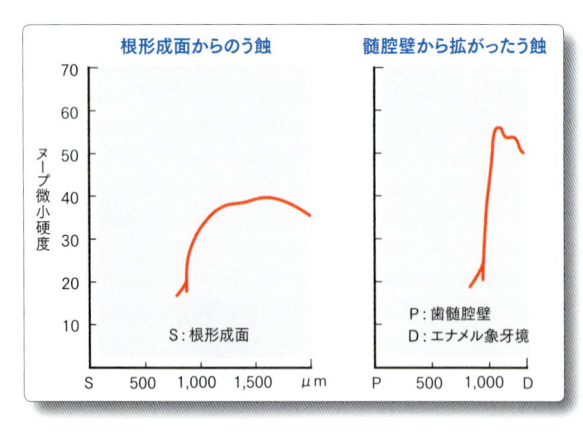

図9-25a　う蝕象牙質の硬さの変化(染色部から健全部にかけて)．
　左は図9-23，右は図9-24の症例で，それぞれの写真の黒線に沿って測定．
　硬さが赤染部から不染部にかけて急激に上昇します．

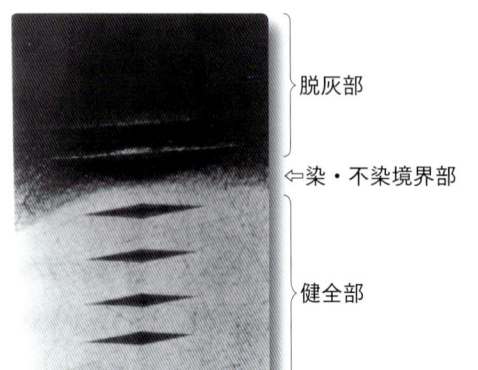

図9-25b　染・不染境界部の顕微鏡写真．黒い菱形は微小硬さを50μm間隔で測定したためのヌープ圧痕．わずか50μmの幅に染・不染境界部が入っています．

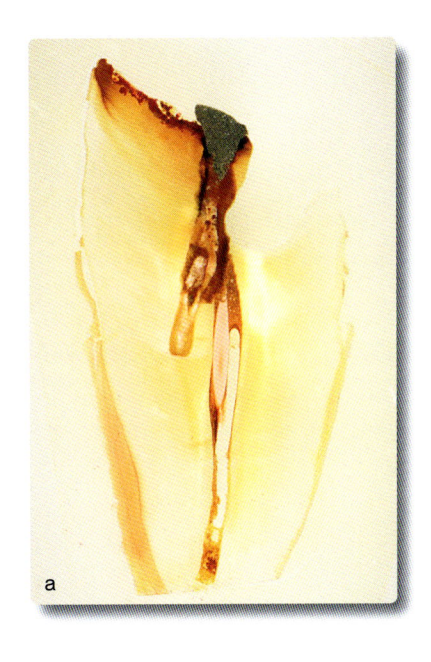

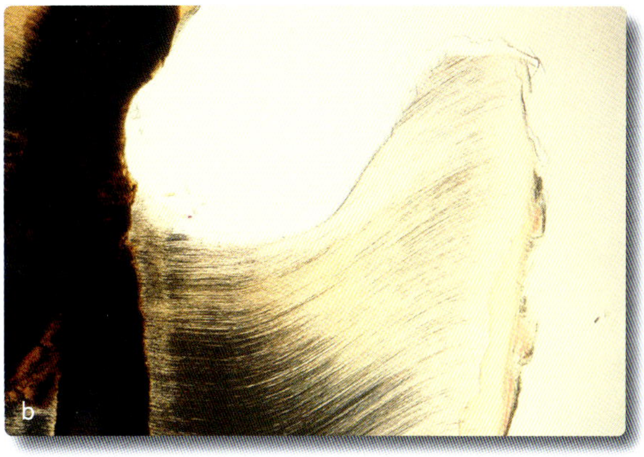

図9-26a,b　抜去歯による削除例．う蝕検知液で染色された部分を削除すると健全象牙質が露出しました（図9-26a の右半分を削除しました．図9-26b は削除部の拡大写真．象牙細管と平行で健全象牙質が露出しています）．

　上記の実験は，カリエスディテクターを用いたものですが，幅の広い中間的脱灰層がないことを考えれば，カリエスチェック（日本歯科薬品）でも同一の結果が得られると思います．

参考文献

1. 総山孝雄．無痛修復．東京：クインテッセンス出版，1979．
2. 田上順次　齲蝕象牙質の概念とその除去法．歯界展望．1999；94（5）：994-996．
3. 猪越重久．窩洞形成の原則と実際，新・MI 臨床＆接着修復．デンタルダイヤモンド増刊号．2002；384：58-65．
4. 佐野英彦．齲蝕検知液による齲蝕象牙質の染色性と構造について，齲蝕除去法の再検討を目指して．口病誌．1987；54（1）：241-270．
5. 福島正義．接着性レジンのウ蝕象牙質内侵入度に関する研究．口病誌．1981；48（4）：362-385．
6. 奥瀬孝一．ウ蝕象牙質の硬さと着色および細菌侵入度との関係．口病誌．1964；31（4）：187-200．
7. 吉山昌宏，松尾敬志，尾崎和美．齲蝕象牙質へのシールド・レストレーションの可能性．細菌を封じ込める治療とその現在．ザ・クインテッセンス．1999；18（1）：77-89．
8. McComb D. Caries-Detector Dyes-How Accurate and Useful Are They? J Can Dent Ass. 2000；66（4）：195-198.
9. Kidd E, Fejerskov O & Mjor I. Caries removal and the pulpo-dentinal complex. In: Fejerskov O. & Kidd E (ed). Dental Caries. The Disease and its Clinical Management. Oxford: Blackwell Munkusgard, 2003；267-274.
10. 吉山昌宏．シールド・レストレーションの可能性．デンタルダイヤモンド．2000；25（6）：36-40．
11. Kidd E & Fejerskov O. Prevention of dental caries and the control of disease progression: concepts of preventive non-operative treatment. In: Fejerskov O. & Kidd E (ed). Dental Caries. The Disease and its Clinical Management, Oxford: Blackwell Munkusgard, 2003；167-169.
12. Roberson T & Sturdevant C. Fundamentals in Tooth Preparation. In: Roberson T, Heymann H & Swift E (ed). Sturdevant's Art and Science of Operative Dentistry 4th Ed. St. Louis: Mosby, 2002；269-306.
13. Yoshiyama M & others. Resin Adhesion to Carious Dentin. Am J Dent. 2003；16（1）：47-52.
14. 伊藤和雄．EDTA，GM によるデンティンボンディング理論の確立と新しい齲蝕検知液「カリエスチェック」．歯界展望．2004；104：910-923．
15. 猪越重久．感染象牙質の除去基準とコンポジットレジン充填の基礎と臨床．In：吉山昌宏，桃井保子（編）．う蝕治療のミニマルインターベンション．東京：クインテッセンス出版．2004；44-66．
16. 猪越重久．猪越重久の MI 臨床　コンポジットレジン充填修復．東京：デンタルダイヤモンド社．2005．
17. 日本歯科保存学会編．う蝕治療ガイドライン．京都：永末書店．2009．
18. 清水チエ，猪越重久，武士田政文．アシッドレッド染色を指標とする無髄歯のウ蝕象牙質除去．日歯保誌．1982；25：38-44．
19. 猪越重久．失活歯の齲蝕象牙質とレジンコア．歯界展望．2005；106：507-512．

10 接着

接着の基礎

歯質に対する接着の特徴

　金属やセラミックでは，内部にレジンが浸透することはありません．セラミックに対する接着の場合，フッ化水素で表面処理をしますが，これは表面に凹凸を作るだけで，セラミック内部にレジンが浸透するわけではありません．セラミックや金属に対する接着は，面対面の化学的な接着です．したがってセラミックや金属と反応し，しかもレジンと重合するモノマーが必要になります．これがセラミックプライマーや金属プライマーです．そのためセラミックプライマーや金属プライマーを塗布する前に，金属やセラミックでは，いかにきれいな表面を準備できるかが鍵となります．これが口腔内サンドブラスターが必要な理由です．

　これに対して，歯質ではエナメル質でも象牙質でも，表層を溶かして内部にレジンが浸透して硬化することで，接着が確保されます．歯質とレジンが絡み合った部分を樹脂含浸層といいます．

　最近は，樹脂含浸層だけでなく，接着性モノマーと歯質のカルシウムとの反応も注目されており，接着性モノマーとカルシウムとの反応物が分解しにくいほど，接着耐久性が高いと考えられています．

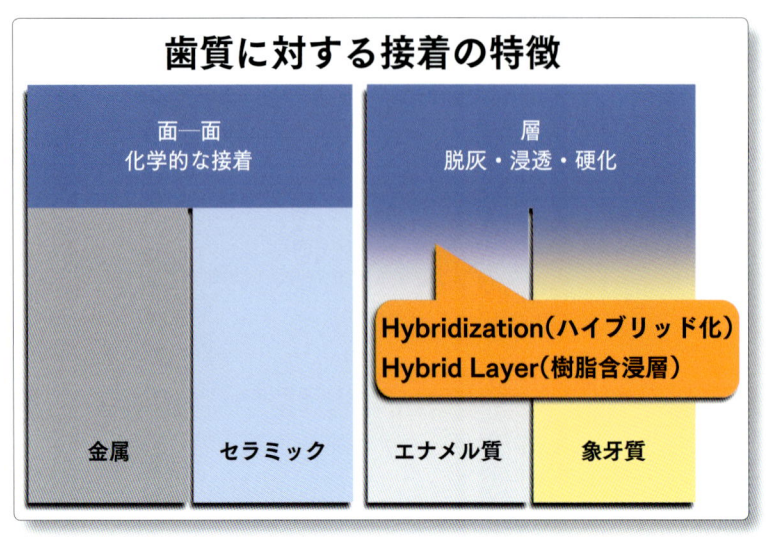

図10-1　歯質に対する接着の特徴．

象牙質接着に必要なこと

エナメル質と象牙質はともにハイドロキシアパタイトという無機成分を含みます．エナメル質はほとんどがその無機成分で占められているのに対して，象牙質では基質線維を構成する有機質(30v/v％)や水分(20v/v％)が含まれています．さらに象牙細管というチューブ状構造があり，切削面では歯髄方向からの体液の滲出もあります．水分の少ないエナメル質は，酸エッチングによってアクリルレジンでも接着が可能です．しかし水分に富み，脱灰後はさらに保水率が上昇する象牙質では，親水成分に対して馴染むレジンが開発されるまで，うまく接着できませんでした．基本的には，象牙質に対する接着を踏まえれば，エナメル質に対する接着も同様と考えてよいと思います．

象牙質接着の基本は，エッチング(脱灰)，プライミング(浸透)，ボンディング(硬化)の3ステップです．まず酸やキレート剤で歯質表面を脱灰して，モノマーが拡散できるスペースを作り，その後にデンティンプライマーが浸透して親水性の歯質表面の疎水性を高めます．次に疎水性の高まった表面にボンドレジンが濡れ，浸透硬化します．

安定した接着は，伊藤和雄によって導入されたデンティンプライマーを組み込んだ3ステップシステムからスタートしました．その後，開発された2ステップと1ステップ製品も上記の3ステップを含んでいます．

デンティンプライマーの起源は，デンマークに留学した伊藤和雄がMunksgaardとAsmussenの開発したGLUMA(Glutaraldehydeと2-HEMAの水溶液)にであったことによります．伊藤和雄が幸運だったのはMDPという優秀な接着性モノマーを含むクリアフィルニューボンド(クラレノリタケデンタル)という接着性レジンを知っていたことです．伊藤はMunksgaardとAsmussenがデンティンボンディング材として位置づけていたGLUMAを，クリアフィルニューボンドを塗布する前に下塗りすると接着性が飛躍的に向上することをみいだしました．そこでGLUMAを新しく『デンティンプライマー』として紹介しました．その後，研究を重ね，デンティンプライマーとしては2-HEMAの35％水溶液でも接着性に影響がないことがわかりましたが，アレルギー反応を懸念し，GM(glycidyl methacrylate)の35％水溶液に変更され，現在のE-lizeに至っています．デンティンプライマーを接着システムに導入した伊藤和雄の業績は，世界的に高く評価されるべきものです．

図10-2 3ステップシステムの代表E-Lize(ペントロンジャパン)．
伊藤和雄による接着システムです．脱灰用のコンディショナーとしてEDTA，デンティンプライマーとしてGMの35％水溶液，ボンドレジンは当初はクラレノリタケデンタル社のフォトボンドを推奨していましたが，製品ではペントロンジャパンのボンディングレジンが付属しています．

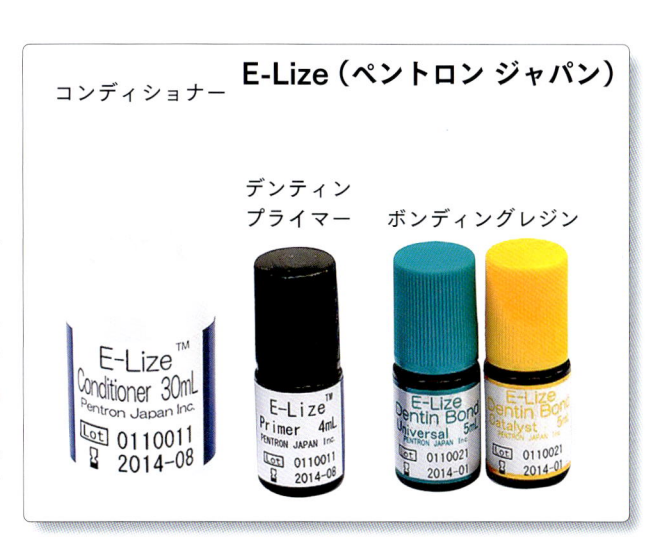

歯質に対する接着で重要なことは，歯面を脱灰するエッチングでは，酸や酸性モノマーやキレート剤をイオン化するために水の存在が不可欠ですし，その後のプライミングでも，プライマーに使用されるモノマーは，水が存在しないとその効果を発揮できません．伊藤和雄のシステムでもデンティンプライマーは，GM35％水溶液です．水を含まない100％のGMでは，デンティンプライマーとして接着を向上させる効果はありません．しかしながら，最後のステップのボンディングでは，歯面に塗布されたボンドレジンを硬化させなければなりませんから，重合に関与しない水は邪魔者です．

　2ステップのセルフエッチングシステムは，接着性モノマーが酸性であることを利用し，プライマーに酸性接着性モノマーを入れてエッチング機能を持たせたものです（セルフエッチングプライマー）．その後，エアブローして余剰のプライマーを除去して，ボンドレジンを塗布します．

　1ステップシステムでは，セルフエッチングプライマーが硬化する形式の接着性レジンです．エッチングとプライミングには水が不可欠なため，このタイプの製品は，水を成分として含んでいます．さらに，セルフエッチングプライマーに不可欠な親水性成分とボンドレジンに不可欠な疎水性成分の共通の溶媒として有機溶媒を含んでいます．

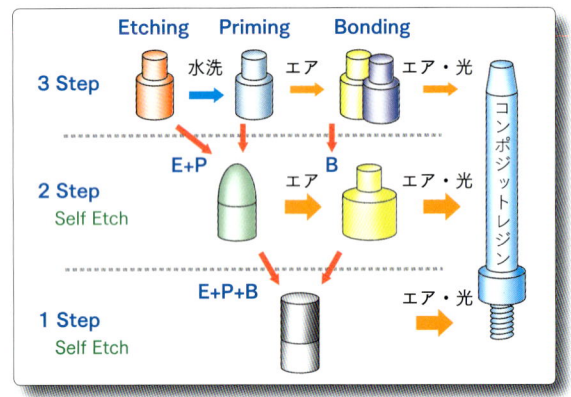

図10-3a,b　象牙質接着に必要なもの．

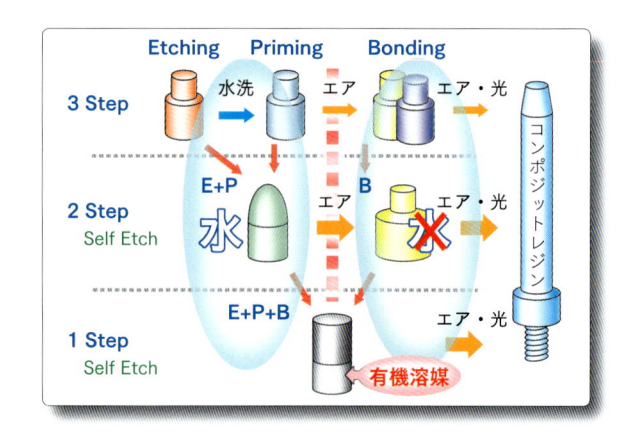

2ステップセルフエッチングシステム

　2ステップセルフエッチングシステム（2ステップボンドと略します）は，セルフエッチングプライマーとボンドレジンから構成されています．セルフエッチングプライマーで歯質表層の脱灰とレジンの浸透を行い，その後，余剰のプライマー成分をエアブローで吹き飛ばすことで，セルフエッチングプライマーに含まれている水分は除去され，ボンドレジンが馴染みやすい歯面に変化させます．この接着システムが，製品が限られる3ステップシステムを除くと現時点では最も再現性が高いと考えます．

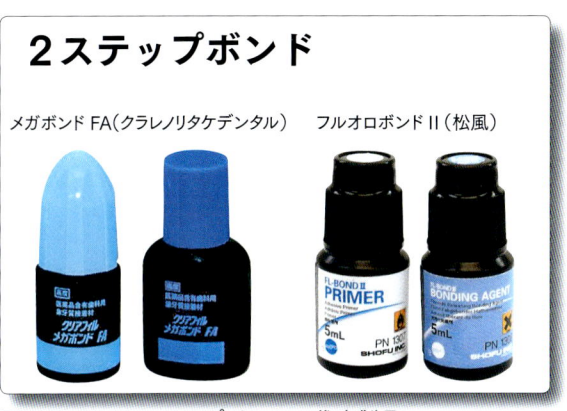

図10-4a,b　2ステップボンドの代表製品.

接着の各ステップをシェーマで説明します．

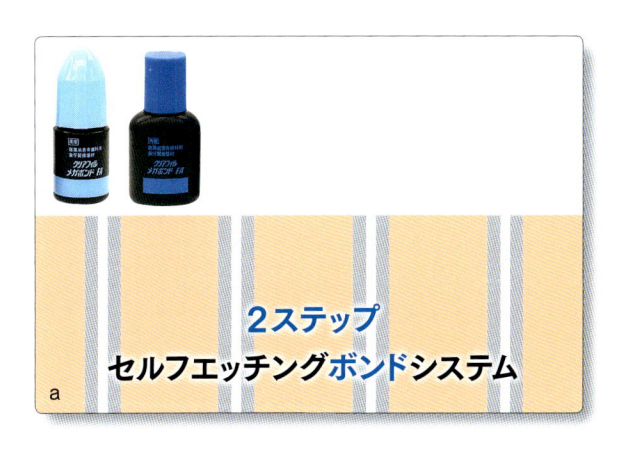

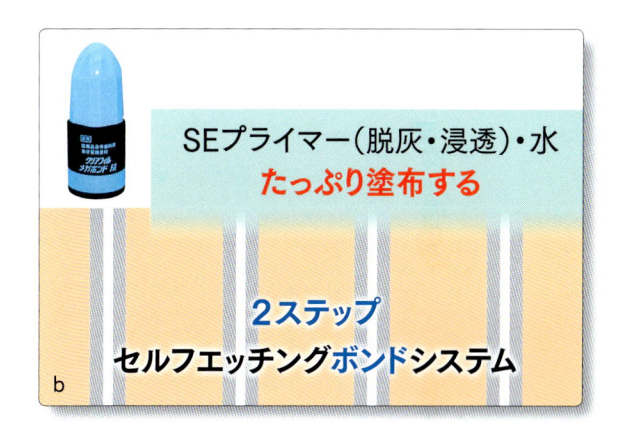

図10-5a〜c　象牙質面にセルフエッチングプライマーをたっぷり塗布することで，象牙質表面が脱灰され接着性モノマーが象牙質内に浸透します．所定の時間経過後，しっかりエアブローして余剰のプライマーを飛ばします．これにより象牙質表面はボンドレジンが馴染みやすく改質されます．このときにエアに水分が混入すると，水溶性のセルフエッチングプライマーが除去されてしまい，接着性が低下しますから注意が必要です．

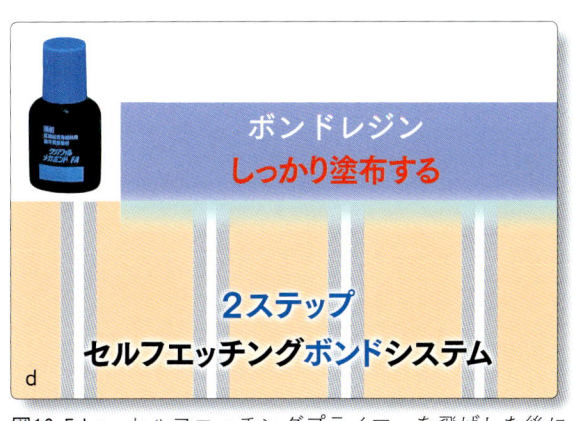

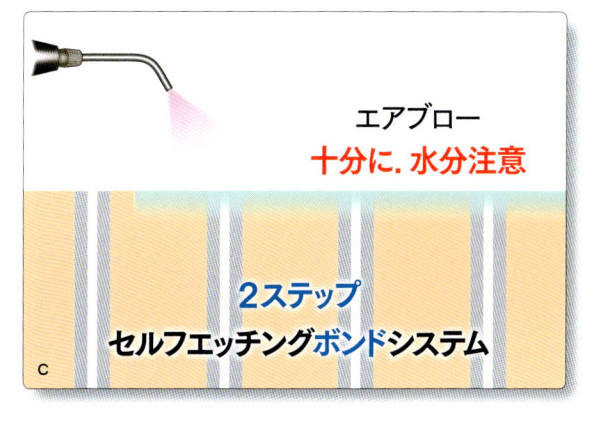

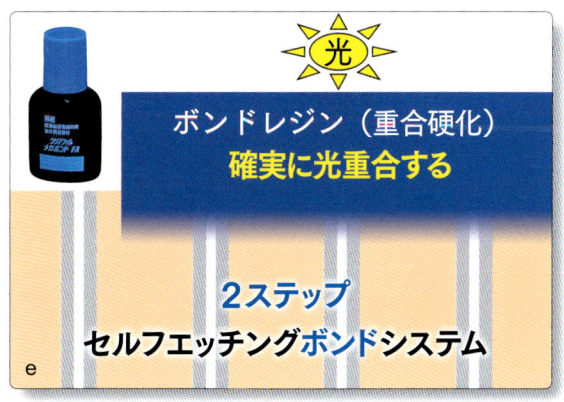

図10-5d,e　セルフエッチングプライマーを飛ばした後に，ボンドレジンをしっかり塗布し，軽圧のエアで吹き拡げ，光照射して確実に重合させます．

10 接着

69

1ステップセルフエッチングシステム

　最も大きな問題は，1液タイプにするために水と有機溶媒のなかに親水性レジンと疎水性レジンを混ぜていることです．接着を確保するために，歯面に塗布後，エアブローによって溶媒と水を除去してレジン層を残さねばなりません．

　製品によっては，溶媒の蒸散が早期に起こり，親水性成分と疎水性成分が分離する相分離という現象が確認できます．成分が不均一になるわけですから好ましくないでしょう．また，水や溶媒はレジンの重合に関与しませんから，レジン層を光硬化させる時点では水と溶媒が除去されていることが必要です．そのため製造者は，レジンを強めのエアブローで吹くことを勧めています．

　エアブローによって溶媒や水が除去されたか否かは，肉眼では確認のしようがありません．そのために湿潤した歯面に接着剤を作用させて，溶媒と水を除去してレジン層を残すウエットボンディング法と同じことですが，テクニックセンシティブであるという問題を抱えています．単純な窩洞形態ならよいのですが，起伏のある複雑な窩洞形態では，ボンドレジン層に厚い部分ができてしまいそうです．エアブローが不十分で，水や溶媒が残った状態で硬化させた場合は，硬化体の強度は驚くほど低くなります．

　さらに，溶媒や水分をエアブローによって蒸散させるために，ボンドレジンが薄層になります．そのため未重合層のことを考えると，フロアブルの併用が好ましく，実質的には2ステップになります．

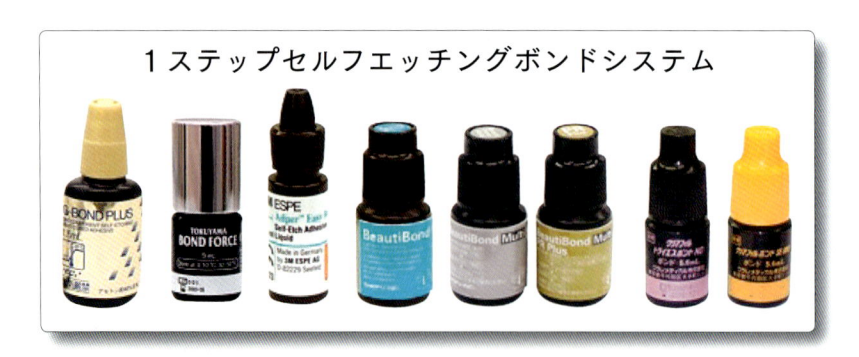

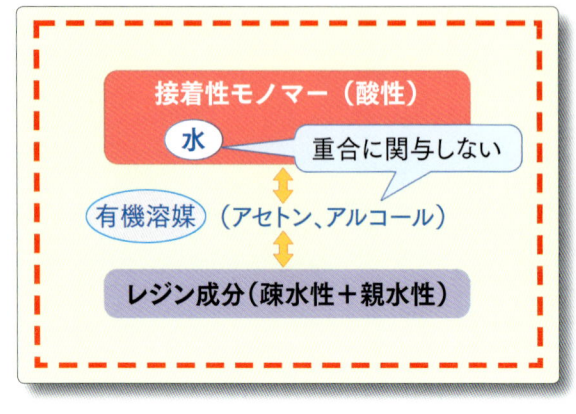

図10-6a,b　1ステップボンド．

接着の各ステップをシェーマで説明します．

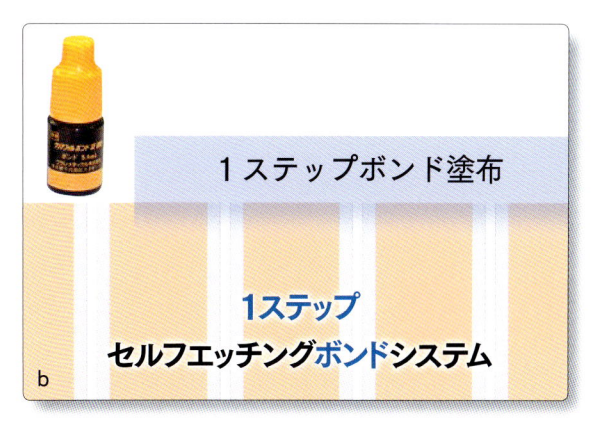

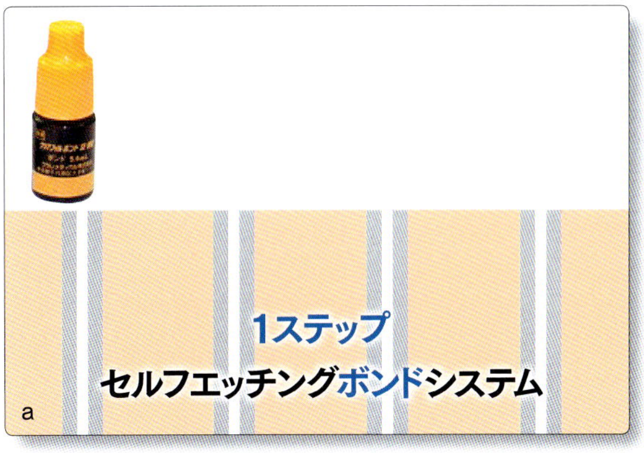

図10-7a〜c　象牙質面に1ステップボンドをたっぷり塗布します．これにより象牙質表面が脱灰され，接着性モノマーが象牙質内に浸透します．所定の時間経過後，しっかりエアブローしてボンドレジンに含まれている有機溶媒と水分を飛ばします．有機溶媒や水分が除かれたか否かは肉眼では確認が難しいので，ボンドレジンの塗布時間やエアブローの方法は製品の指示書にしたがうことが大切です．

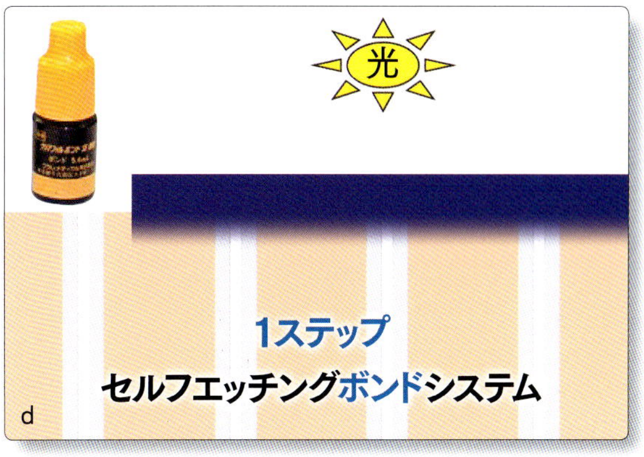

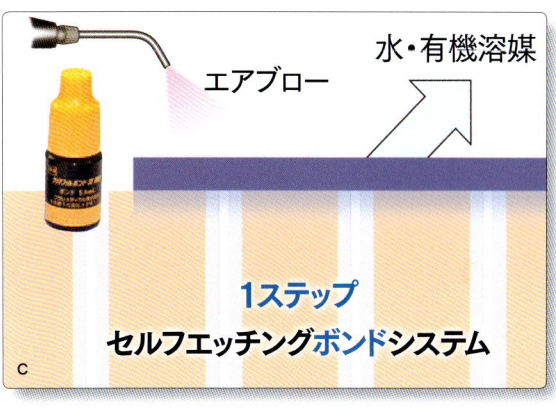

図10-7d　ボンドレジンを光照射して確実に重合させます．

現在，1ステップボンドとして多くの製品が市販されていますが，それらの問題点を東京医科歯科大学大学院の田上順次教授がまとめています（表10-1）．

表10-1　1ステップボンドの問題点．

- 初期の接着性能が劣ること
- 接着耐久性が劣ること
- 親水性の成分と疎水性の成分との相分離が起きやすい
- 重合前の溶媒と水の除去が難しい（エアブローの仕方）

セルフエッチングプライマーをしっかり乾燥させる

　1ステップでも2ステップでもセルフエッチングプライマーは，十分にエアブローして乾燥させる必要があります．その理由は以下の2点によります．
①重合に関与しない水を含んでいます．
②溶媒の水は酸性モノマーから水素イオンを発生させ脱灰を行う．ただし水素イオンは，重合に必須な還元剤のアミンを消費してボンドレジンの重合を阻害します．

（井野智ほか．接着歯学．2006；24(1)：1-6）

　これにさらに加えるなら，1ステップボンドでは重合に関与しない有機溶媒が含まれているため，光重合に先立ちあらかじめこれを除去する必要があります．

2ステップシステムの問題点

　ボンドレジンを確実に硬化させるためには，空気中の酸素によるレジン表層の重合阻害があるため，ボンドレジンには厚みが必要です．しかしながら前歯部修復ではボンドレジンが厚くなると，経時的に変色し，審美性を害します．

　そこで，エアブローの容易な前歯部では，ボンド層を薄くできる1ステップボンドを用いることも考えられます．

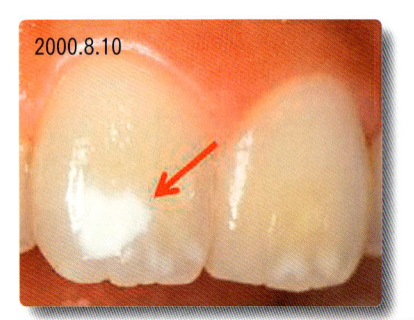

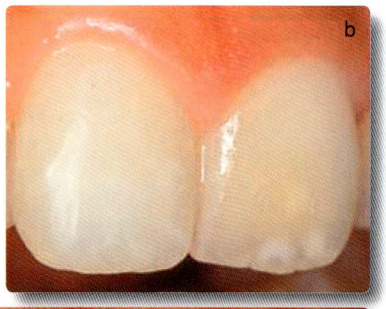

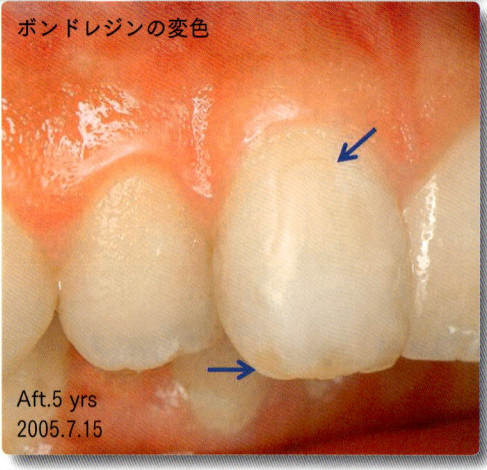

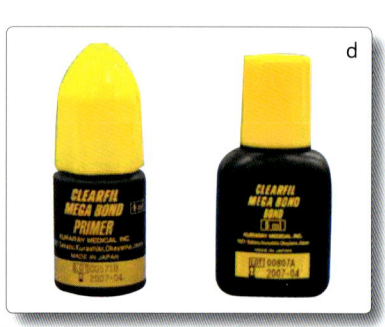

図10-8a～d　1|唇面の白濁を改善するため（図10-8a），同部を削除して2ステップボンドのクリアフィルメガボンド（図10-8d）とクリアフィルST（シェードOA1）で修復しました（図10-8b，2000.8.10）．5年経過後には，はみだしたボンディングレジンが黄色く変色しています（図10-8c，2005.7.15）．再研磨してボンディングレジンを除去すれば変色はある程度改善しますが，マージン部には黄色の変色が残ってしまいます．ボンディングレジンが厚めになる2ステップボンドの欠点です．

接着の臨床

推奨できる製品

　接着においてエッチングとプライミングには水が必要であり，レジンボンディングには水は邪魔です．また接着は，「象牙質―樹脂含浸層―ボンドレジン―コンポジットレジン」という層構造をとります．
　これらを可能にするものは，
①ボンドレジンを塗布する前にエア乾燥するもの
②ボンドレジンが，しっかり硬化するもの
になります．
　そうなると，
　　・3ステップのエッチング＋プライミング＋ボンディングシステム
　　・2ステップのセルフエッチングシステム
がよいことになります．
　現在では，3ステップシステムは製品が限られますから，2ステップシステムが選択しやすいと思います．

2ステップセルフエッチングシステム

　象牙質接着が必要な場合は，2ステップセルフエッチングシステム（クリアフィルメガボンドもしくはメガボンドFA：クラレノリタケデンタル，あるいはフルオロボンドⅡ：松風）がよいでしょう．
　ただセルフエッチングプライマーシステムは，象牙質接着を高めるためにできたものです．リン酸では脱灰が強すぎるので，脱灰力を1/20以上に抑えてあります（脱灰層の幅で比較／10μm：0.5μm）．そのためエナメル質の脱灰が少ないことと，非切削エナメル質では効果が少ないといわれています．メーカーも非切削エナメル質にもコンポジットレジンを接着させる場合には，リン酸エッチングを推奨しています．
　意図的に窩洞内の象牙質をリン酸でエッチングしてはいけません．象牙質をリン酸でエッチングすると脱灰層が深くなり，象牙質に対する接着耐久性が低下します．ただ，粘性の高いエッチング剤をエナメル質にとどめても，水洗時に象牙質が酸で洗われてしまうので，象牙質は脱灰されてしまいます．窩洞にエナメル質と象牙質がある場合，象牙質にリン酸がかからないようにすることは不可能です．わずかなリン酸による脱灰であれば問題はないでしょう．
①非切削エナメル質の多い窩洞や広いエナメル質ベベルのある場合は，リン酸エッチングを10秒間併用します．

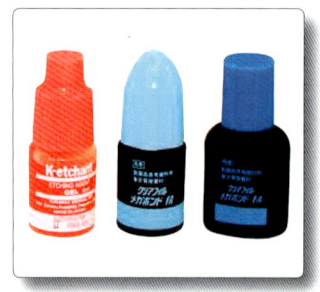

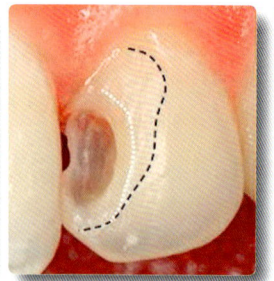

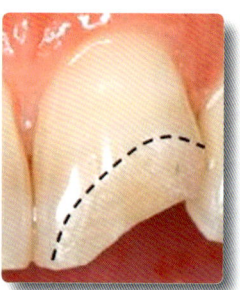

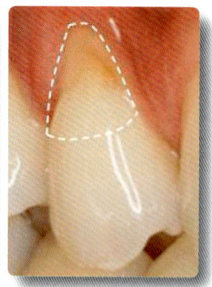

図10-9a　非切削エナメル質やエナメル質内の幅広いベベルにコンポジットレジンを接着させるには，リン酸エッチングを行います．

②窩洞形成面のみを充填する場合や象牙質のみの窩洞では，エナメル質のリン酸エッチングは不要で，セルフエッチングシステムの指示書どおりに使います．

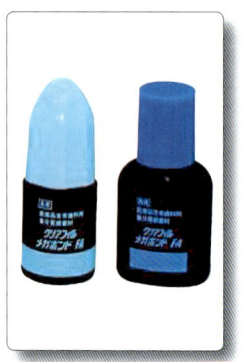

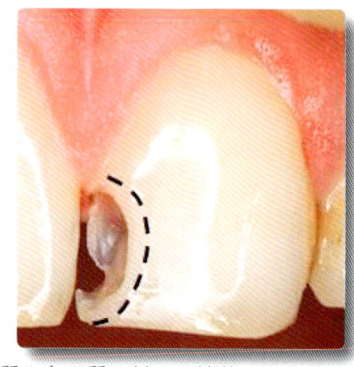

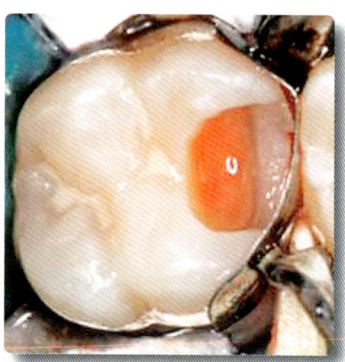

図10-9b　切削したエナメル質や象牙質に対する接着にはセルフエッチングシステムを使います．

充填前の注意事項

エアタービンは，使用後オートクレーブにかける前にオイル注入をします．したがって，切削時にはタービンのオイルミストが形成面を汚していると考えた方がよいと思います．接着操作前に，消毒用エタノールで窩洞を清掃してエア乾燥し，タービンのオイルミストを除きます．

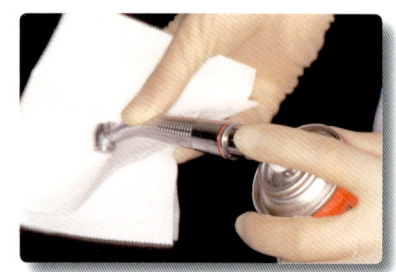

図10-10a　エアタービンはオートクレーブにかける前にオイルを注入します．

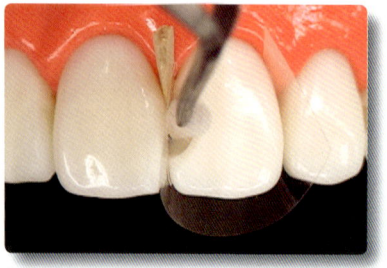

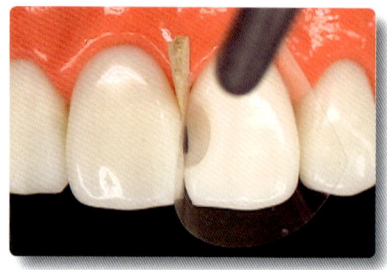

図10-10b,c　エアタービンで切削すると窩洞はオイルミストで汚れているため，接着操作前には消毒用エタノールを含ませた小綿球で窩洞を清掃しエア乾燥します．

セルフエッチング

プライマーはたっぷり歯面に塗布します．

エア乾燥は，十分に．液溜まりがないように，乾燥しすぎるくらいでよいです．

スリーウエイシリンジのエアに水が混じってないことを確認しましょう．

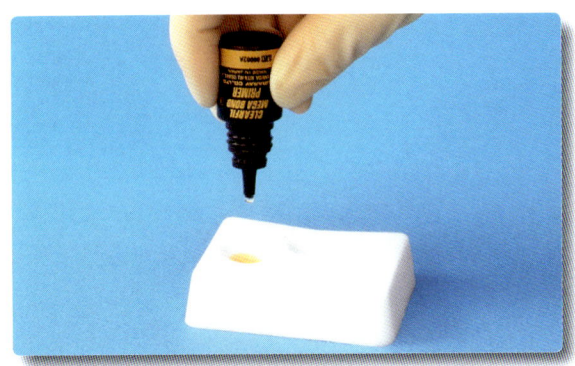

図10-11a　セルフエッチングプライマーを1滴採取します．

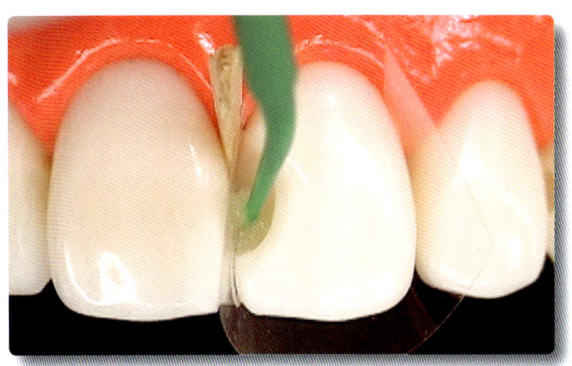

図10-11b　窩洞にセルフエッチングプライマーをたっぷり塗布します．

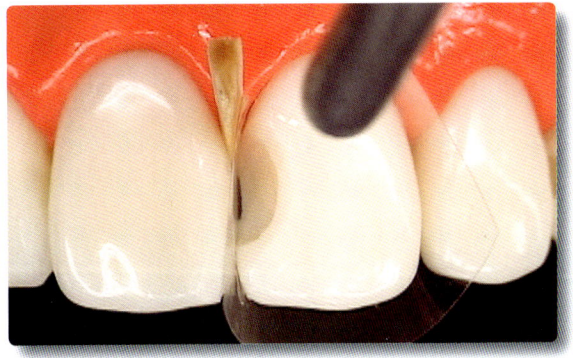

図10-11c　プライマーの液だまりがないようにしっかり乾燥させます．

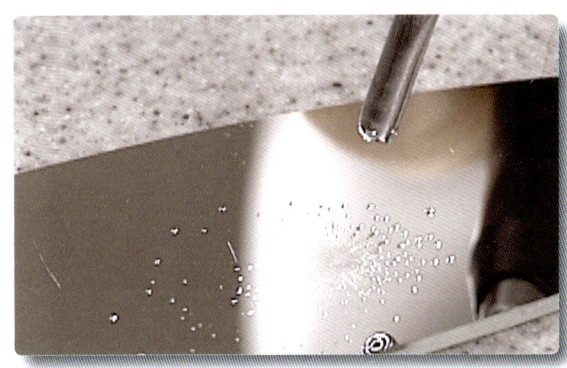

図10-11d　エアに水が混入していると接着を妨げます．

ボンディング

ボンドレジンは，しっかり塗布し，軽くエアで広げます．必ず，光硬化させます．

ボンドレジンを光硬化させた時点で，接着は完了です．

ボンドレジンを極端に厚くすることは好ましくありません．

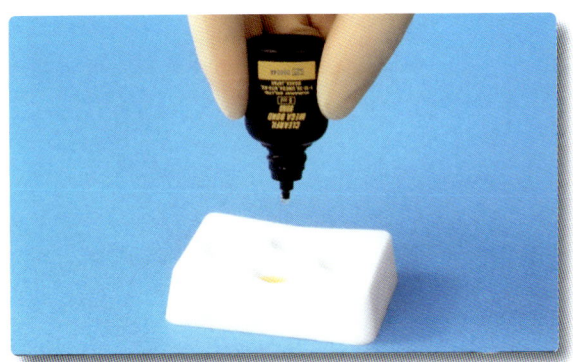

図10-12a　ボンドレジンを1滴採取します．

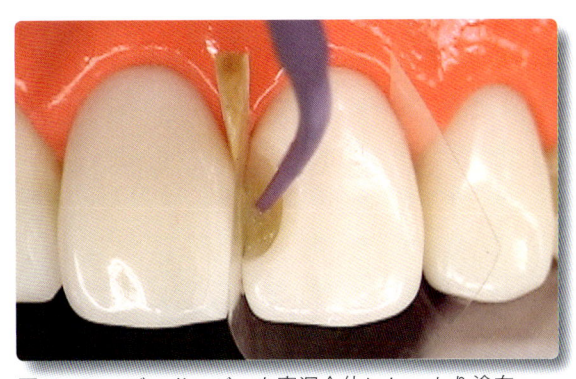

図10-12b　ボンドレジンを窩洞全体にしっかり塗布．

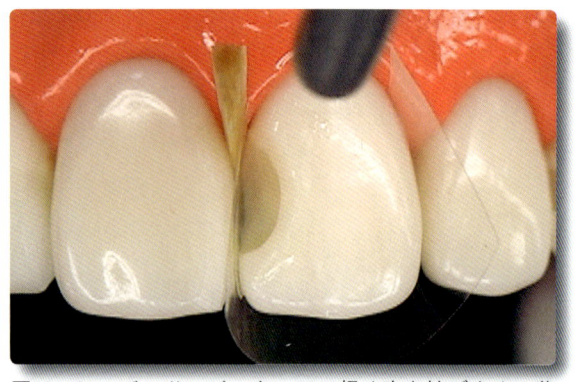

図10-12c　ボンドレジンをエアで軽く吹き拡げます．薄層化しすぎないことが大切です．

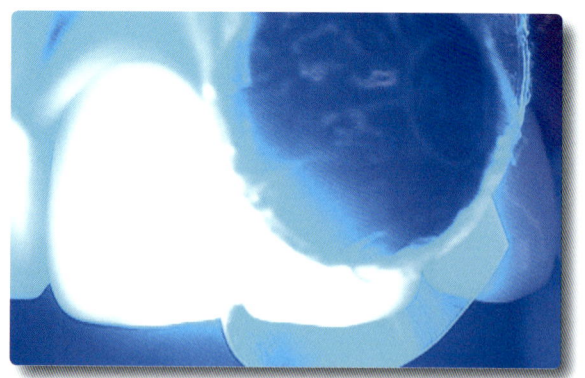

図10-12d　ボンドレジンをしっかり光重合します．

フロアブルコンポジットレジンでライニング

　ボンドレジン硬化後に，その上からフロアブルコンポジットレジン（フロアブルと略します）でライニングした方が，歯質に対する接着がよいことが明らかになっています．フロアブルのような低粘性レジンでのライニングが考案された背景には，コンポジットレジンの重合収縮力が接着性レジンの象牙質に対する接着強さより強く，コンポジットレジンの重合収縮によって充填物が窩洞面から剥離してしまうということがあったからです．

　そこで，まず第1にボンドレジンの表面にフロアブルを薄くライニングして重合硬化させることで，薄いフロアブルの重合収縮が低くなり，ボンドレジンが窩洞面から剥離することを防ぎます．さらに，フロアブルの弾性率が充填用コンポジットレジンより低いために，ペーストレジンの重合収縮がフロアブルによって吸収されること（エラスティックバッファー説），フロアブルを光硬化させることでその下にあるボンドレジンがさらに光重合が進むこと（光照射時間延長による重合亢進説），フロアブルによりボンドレジンが酸素から

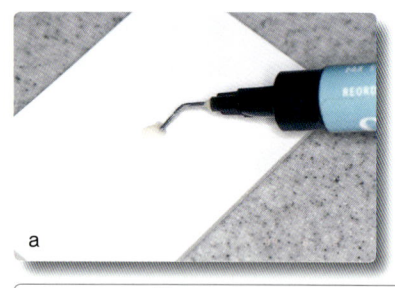

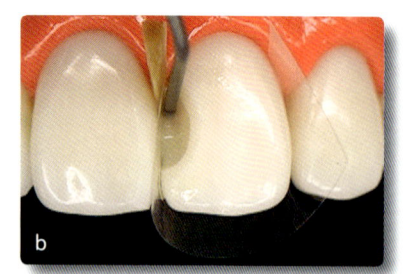

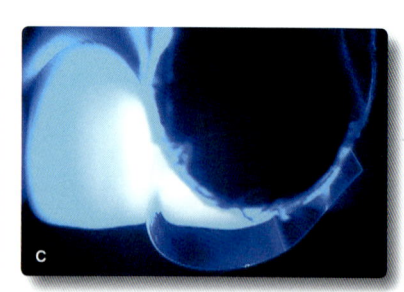

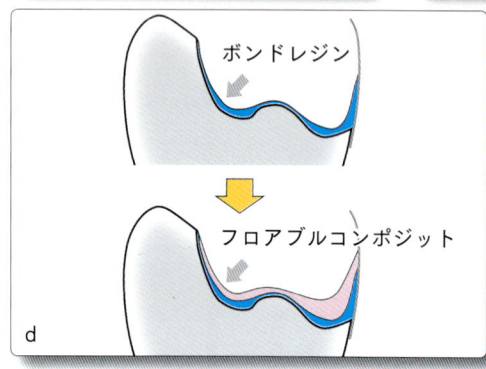

図10-13a　窩洞のライニングには，ミドルフローのフロアブルコンポジットレジンが扱いやすいでしょう．
図10-13b　窩洞の奥まった部分に流し込むことで，詰め残しも防止できます．
図10-13c　フロアブルコンポジットレジンを光重合します．
図10-13d　ボンドレジン硬化後，フロアブルコンポジットレジンでライニングすると接着を高めることができます．

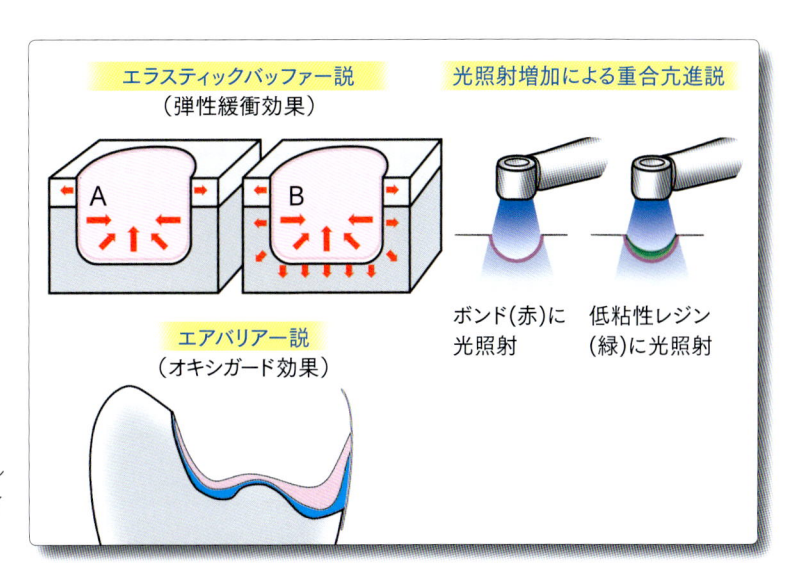

図10-14 フロアブルコンポジットレジンによるライニングの効果.

遮断され酸素によるボンドレジンの重合阻害が解消されること(エアバリアー説)など，いろいろなことが考えられています．

いずれにしろ，フロアブルのライニングは可能な限り行うべきでしょう．

2ステップセルフエッチングシステムの長期症例

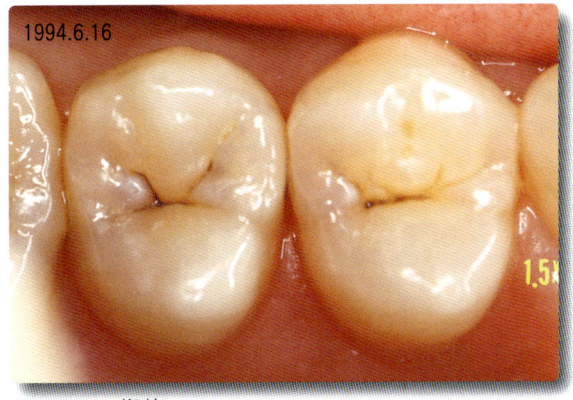

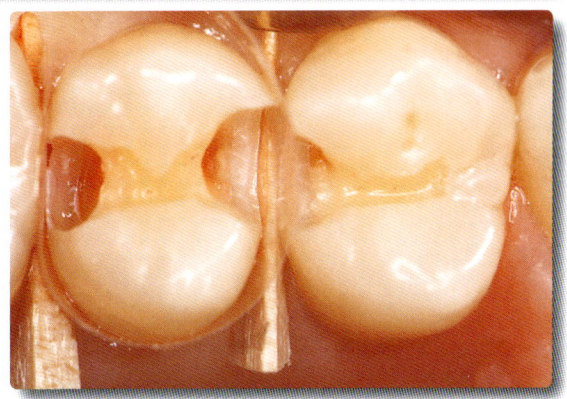

図10-15a　術前.

図10-15b　窩洞形成後.

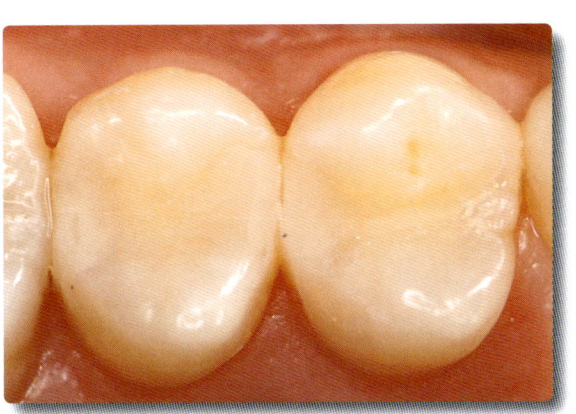

図10-15c　コンポジットレジン充填修復後.

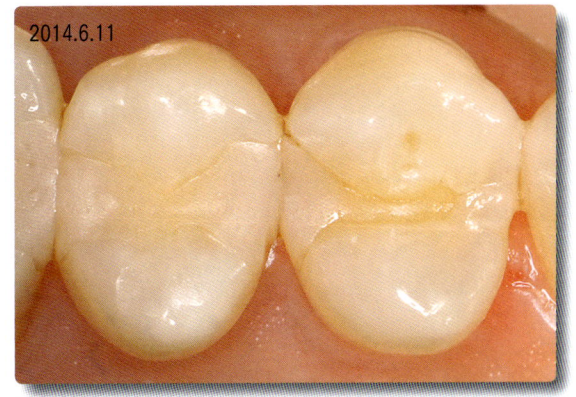

図10-15d　20年経過後の2ステップボンド.

患者は22歳，女性．5 4|隣接面う蝕．2ステップボンドであるクリアフィルライナーボンドⅡ，フロアブルコンポジットレジンのプロテクトライナー，コンポジットレジンのクリアフィルAP-X：シェードA2(すべてクラレノリタケデンタル)を使用しました．20年後も良好に経過しています．4|頬側のマージン部に隙間があるようにみえますが，これは変色したボンドレジンの層です．

1ステップボンドの場合

1ステップボンドでも，歯面上で脱灰・浸透・硬化の3ステップが必要なことは同じです．したがって脱灰と浸透が十分起こるように，ボンドレジンをたっぷり歯面に塗布します(図10-16a, 17a)．塗布時間は製品の指示書にしたがってください．

次に，1ステップボンドでは，エアブローによりボンドレジンの水分と有機溶媒を除去しなければならないため，各社ともエアでボンドレジンを吹くことを推奨しています．ただボンドレジンは硬化するため，吹き飛ばされたレジンが広がってしまうと，思わぬところでレジンが固まっていたりして，硬化後の扱いに困ることがよくあります．そこでボンドレジンをバキュームで吸いながらエアブローするとよいでしょう(図10-16b)．

ボンドレジンのエアブローの仕方は製品の指示書にしたがってください．

その後，ボンドレジンをしっかり光重合します(図10-16c)．

強いエアで吹きますから，当然ボンド層は薄くなります．光重合後もレジンは酸素による重合阻害がありますから，フロアブルでライニングもしくは充填して酸素を遮断してからさらに光照射をすることで，ボンド層の重合を高めると同時に接着性を向上できます(図

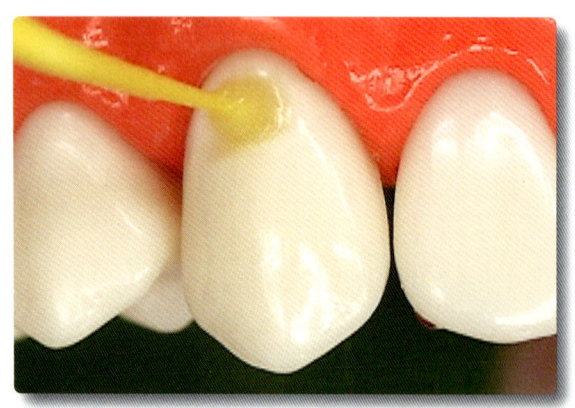

図10-16a　1ステップボンドを窩洞にたっぷり塗布します．

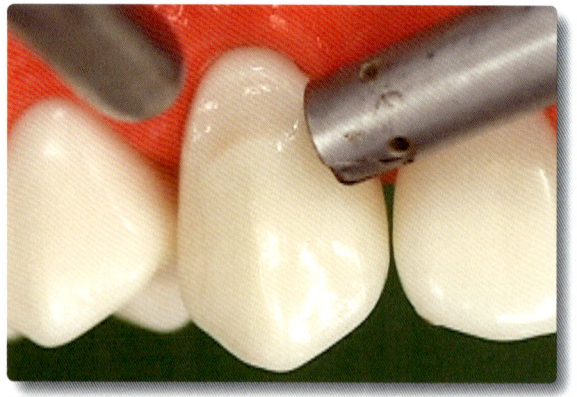

図10-16b　バキュームでボンドレジンを吸引しながらエアブローします．

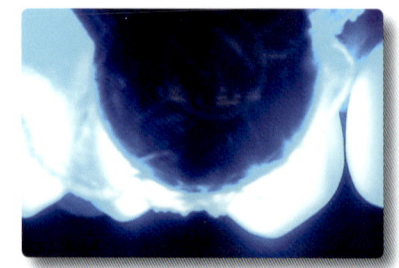

図10-16c　ボンドレジンを光重合します．

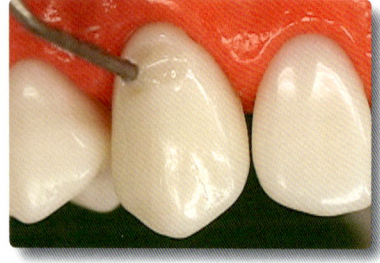

図10-16d　フロアブルコンポジットレジンでライニングもしくは充填します．

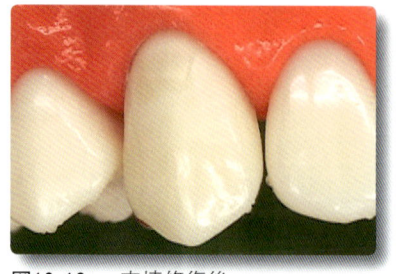

図10-16e　充填修復後．

10-16d, 17b).

またペーストレジンを充填する場合は，ボンド層だけだとペーストレジンのノリが悪いので，フロアブルでライニングすべきです．硬化したフロアブルの表面には，コンポジットレジンのペーストが粘り着くので充填しやすくなります．

図10-17a　1ステップボンドの使用上の注意点．

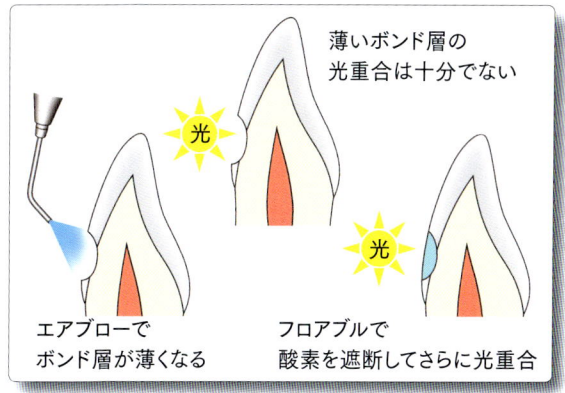

図10-17b　1ステップボンドでフロアブルが必要な理由．

1ステップセルフエッチングシステムの長期症例

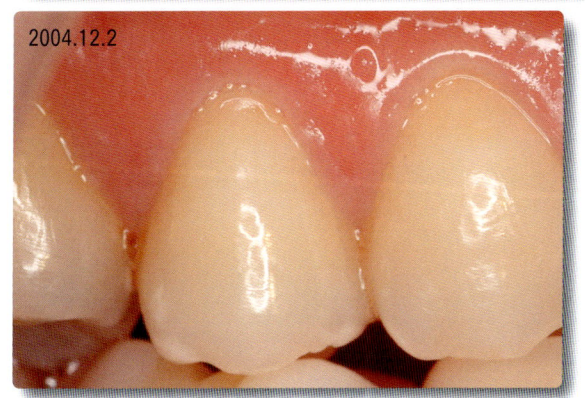

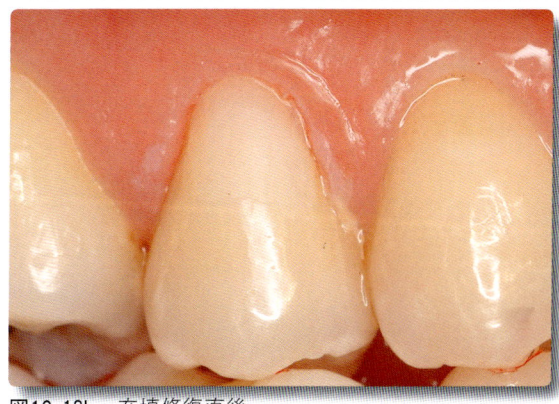

図10-18a　術前．

図10-18b　充填修復直後．

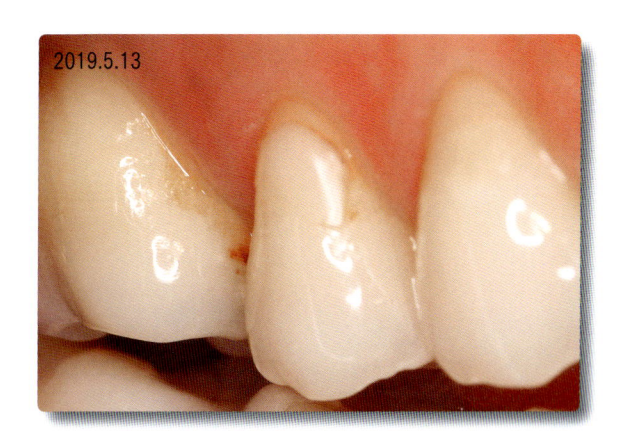

図10-18c　15年経過後の1ステップボンド．

患者は22歳，女性．5|Bの小さなくさび状欠損．クリアフィルトライエスボンドとフローFX：シェードA2(ともにクラレノリタケデンタル)を使用しました．15年経過後でも脱落や褐線はみられません．

ボンドレジンの光照射の重要性

　東京医科歯科大学の中島正俊先生と田上順次先生は，図10-19のような条件でレジンを根管壁に接着させ，根管壁に対するレジンの接着強さを測定しました．その結果，光重合型接着性レジンであるメガボンド（クラレノリタケデンタル）では，ボンドレジンの光照射時間を2倍の20秒に延長することで，5ないし8mmの深さの根管内でも，デュアルキュア型が遠く及ばないような高い接着強さがえられました（図10-19）．

　筆者は充填修復にメガボンドを使用しており，光照射時間を延長することで，それが8mmの深さの根管内にも使えることに驚喜しました．コアに限らず，光の届きにくい症例にも応用可能だからです．

　したがって照射チップから窩底面までの距離が5mmを超えるような場合は，ボンドレジンの光照射時間を2倍にした方がよいでしょう．また，距離が離れても光量の低下しにくい光照射器を使用するのもよいと思います．

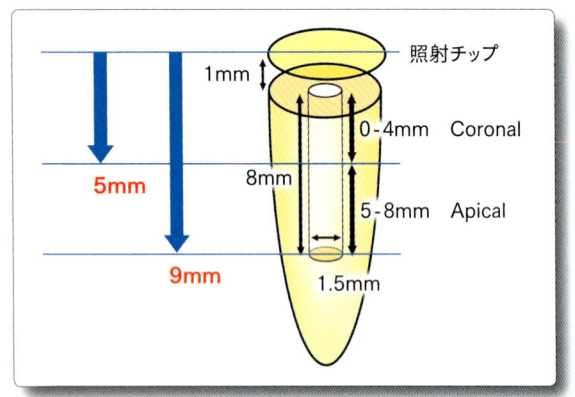

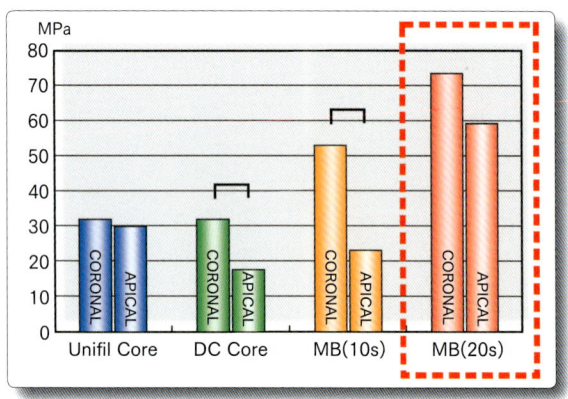

図10-19a,b 根管内象牙質に対するコア用デュアルキュア型コンポジットレジンの接着強さ．
Unifil Core: ユニフィルコア付属のボンディングシステム，DC Core：DCコア付属のボンディングシステム，MB(10s)：クリアフィルメガボンドシステム＆光照射10秒，MB(20s)：クリアフィルメガボンドシステム＆光照射20秒．
（中島正俊，田上順次．直説法によるレジンコアとダイレクトクラウン．歯界展望．2004；104：493-500）．

光照射器

　われわれの日常臨床を考えると，照射器チップから窩洞形成面までの距離はゼロではありません．光が拡散する性質を考えれば，光量は距離の2乗に比例して減衰します．また，隣在歯の金属修復物や隔壁として使用するメタルマトリックスは，光を遮断し，接着性レジンやコンポジットレジンに到達する光量を弱めることになります．したがって被着面に確実な光エネルギーを到達させるためには，高出力の光照射器は是非とも必要です．

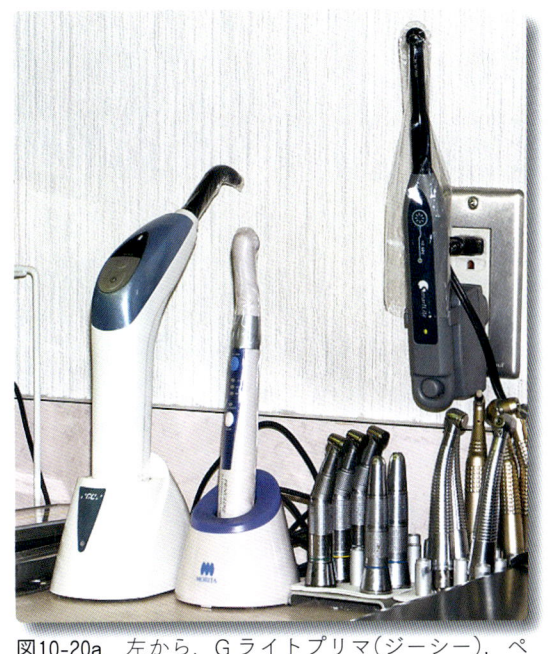

図10-20a　左から，Gライトプリマ(ジーシー)，ペンキュア(モリタ)，スマートライトPS(デンツプライ三金).

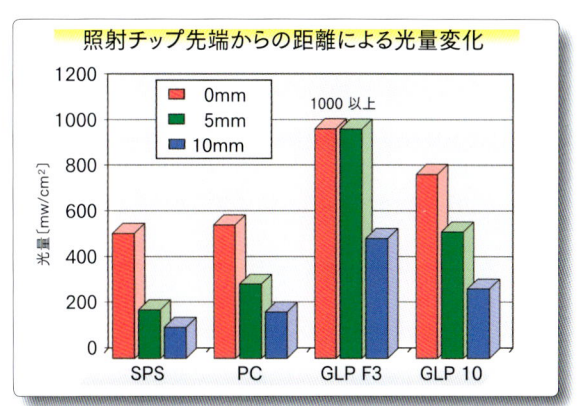

図10-20b　照射チップ先端からの距離による光量変化.

　光重合のためのLED照射器は，過去10年間のLEDの性能向上によって，いまでは臨床における主流の光照射器といっても過言ではありません．近年のLEDの性能向上とバッテリー技術の進歩により，高出力で軽量の光照射器も発売されています．
　筆者が使用している3種のLED照射器を示します(図10-20a).

光量測定結果
　照射チップ先端からの距離を0mm，5mm，10mmと変化させて，光量を測定しました．スマートライトPS(SPS)とペンキュア(PC)は距離が0mmではほぼ同性能ですが，5mm，10mmと離れるとペンキュアの光量低下は少ないです．Gライトプリマは，ハイパワーモード(GLPF3)では，10mm離した時点で前2者と同等の光強度でした．ノーマルモード(GLP10)でもペンタイプ照射器よりはるかに優っていました．
　窩洞が浅い充填では，小型のペンタイプの照射器の方が使いやすく，窩洞が深い症例やレジンコアのように照射チップと被着面の距離がある場合は，高出力の照射器が有利と思います．

術後痛をださないためには

　術後に冷水痛や咬合痛のでたレジン充填をやり直すことほど，歯科医師にとって精神的・肉体的・経済的にマイナスになるものはありません．患者さんへの説明はすべていい訳としか聞こえないし，再充填しようと思っても歯質との区別がつきにくく除去するのが大変です．またその後，抜髄にならないという保証すらありません．

術後痛を防ぐには，窩洞形成からボンドレジンを固めるまでが最も重要で，痛いところは削らないことと，接着性レジンを確実に接着させることの2点です．

　具体的に大切なことは，
①健全象牙質は極力削らないようにして，透明層を残すこと
②そのためにはう蝕検知液をガイドにして，極力無麻酔で治療を行うこと
③臨床で信頼できる製品を正しく使うこと
以外にはないと思います．

　信頼できる製品でも完璧な接着を望むことはできませんから，透明層を残して歯の助けを借りる必要があります．

　接着性レジンに関して具体的には，
①プライマーはしっかり乾燥すること（1ステップボンドでは，ボンドのエアブローを確実に行います）
②ボンドレジンをしっかり固めること
の2点です．

　ボンドレジンに関しては，
　　◆ボンドをエアブローしすぎない（2ステップボンドの場合）
　　◆光照射は長目に！
　　◆フロアブルでライニングして硬化を高める
　　◆光照射器は所定の光量がでるように管理をしっかり行う
ことが大切です．

参考文献

1. 猪越重久．猪越重久のMI臨床，コンポジットレジン充填修復．東京：デンタルダイヤモンド社，2005．
2. 伊藤和雄．接着性コンポジットレジン修復．東京：医歯薬出版，2000．
3. 日本接着歯学会（編）：接着歯学　Minimal Interventionを求めて．東京：医歯薬出版，2002．
4. 田上順次．現在の接着性レジンに至るまで．In：猪越重久（編）．接着がゆく．東京：デンタルダイヤモンド社．2006；6‐9．
5. 田上順次．フロアブルコンポジットレジンの基礎と臨床．日本歯科医師会雑誌．2009；62：800‐807．
6. 二階堂徹，田上順次．レジンコーティング法で歯を守る・強化する，Super Toothという新しい考え方．日本歯科医師会雑誌．2012；64：1163‐1171．
7. 井野智，濱野奈穂，李昌一，二階堂徹，田上順次，豊田實．電子スピン共鳴法(ESR)による光重合型セルフエッチングプライマーボンディングシステムの重合挙動の解析．接着歯学．2006；24(1)：1‐6．
8. 二階堂徹．1ステップボンディング材の特徴と接着のコツ．DE．2011；179：380‐381．
9. 中島正俊，田上順次．直接法によるレジンコアとダイレクトクラウン．歯界展望．2004；104：493‐500．

11 コンポジットレジンの基礎知識

コンポジットレジンの性能と歴史

コンポジットレジンとは

　修復用コンポジットレジンは，過酸化ベンゾイル‐アミン起媒方式から可視光線重合方式へと代わり，色調安定性が飛躍的に向上しました．その後，耐摩耗性の高い臼歯部に応用可能な製品や，研磨性に優れた前歯用の製品も開発されていて，審美的にも十分満足のいく製品になっています．

　コンポジットレジンは複合材料で，強度が弱くて重合収縮の大きいレジンの欠点を克服するために，レジンに無機の充填材（フィラー）を多量に混入したものです．無機のフィラーは，その表面をシランカップリング処理することで，その周囲のレジン（マトリックスレジン）と重合硬化して一体化します．

　コンポジットレジンの性能向上には，重合触媒やマトリックスレジンやシラン処理の改良もありますが，混入するフィラーの改良が大きく寄与しています．

コンポジットレジン ＝ フィラー―シランカップリング処理 ＋ マトリクスレジン

フィラーの種類，粒度，形態を中心に分類

　現在までにコンポジットレジンには，さまざま形や大きさのフィラーが用いられています．粉砕した石のようなもの，球状のもの，細かい粒子が凝集したものなどです．

　大きな粉砕型のフィラーから出発したコンポジットレジンの歴史は，フィラーの微細化と高密度充填化の歴史でもあります．大きさを中心にみていくと，その製法から3種類に分けられます．フィラーの素となる大きな塊を粉砕して微細化して作る方法（Crash down法），化学的に合成して粒子径を大きくしていく方法（Build up法），そして四塩化珪素を酸素と水素の存在下で燃焼させて作る方法（気相法）です．

　粉砕法で作られたフィラーは，ミクロンサイズのマクロフィラーからサブミクロンサイズ（0.1μm～1μm未満）まで作られるようになっています．Build up法で作られた粒子は，

球状フィラーとも呼ばれ，トクヤマデンタルのお家芸(ゾルゲル法)で，ナノサイズ(0.1μm未満)からサブミクロンサイズのものが多く使われています．気相法で作られたフィラー(fumed silica)は，その径が0.04μmといわれ，ナノサイズのフィラーに相当するものですが，当初マイクロフィラーと呼ばれていました．

　ナノサイズやサブミクロンサイズのフィラーは，粒子径が小さいために多量に混入するとフィラーの表面積が増加してコンポジットレジンの粘性が高くなり過ぎてしまうので，あらかじめレジンで固めて粉砕した有機複合フィラーとして用いたり，凝集させてNano Clusterフィラーとして用いられています．

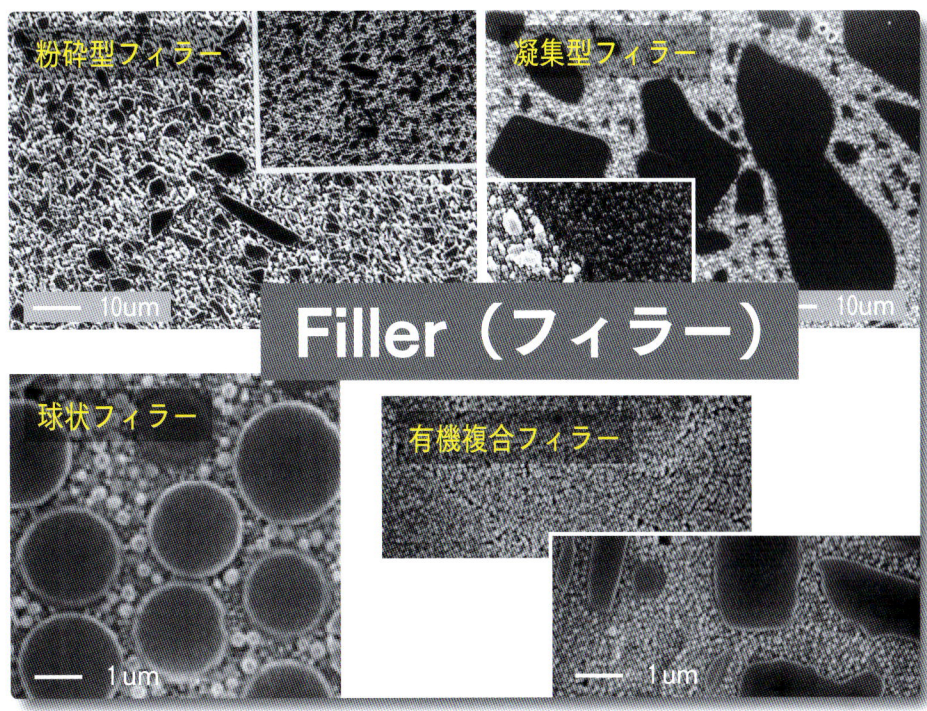

図11-1 コンポジットレジンを構成するさまざまなフィラー．
　コンポジットレジンはレジンと思われるかも知れませんが，城の石垣のようにフィラーが密に詰め込まれています．個々のフィラーは，粉砕したもの，球状のもの，凝集したものなどさまざまです．

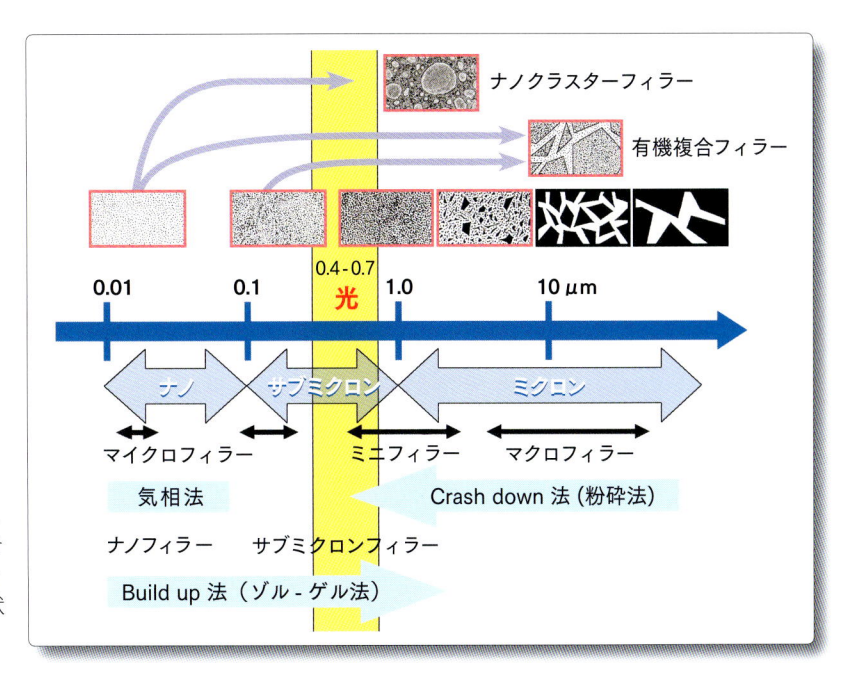

図11-2 フィラーの製法とその粒径．光の波長(0.4〜0.7μm)を境に，それより大きいフィラーか小さいフィラーかでコンポジットレジンの性状が異なってきます．

11　コンポジットレジンの基礎知識

臨床的な視点から

可視光線重合方式により，レジン自体の変色が少なくなった現在，コンポジットレジンに求められるものは，強度，耐摩耗性，研磨性でしょう．強度や耐摩耗性を高めるためには，

・フィラー充填率を高める
・フィラー間距離を狭くする

の2点が必要です．そのためには，さまざまな粒子径のフィラーを混入する必要があります．大きなフィラー間の隙間を埋める小さなフィラー，さらにその隙間を埋めるさらに小さなフィラーなどです（図11-3a）．

ところが，コンポジットレジンの研磨性を高め，研磨後に光沢をだし，それを持続させるためには，表面の凹凸を可視光線の波長（0.4～0.7μm）以下にする必要があります．とすると，ミクロン単位の大きなフィラーは入れにくくなります（図11-3b）．強度が高いと研磨性が悪く，研磨性がよいと強度がでにくい，両者は両立しにくいということになります．

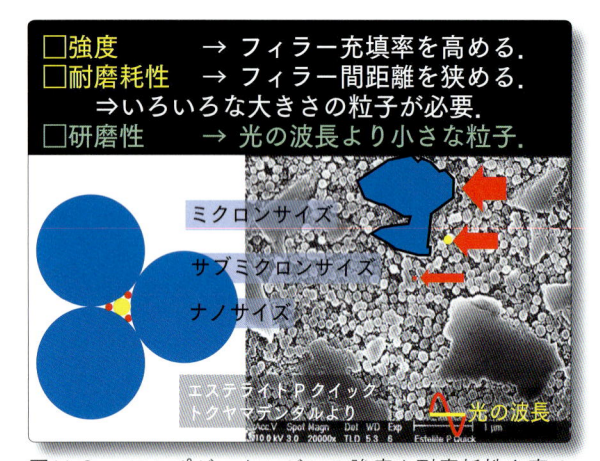

図11-3a　コンポジットレジンの強度や耐摩耗性を高めるためには，いろいろな大きさの粒子を詰め込むことが必要です．研磨性のためには，光の波長より小さなフィラーが有利です．

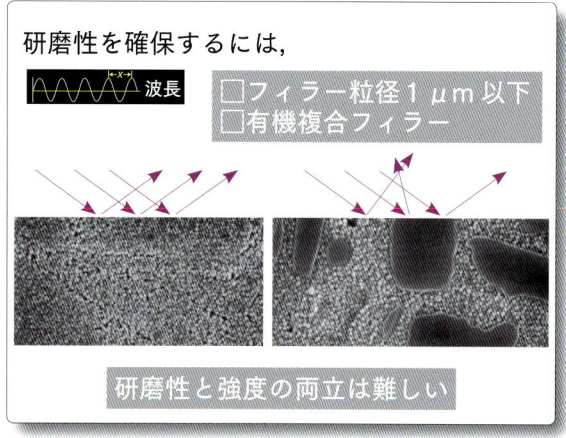

図11-3b　光の波長より大きなフィラーが入ると，表面に光を乱反射させる大きな起伏ができてしまい光沢を維持するのが困難です．しかし光の波長より小さなフィラーを主体としたコンポジットレジンでは，磨耗しても光を乱反射させる凹凸ができにくいので，光沢を維持しやすいのです．

コンポジットレジンの強度を弾性率でみていきます．力を加えたときに弾性率が高いほど変形しにくく，低いほど変形しやすいと理解してください．エナメル質の弾性率（65.5GPa）に匹敵するコンポジットレジンはありません．最も高いものがエステニア（クラレノリタケデンタル）で，これは光重合した後に加熱重合する間接法用のコンポジットレジンです．現在，充填用として臼歯部に使用できるコンポジットレジンは，象牙質（15GPa）に近似した弾性率を持っています．このコンポジットレジンが過去10年以上にわたって臨床で問題なく経過しているので，臼歯用のコンポジットレジンは象牙質と同等の弾性率があれば十分であるという研究者もいます（オランダの Dr. Roeters からの私信）．研磨性に優れた製品は弾性率が低めです．臼歯部にも使用できると謳っている製品のなかで研磨性の高いものも，臼歯専用の製品と比較して弾性率が低めです．

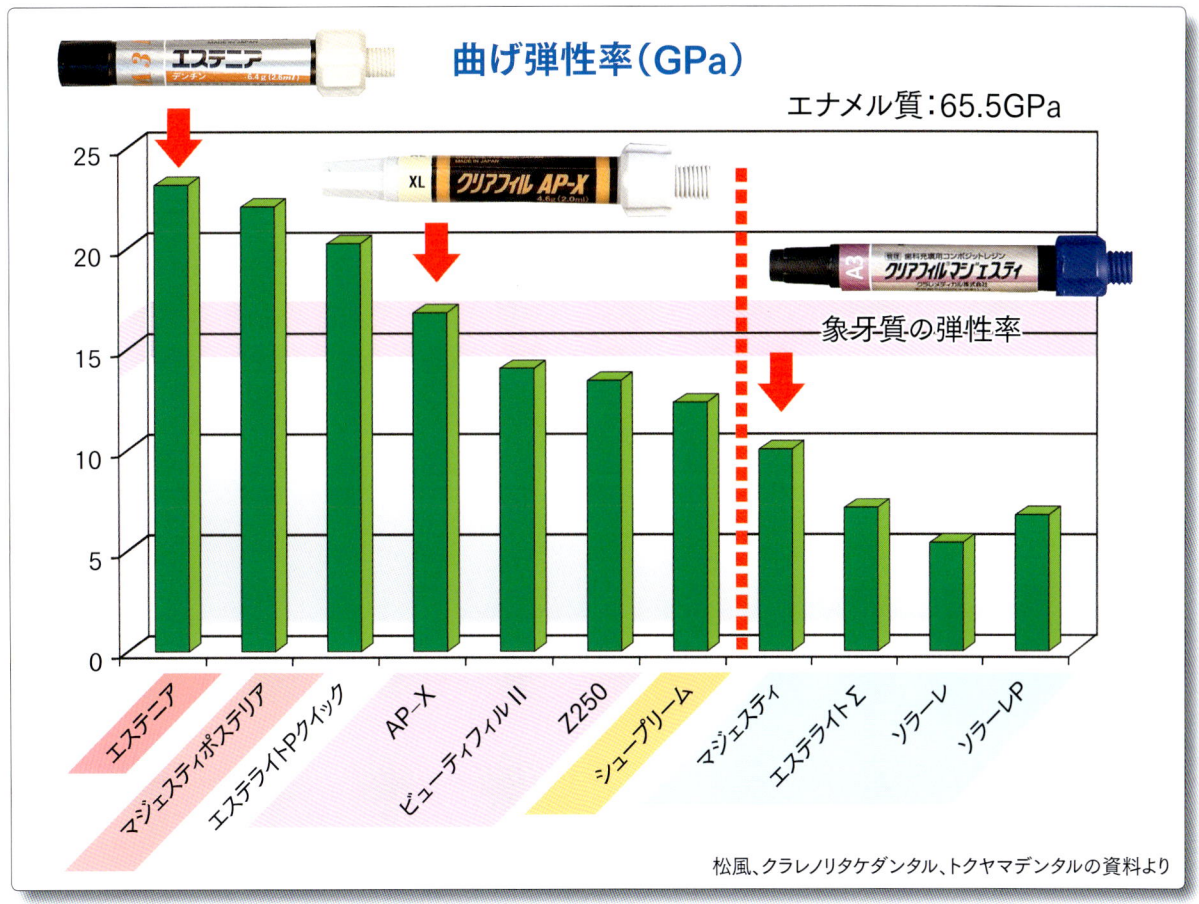

図11-4 コンポジットレジンの強度．研磨性のよいコンポジットレジンは曲げ弾性率が低めで，強度に不安があります．
　現在の製品をみていくと，強度に優れ，臼歯部での使用を謳った製品は研磨性が劣り，研磨性に優れ，前歯部の充填に適した製品は，強度が劣るようです．研磨性と強度を併せ持った製品（いわゆる前臼歯用）は，研磨性では前歯部用に劣り，強度では臼歯部用より見劣りすることになります．前歯部と臼歯部では自ずと要件が異なるので，前歯部専用と臼歯部専用に分けるのが自然でしょう．

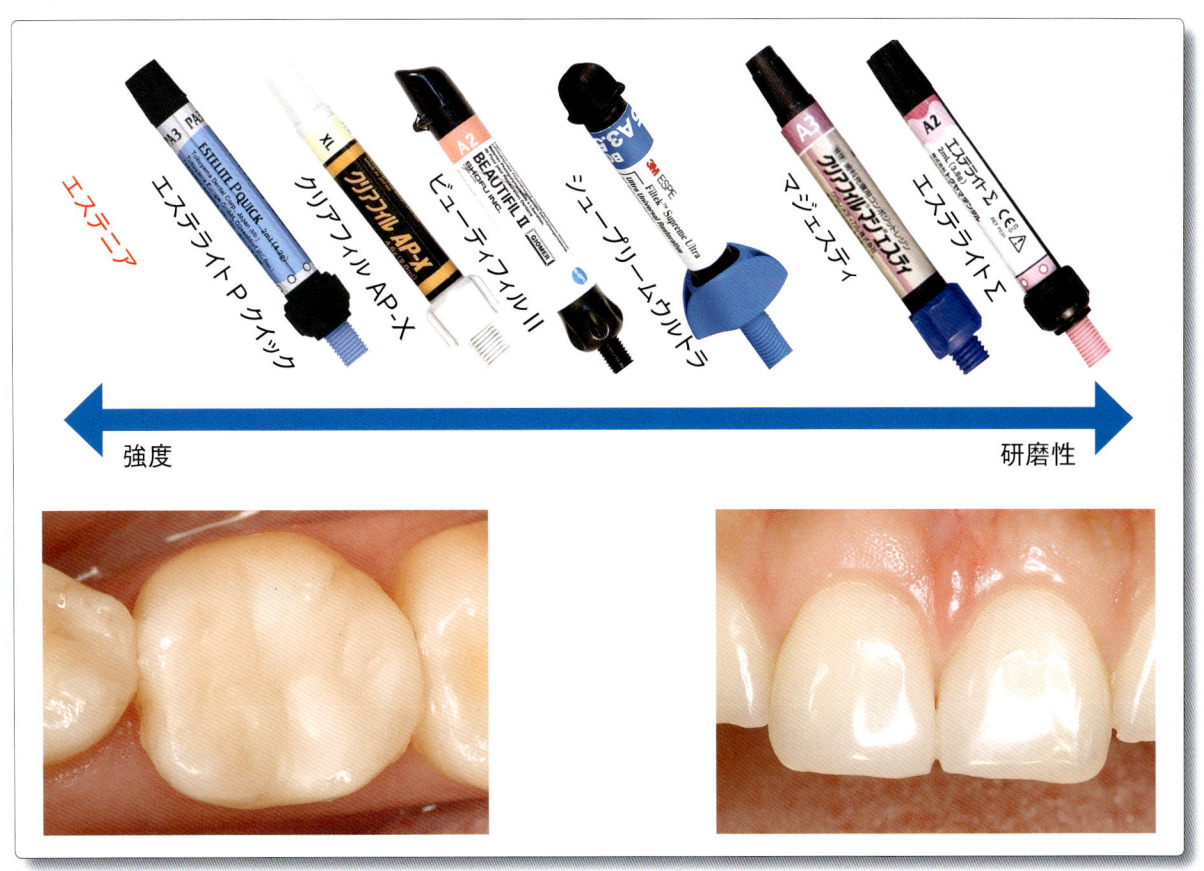

図11-5 コンポジットレジンの強度と研磨性は両立しにくい性質です．

11 コンポジットレジンの基礎知識

フロアブルコンポジットレジン

フロアブルコンポジットレジンをどう考えるか？

　フロアブルコンポジットレジンは，名のとおり「流れるコンポジットレジン」です．この製品の起源は，クラレノリタケデンタル社のプロテクトライナーであると思います．もともとは根面塗布材として開発された製品です．その当時，コンポジットレジンを塊として充填して硬化させると(bulk fill)，その重合収縮力によって窩壁での接着が破壊されてしまうという大問題がありました．現在でも事情は同じです．

　ところが，この粘性の低いレジンをボンディングレジンが硬化した表面に薄く塗布して硬化させる(liner)と，接着性が向上することが判明しました(図11-6a)．そのため接着性コンポジットレジン充填では，粘性の低いレジンがライナーとして使われるようになったのです．製品としてできあがったのが，「ライナーボンドシステム」(1991年)です(図11-6b,c)．

　このプロテクトライナーは窩洞の充填を目指したものではなかったので，エックス線造影性もなく，フィラー充填率も30％程度で臼歯部の窩洞に充填できるものではありませんでした．しかし現在市販されているフロアブルコンポジットレジン(図11-7a)は，流れやすいハイフローから垂れにくいローフロまで用途によって流動性の異なる製品があります(図11-7b)．また強度も前臼歯用コンポジットレジンに匹敵するほど高くなり(図11-7c)，エックス線造影性も付与されて，窩洞の充填にも使用できるようになったのです(図11-7d)．

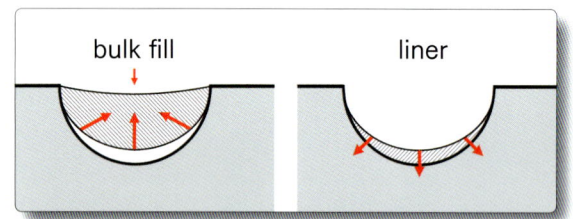

図11-6a　bulk fill と liner．
　bulk fill では重合収縮によって，コンポジットレジンが窩壁から剝れやすいが，liner として薄層で重合硬化させると窩壁から剝れにくいです．

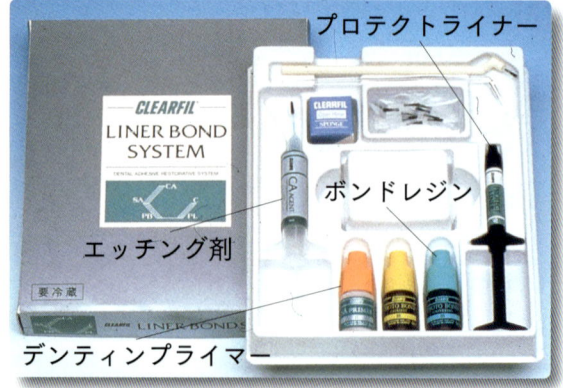

図11-6b　クリアフィルライナーボンドシステム(1991年，クラレノリタケデンタル)．フロアブルコンポジットレジンをライナーとして組み込んだ最初の製品．

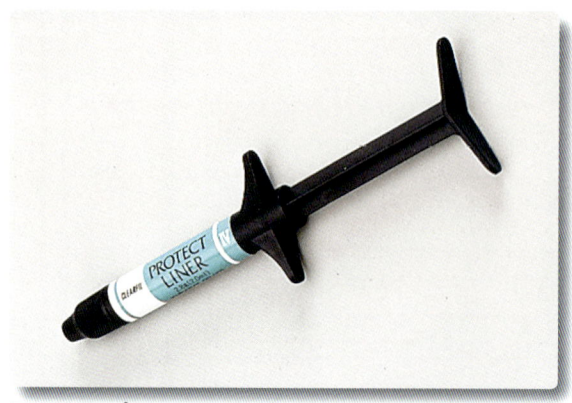

図11-6c　プロテクトライナー．

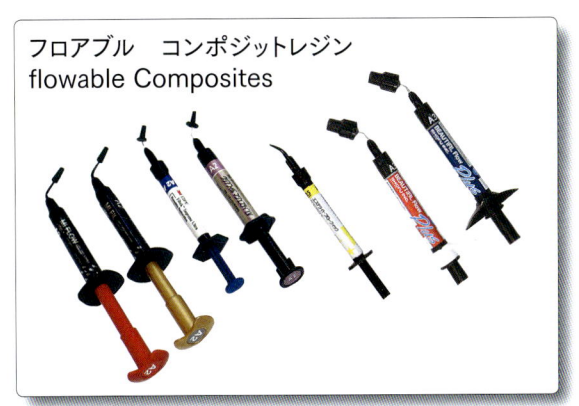

図11-7a　各種フロアブルコンポジットレジン．

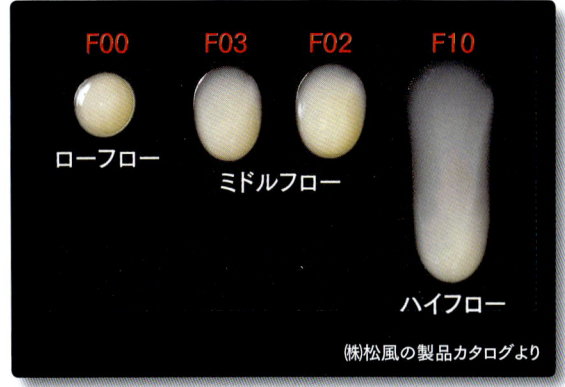

図11-7b　各種粘性のフロアブルコンポジットレジン．
　流れの違いから大きく分けて，ローフロー，ミドルフロー，ハイフローの3種があります．
　松風は，板上に採取したレジンを直立させたときの流れの程度により，F00（流れ0mm）からF10（流れ10mm）までの4種の流れを採用しています．

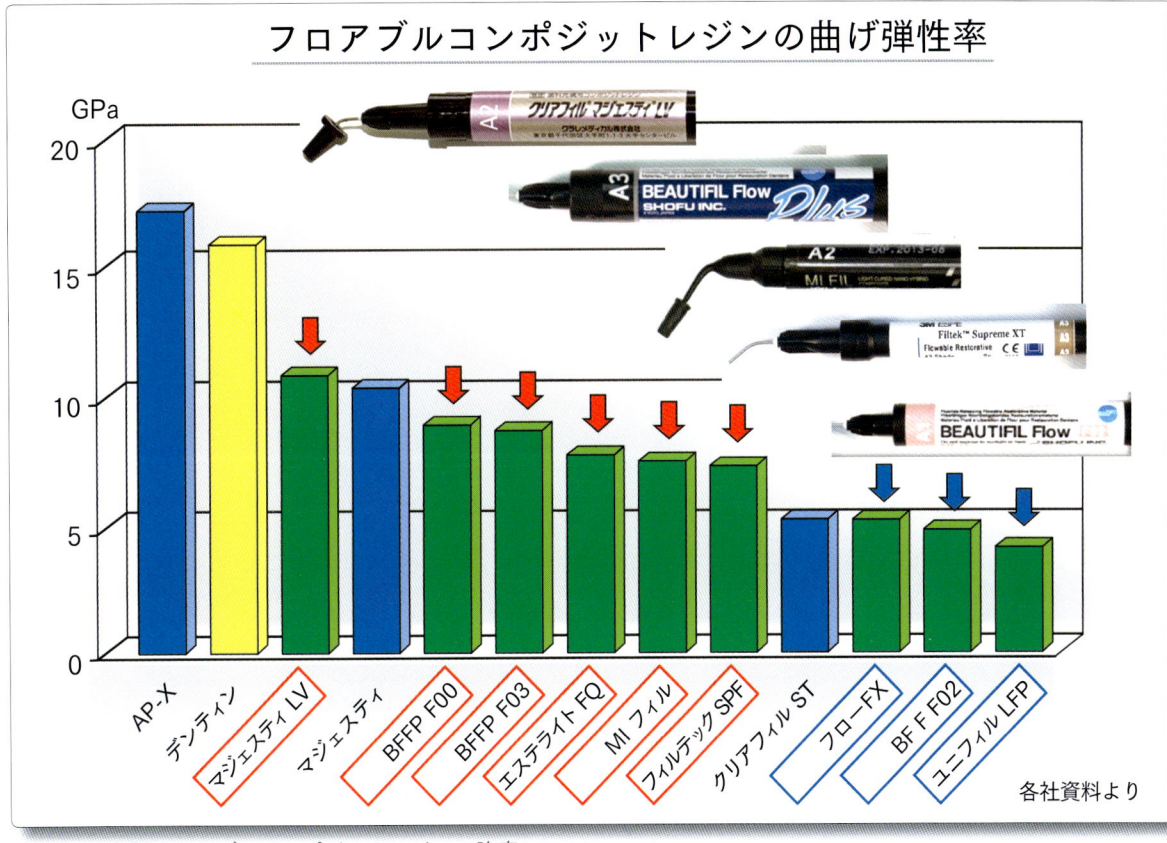

図11-7c　各種フロアブルコンポジットレジンの強度．
　開発当初のフロアブルコンポジットレジンは，曲げ弾性率でみると5GPa以下で，強度は決して高くありませんでした（製品名青枠，青矢印）が，最近の製品は，前臼歯用コンポジットレジンに匹敵するまでに強度を上げてきています（製品名赤枠，赤矢印）．AP-X，マジェスティ，クリアフィルSTはそれぞれペーストタイプのコンポジットレジン．

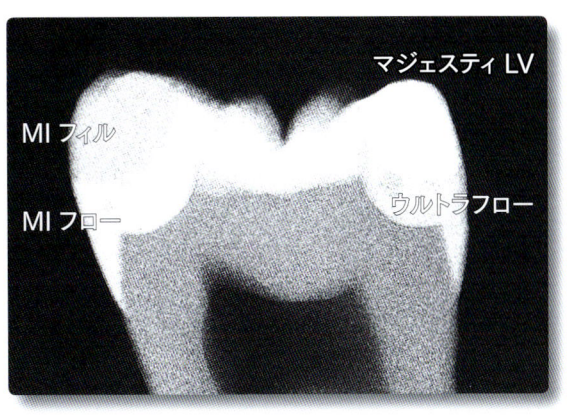

図11-7d　各種フロアブルコンポジットレジンのエックス線造影性．
　窩洞のライナーとして使用するフロアブルコンポジットレジンでは，エックス線造影性は必須の要件です．現在市販されている製品は，いずれも象牙質より高いエックス線造影性があります．MIフィル，MIフロー（ともにジーシー），マジェスティLV（クラレノリタケデンタル），ウルトラフロー（3Mエスペ）．

11　コンポジットレジンの基礎知識

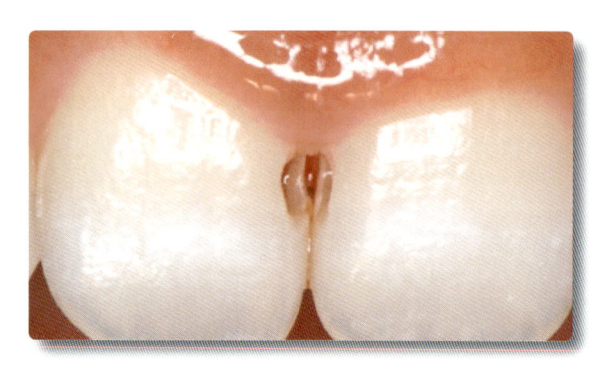

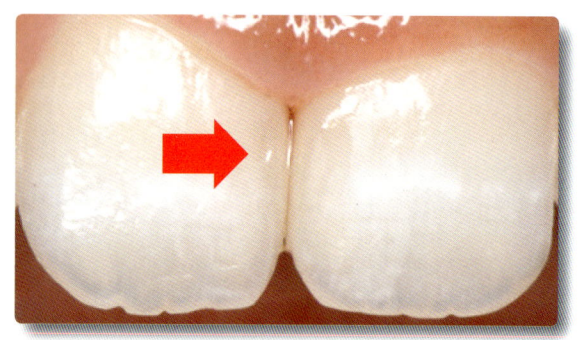

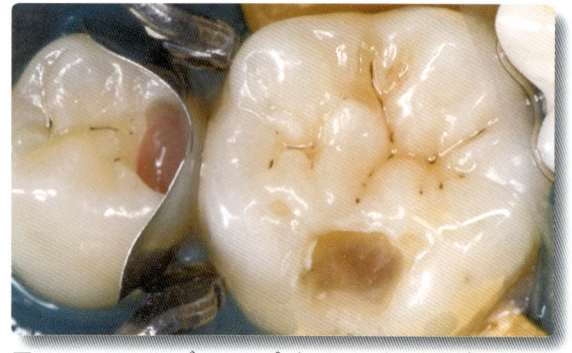

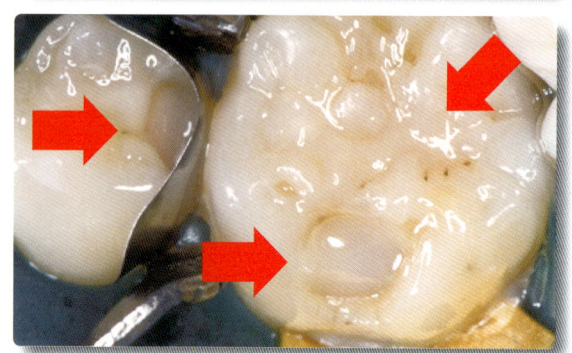

フロアブルコンポジットレジンの用途

　フロアブルコンポジットレジンの特徴は，ペースト型コンポジットレジンと異なり，流れがよいことにあります．その特徴は，ペーストでは充填しにくい「小さい窩洞」や「幅の狭い窩洞」の充填に最適です(図11-8a)．また窩洞形成面を薄くライニングすることで，接着性が向上することが明らかになっています．したがって接着性コンポジットレジン充填では，可能な限りフロアブルコンポジットレジンによるライニングを行うべきでしょう．

　また，MIフィル(ジーシー)やビューティフィルフロープラス(松風)のようにフロアブルコンポジットレジンという位置づけではなく，インジェクタブルコンポジットレジンと呼んで，窩洞に注入できるタイプのコンポジットレジンと位置づけている製品もあります(図11-8b)．

図11-8a　フロアブルコンポジットレジンの用途．
　フロアブルコンポジットレジンの強みは，ペースト型のコンポジットレジンでは充填が不可能な「小さな」窩洞や「幅の狭い」窩洞へ充填できること，そして窩洞底部に「うすく」塗布するライニングです．

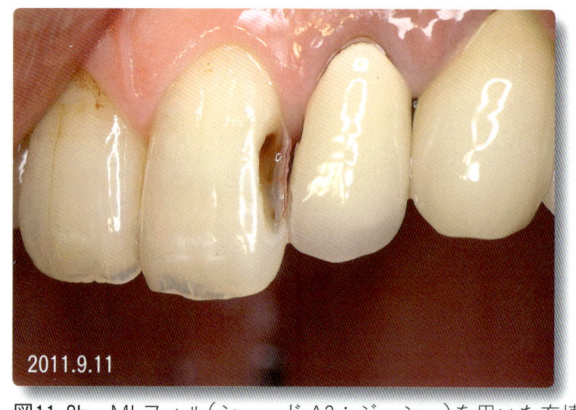

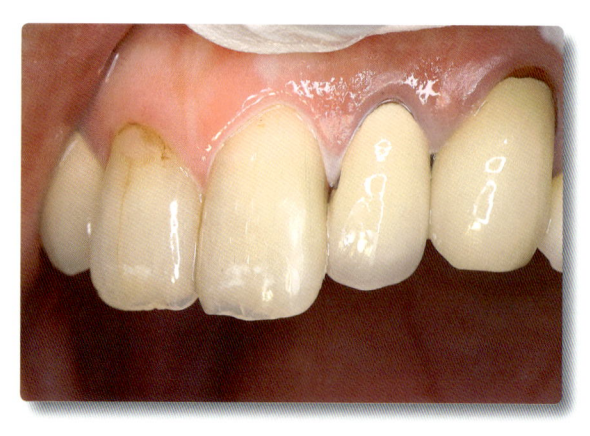

図11-8b　MIフィル(シェードA3：ジーシー)を用いた充填例．
　フロアブルコンポジットレジンのフィラー充填率が高まり，機械的性質も向上したことから，流し込んで一気に窩洞を充填してしまう窩洞の充填を主目的とした「インジェクタブルコンポジットレジン」がではじめています．

コンポジットレジンを理解する

コンポジットレジン表層の未重合層

　コンポジットレジンを硬化させると，ペースト型でもフロアブルコンポジットレジンでもその表層は光沢があり，しかもベタベタしています（図11-9）．これは空気中の酸素の影響で，表面のレジンが硬化しないために起こります．この表層の未重合層の存在は，積層充填を可能にしているとともに，充填物表面を研磨する必要があることを意味しています．最近は未重合層を取り除いただけで，光沢がでる面を有した製品もあるようですが，だからといって研磨しなくていいわけではなく，未重合層を除くためにも研磨は必要になります．

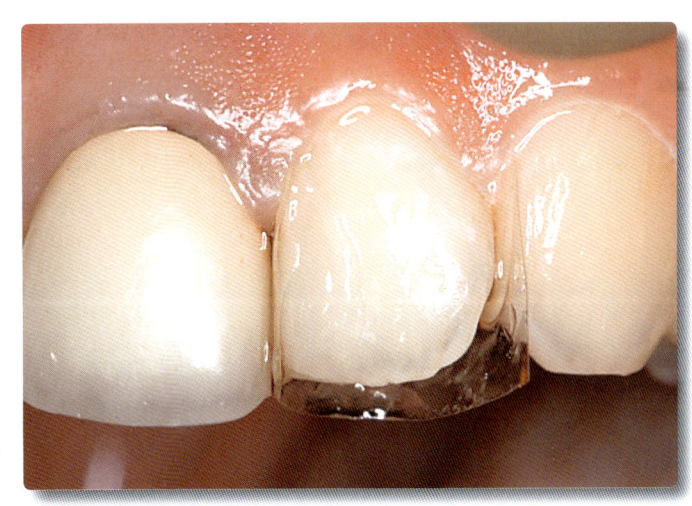

図11-9　コンポジットレジン硬化直後（|2近心）．クリアフィル AP-X（シェード A2：クラレノリタケデンタル）．硬化したコンポジットレジン表面はテカテカと光っています．表層の未重合モノマーのためです．指で触ると，ベタつきます．

コンポジットレジンの切削面

　コンポジットレジン切削面は，シラン処理されていないフィラーの断端がでているので，追加充填する場合にはポーセレンとみなして，シラン処理材が必要になります（図11-10）．
　コンポジットレジンの研磨面は，フィラーの断面が露出し，resin-rich ではなくなるため，研磨しない面より着色が少なくなります．ここでも研磨が必要なことがわかります．

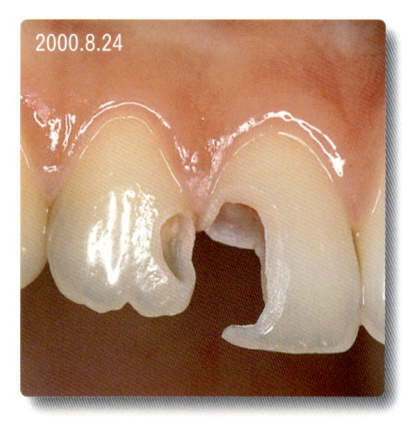

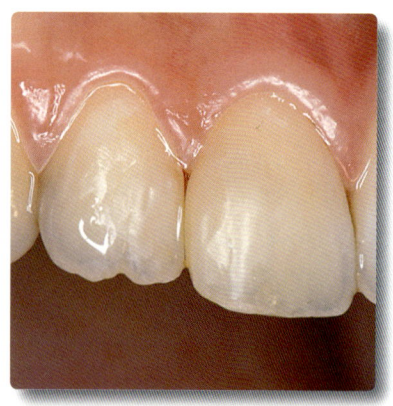

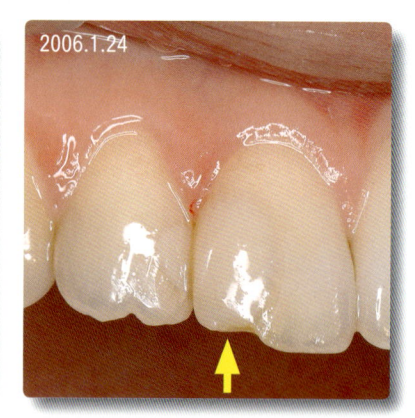

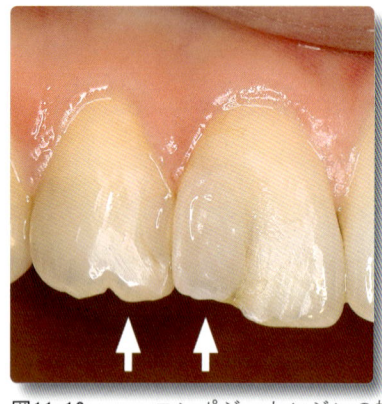

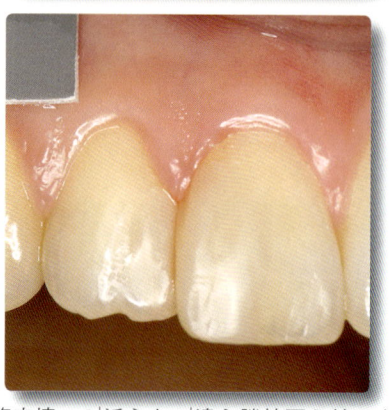

図11-10a〜e　コンポジットレジンの補修充填．2|近心と1|遠心隣接面う蝕の充填を行いましたが（クリアフィル AP-X と ST：シェード A3），5年半経過後に1|切縁エナメル質が破折しました（黄矢印）．2 1|コンポジットレジンを部分的に削除して（白矢印），ポーセレンボンドを使用してクリアフィルマジェスティ（シェード：A3）で充填しました．コンポジットレジン切削面は，図11-1のようにガラスのフィラーが露出しているので，レジンというよりセラミックとして扱った方がよいと思います．

コンポジットレジンの重合収縮の問題

　　コンポジットレジンの重合収縮は，避けることができません．象牙質にしっかりと接着させれば，窩縁部エナメル質に必ず亀裂が発生します（図11-11）．これを避けるには，象牙質に対する接着をあきらめるか，間接法インレーを行わざるを得ません．重合収縮による窩縁部エナメル質の亀裂を最小限にするためには，フロアブルレジンでライニングをした後に，ペーストなりフロアブルレジンで積層充填していく方法以外にありません．しかし臨床上，窩縁部エナメル質の亀裂は，問題となっていないように感じています．充填後のコンポジットレジンの吸水膨張が，重合収縮を補っているのではないでしょうか．

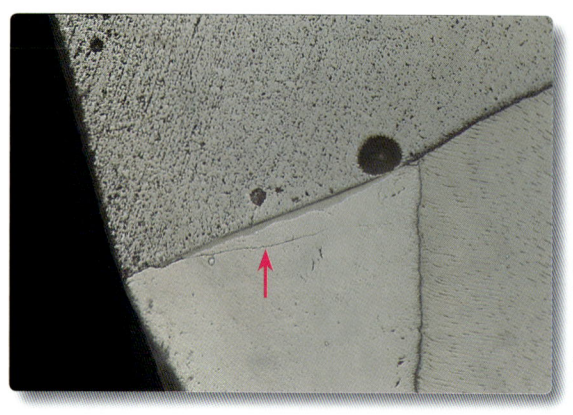

図11-11　2級コンポジットレジン修復隣接面歯頸部マージン部の断面写真．
　コンポジットレジンの重合収縮によると思われるエナメル質の亀裂（矢印）が観察されます．

光照射はどのくらい行うか

鶴見大学の松澤紀彦先生たちの報告ですが，光強度や照射時間の増加によって，硬化深度は深くなりますが，深部の硬化度は比較的低いままです（図11-12）．

現在もっとも光強度が強いとされているキセノンランプ照射器を用いても，5秒や10秒間の短時間照射では十分に硬化しません．また30分以上の照射を行っても，十分な硬さが得られる深さはやはり2mmまでです．したがって1回積層量を2mmまでとし，光強度が600〜800mW/cm^{2}程度の照射器で30〜40秒間の照射が，熱による損傷を避ける安全面からもレジンの物性面からも確実であると報告されています（松澤紀彦，池島巌，桃井保子．光照射器の現状，確実なレジン充填のために．日本歯科医師会雑誌．2007；59：1151-1161）．

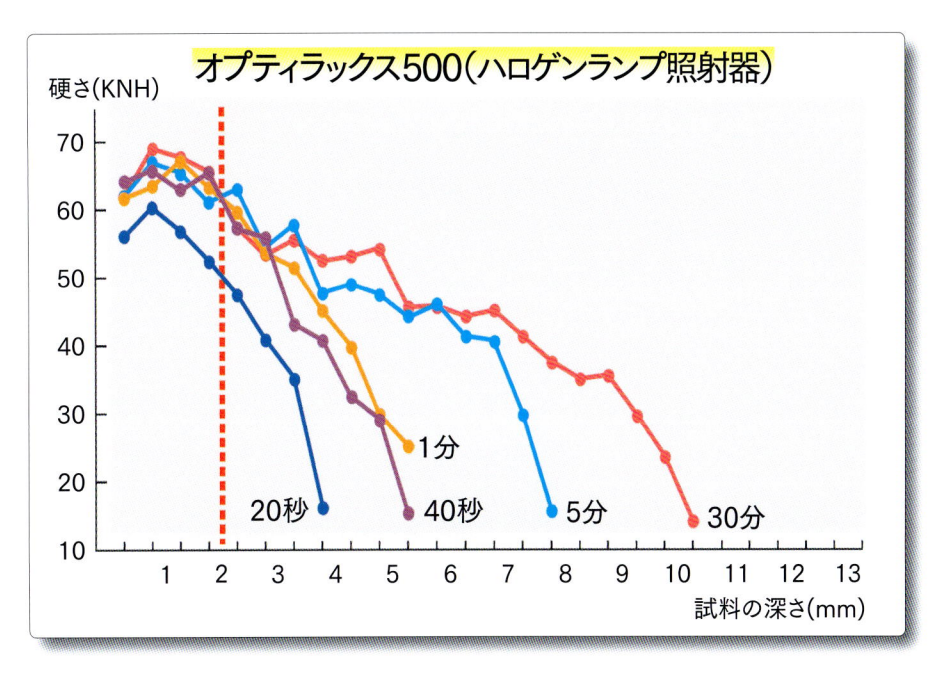

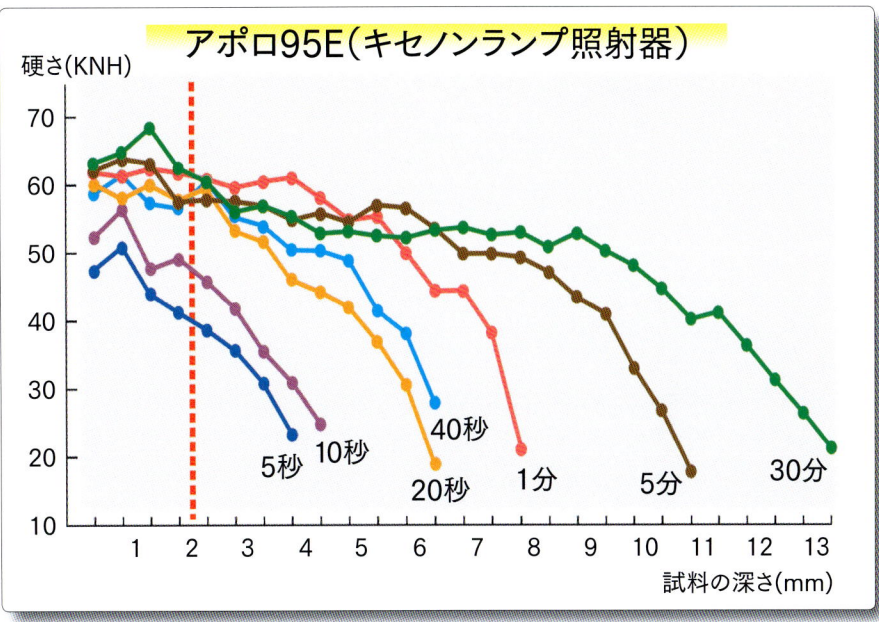

図11-12 光強度と照射時間による硬化度と硬化深度（松澤，池島，桃井）．

bulk fill という考え方

フロアブルコンポジットレジンのそもそものはじまりが，bulk fill ではコンポジットレジン硬化時の重合収縮力によって接着が破壊されるため，低粘性コンポジットレジンを薄くライニングして硬化させることで，コンポジットレジンの重合収縮の影響を少なくしようと考えたことでした．

ところが，近年になって接着性レジンの性能が向上したことをうけてか，bulk fill 用のフロアブルコンポジットレジンがではじめています．まず，はじめに米国の Dentsply が Surefil SDR Flow(SDR= Stress Decreasing Resin)という製品を発売しました．この製品はフロアブルコンポジットレジンですが，その用途は大きな臼歯部咬合面窩洞のベースとして深い部分の埋め立てに使います．硬化深度を稼ぐためにペーストは透明性を高くし(コントラスト比は0.38くらいです)，重合収縮力を少なくするためにモノマー同士を大きな分子でつないで，重合後の網目構造を粗くしたレジンです．

同様の製品を Heraeus Kulzer も Venus Bulk Fill というフロアブルコンポジットレジンを市販していますが，ほとんど透明なレジン(コントラスト比が0.20)です．

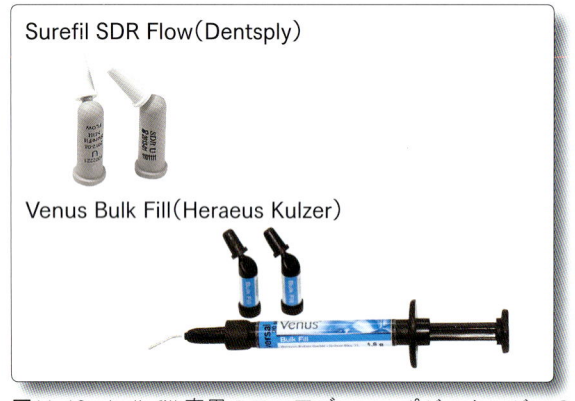

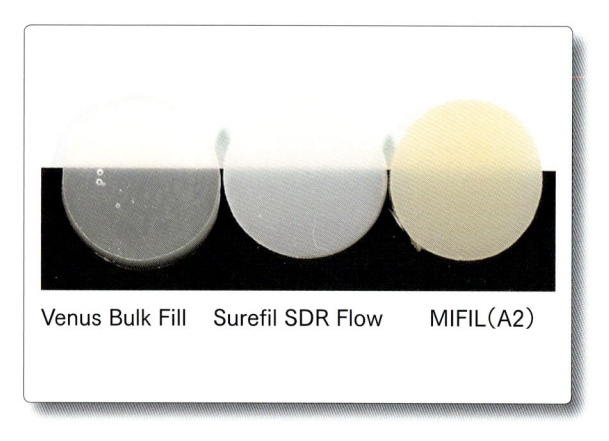

図11-13 bulk fill 専用のフロアブルコンポジットレジン2種．
　Surefil SDR(Dentsply)と Venus Bulk Fill (Heraeus Kultzer)は，4 mm の深さのコンポジットレジンを一気に重合硬化させるために，ペーストを透明に仕上げ，光透過性を高めています．右図は，白色と黒色の背景の上に厚さ1 mm の硬化体を載せたものですが，窩洞の充填に用いられる MI フィル(ジーシー)と比較すると，透明性が際立っていることがわかります．
注：上の図のような小さなチップにあらかじめコンポジットレジンを填入した使い切りタイプは，PLT(Pre-Loaded Tips)タイプと呼ばれ，専用のガンに装填して使用します．

両メーカーとも，4 mm の深さまで一気に充填して硬化させてよいと謳っています．また，self leveling といって，患者のポジションによって窩洞が傾斜していても，填入したフロアブルコンポジットレジンが咬合面に対して平坦になるそうです．

深い窩洞を埋め立てる場合，一気にしかも平坦に埋められれば能率的です．そのために重合収縮力の少ないレジンを開発したことも評価はできます．しかし充填するレジンの量が増えれば，収縮量もこれに比例して増加しますし，収縮力も増します．

上記のようなフロアブルコンポジットレジンを bulk fill というような base ではなく，従来どおり薄層の liner として使用した方が臨床成績はよくなるでしょう．Bulk Fill Technique には疑問を感じます．

参考文献
1．猪越重久．猪越重久の MI 臨床，コンポジットレジン充填修復．東京：デンタルダイヤモンド社，2005．
2．山田敏元，鈴木一臣．コンポジットレジン開発の歴史とその化学．In：山田敏元ほか（編）．接着性コンポジットレジン修復の基礎と臨床．日本歯科評論特別号．2007；36‒41．
3．田上順次．フロアブルコンポジットレジンの基礎と臨床．日本歯科医師会雑誌．2009；62：800‒807．
4．松澤紀彦，池島巌，桃井保子．光照射器の現状，確実なレジン充填のために．日本歯科医師会雑誌．2007；59：1151‒1161．

12 コンポジットレジンの充填修復

1級充填

窩洞形成に使用するバー

　コンポジットレジン修復の窩洞形成には，う窩の開拡に使用するダイヤモンドバーと感染象牙質を削除するためのステンレスバーが必要です．

　う窩の開拡に使用するダイヤモンドバーは，必要最少限の削除を行うためと隣接面窩洞において隣在歯を傷つけないため小さめのバーがよいと思います．筆者はモリタが販売しているマニー社製のMIダイヤバーを使用しています（図12-1）．このバーは小児歯科用のバーのシャンクを長くして成人に対応させたものです．感染象牙質を削除するためのステンレスバーは，56頁の図9-16を参照して下さい）．

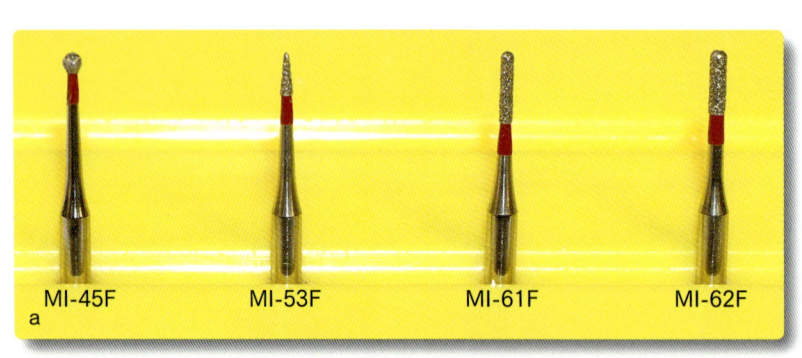

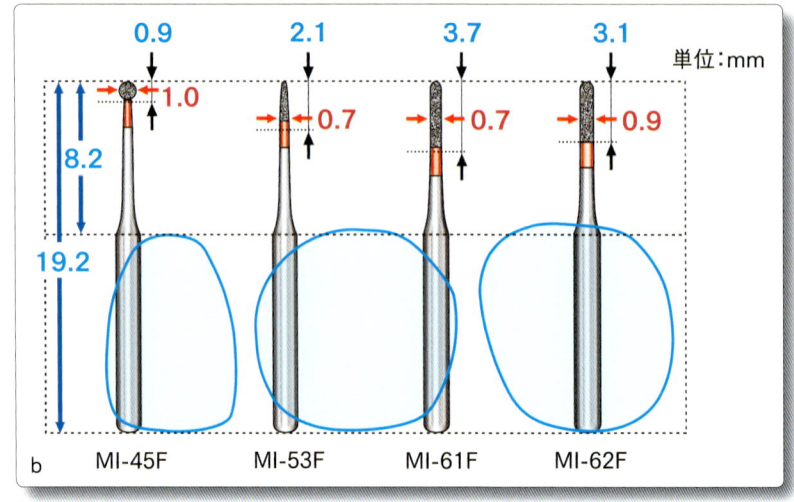

図12-1a, b　窩洞形成に使用するダイヤモンドバー（MIダイヤバー：マニー）．

1級窩洞の窩洞形成法

1級窩洞は，小窩裂溝部に位置する窩洞で，同部がう蝕の好発部位であることから，1級充填は頻度の高い修復です．

1級窩洞の形成手順

窩洞形成法は，う窩を開拡し，感染象牙質を削除することで完了します．う窩の広がりに応じて窩洞外形は大きさを増します．はじめからう窩の大きさは把握できませんから，象牙質う蝕のある小窩から小さめのバーでう窩に穿通し，側壁の遊離エナメル質を削除しながら徐々に窩洞を拡大していきます（30頁の図6-7，54頁の図9-11参照）．

感染象牙質の削除には，う蝕検知液を使用して赤染部をスチールバーもしくはステンレスバーで削除します．赤染部がなくなるまで染色と削除を繰り返します．

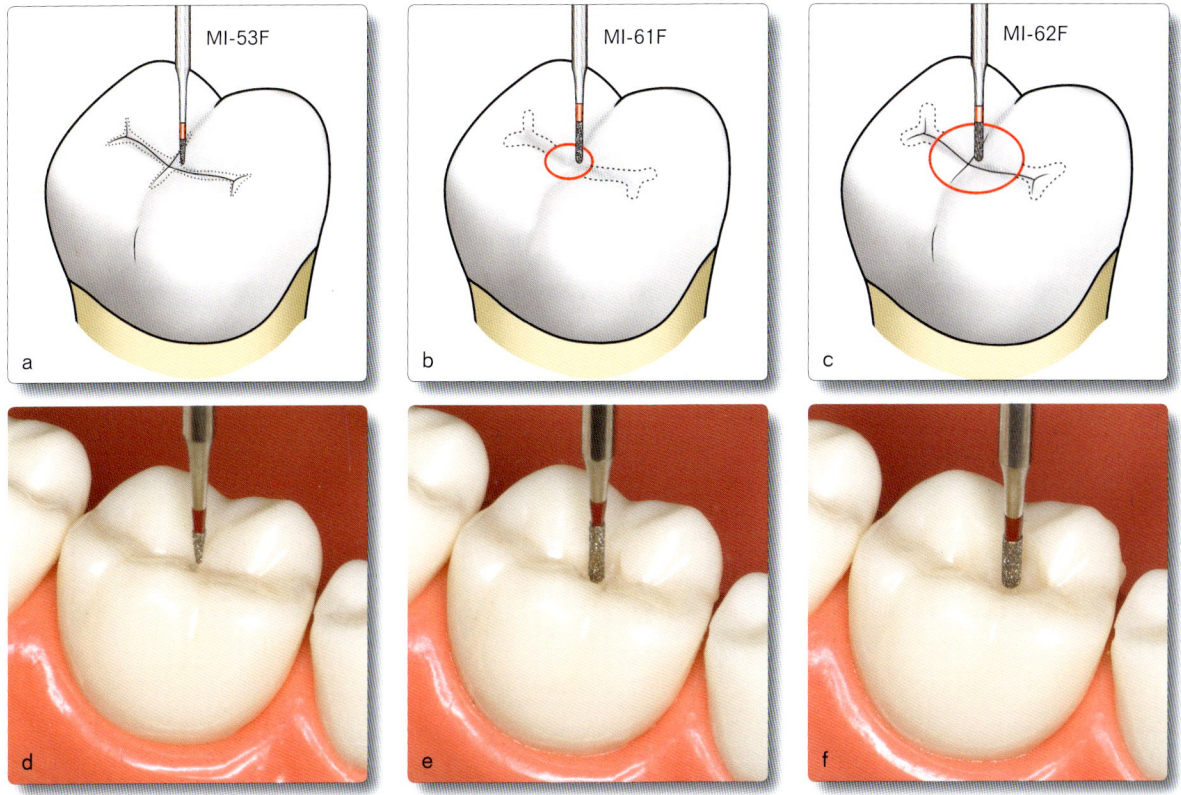

図12-2a〜f う窩の開拡から窩洞形成へ
 小窩裂溝部のう窩の開拡には，う蝕の範囲が狭く，その広がりが事前に把握できないときには，MI-53Fを使用し，溝に沿ってう窩を開拡していきます．開拡に伴い象牙質内での広がりが確認できた時点で，MI-61Fでう窩上部を覆う遊離エナメル質を削除します．エックス線写真であらかじめう窩の大きさが予測できる場合は，はじめからMI-61FやMI-62Fを使用してもよいでしょう．う窩に連接する裂溝部を形成する場合は，象牙質に達していないう蝕であれば，MI-53FかMI-61Fを使用します．

象牙質う蝕の拡がりと窩洞外形

症例1

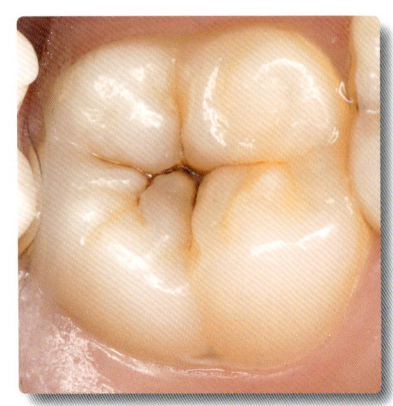

図12-3a 術前.

図12-3b 窩洞形成後.

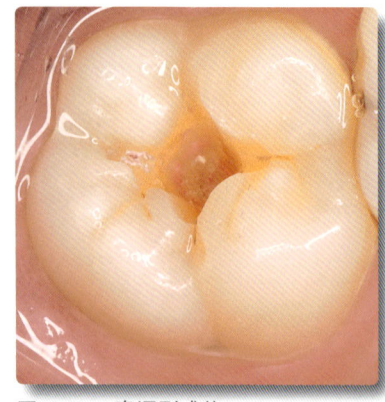

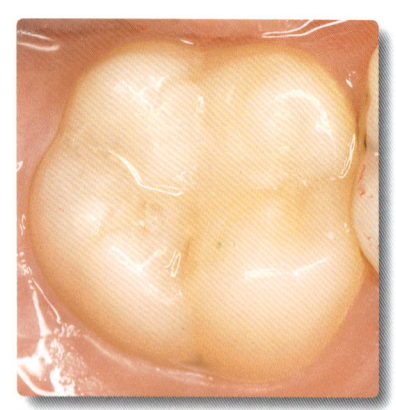

図12-3c 充填後.

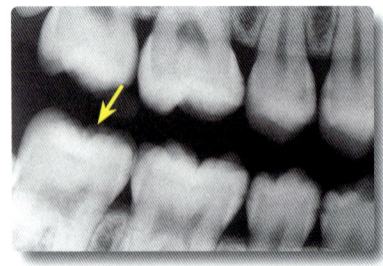

図12-3d 術前のエックス線写真.

図12-3a〜d　MI-53F, MI-61F（2007.3.27）.
ステンレスバー#2
クリアフィルメガボンド FA
クリアフィルマジェスティLV（A2）
クリアフィルマジェスティ（A2）

症例2

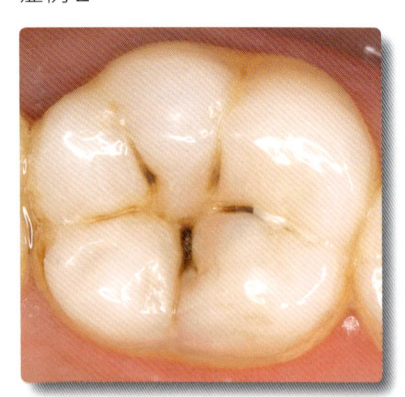

図12-4a 術前.

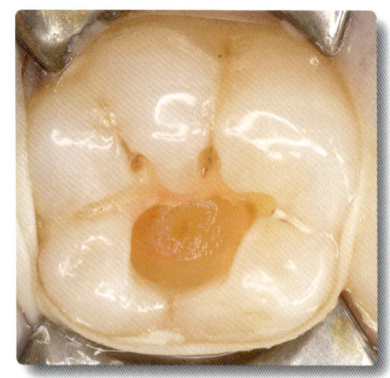

図12-4b 窩洞形成後.

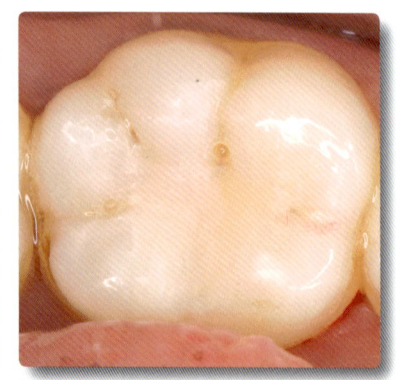

図12-4c 充填後.

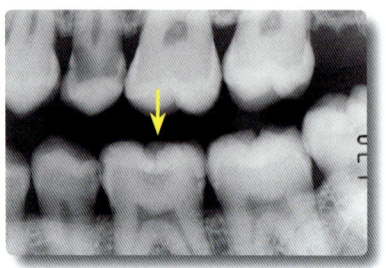

図12-4d 術前のエックス線写真.

図12-4a〜d　MI-61F（2007.6.26）.
ステンレスバー#2, #4
クリアフィルメガボンド FA
クリアフィルマジェスティLV（A2）
クリアフィルマジェスティ（A2）

症例3

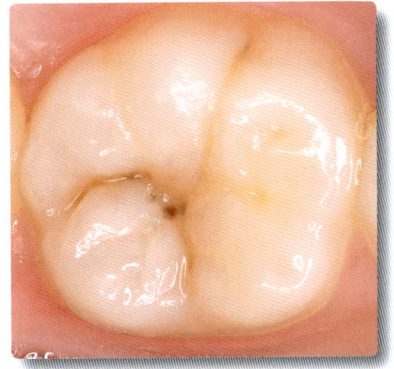

図12-5a　術前．

図12-5b　窩洞形成後．

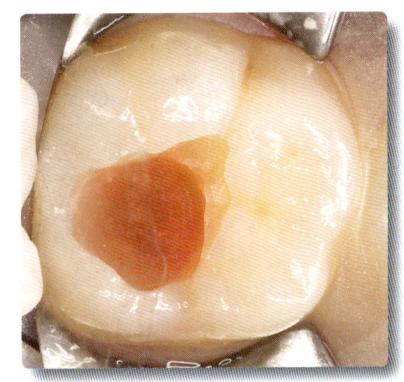

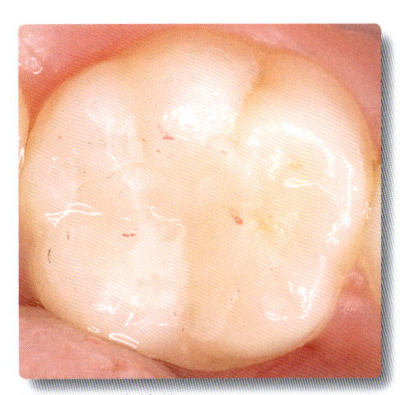

図12-5c　充填後．

図12-5a〜d　MI-61F, MI-62F（2007.1.20）．
ステンレスバー#2, #4, #6
クリアフィルメガボンド FA
クリアフィルマジェスティLV（A2）
クリアフィルマジェスティ（A2）

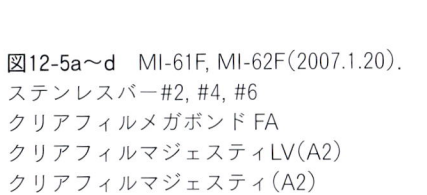

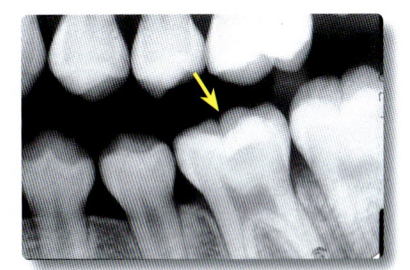

図12-5d　術前のエックス線写真．

症例4

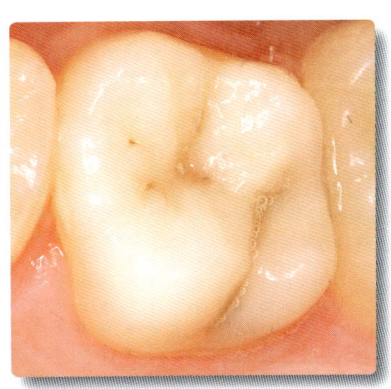

図12-6a　術前．

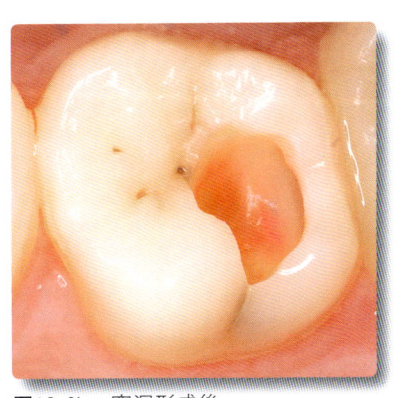

図12-6b　窩洞形成後．

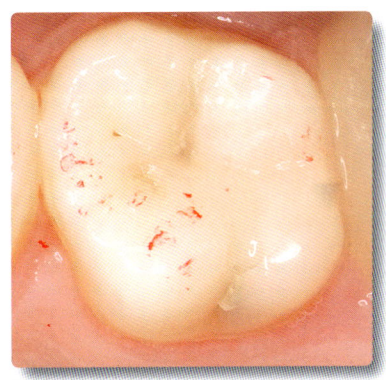

図12-6c　充填後．

図12-6a〜d　MI-61F, MI-62F（2007.6.22）．
ステンレスバー#2, #4, #6
クリアフィルメガボンド FA
クリアフィルマジェスティLV（A2）
クリアフィルマジェスティ（A2）

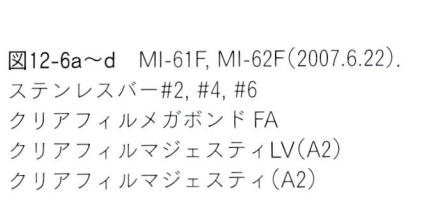

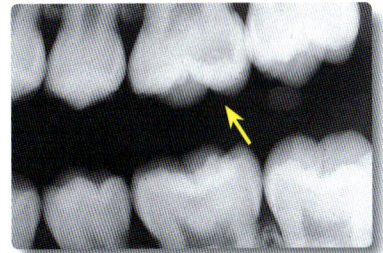

図12-6d　術前のエックス線写真．

12

コンポジットレジンの充填修復

　症例1〜4は，象牙質う蝕の拡がりに応じて窩洞外形が大きくなっていきます（図12-3〜6）．
　ここで注目していただきたいのは，術前の小窩裂溝部の状態から象牙質内のう窩の拡がりをまったく予見できないことです．症例3と4は，不顕性う蝕（Hidden caries）に分類されるものと考えます．

99

接着操作と充填

　歯質接着性レジンは，窩洞が浅い**図12-3**のような場合は1ステップボンドでもよいと思いますが，**図12-4～6**の窩洞では，ボンドのエアブローが難しくなりますから2ステップボンドを使用するべきです．

　コンポジットレジンは，接着操作後，まずフロアブルコンポジットレジンでライニングを行い，光硬化後，ペースト型の臼歯用コンポジットレジンを充填し，付形します．コンポジットレジンの硬化前に，患者さんに噛みこんでいただいて，咬合面の付形を行うバイトフォーミングテクニックを使うと，レジン硬化後の咬合調整が時間短縮できます．

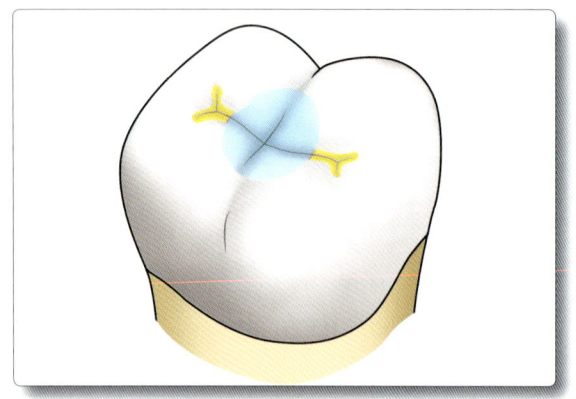

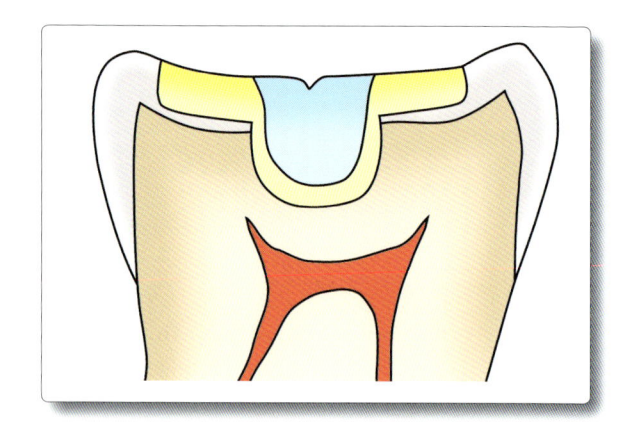

図12-7a, b　1級窩洞充填のイメージ図．
　幅の狭い小窩裂溝部は窩洞のライニング時にフロアブルコンポジットレジン（黄）で充填し，小窩部の大きめな窩洞はその後ペースト型のコンポジットレジン（青）を充填します．

2級充填

2級窩洞の窩洞形成法

　臼歯部隣接面の象牙質う蝕をコンポジットレジンで修復する場合，充填しやすい窩洞形態を心がけることが確実な充填操作につながります．すなわち，隔壁が装着しやすい形態で，それにはポイントは2点あります．
①頰舌側隅角部の歯質を残す
②歯頸側マージンは遊離エナメル質を残してもいいから，歯肉縁下には入れない
　この2点が守れれば，隔壁がしっかり装着でき，2級充填は1級充填に近づきます（図12-8）．

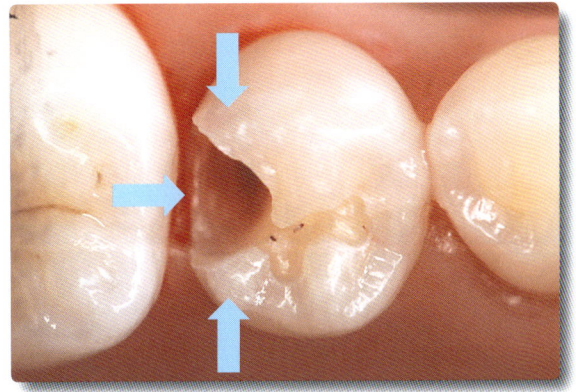

図12-8a　2級窩洞は，頰舌側隅角部の歯質を残し，歯頸側マージンを歯肉縁下には入れないことが重要です．

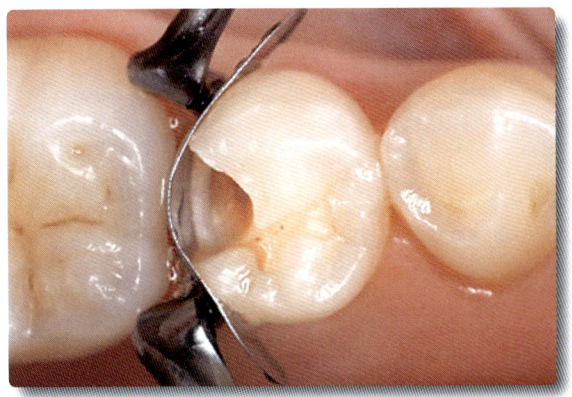

図12-8b　隔壁が装着しやすい窩洞形態が必要です．

　隣接面窩洞のう窩の開拡には，う窩の大きさが把握できないときには，まずはMI-61Fを，大きめのう窩が明らかな場合やう窩をさらに拡大する必要がある場合はMI-62Fを使用します．頰舌側窩縁部の整理には，MI-53Fを用います（図12-9）．

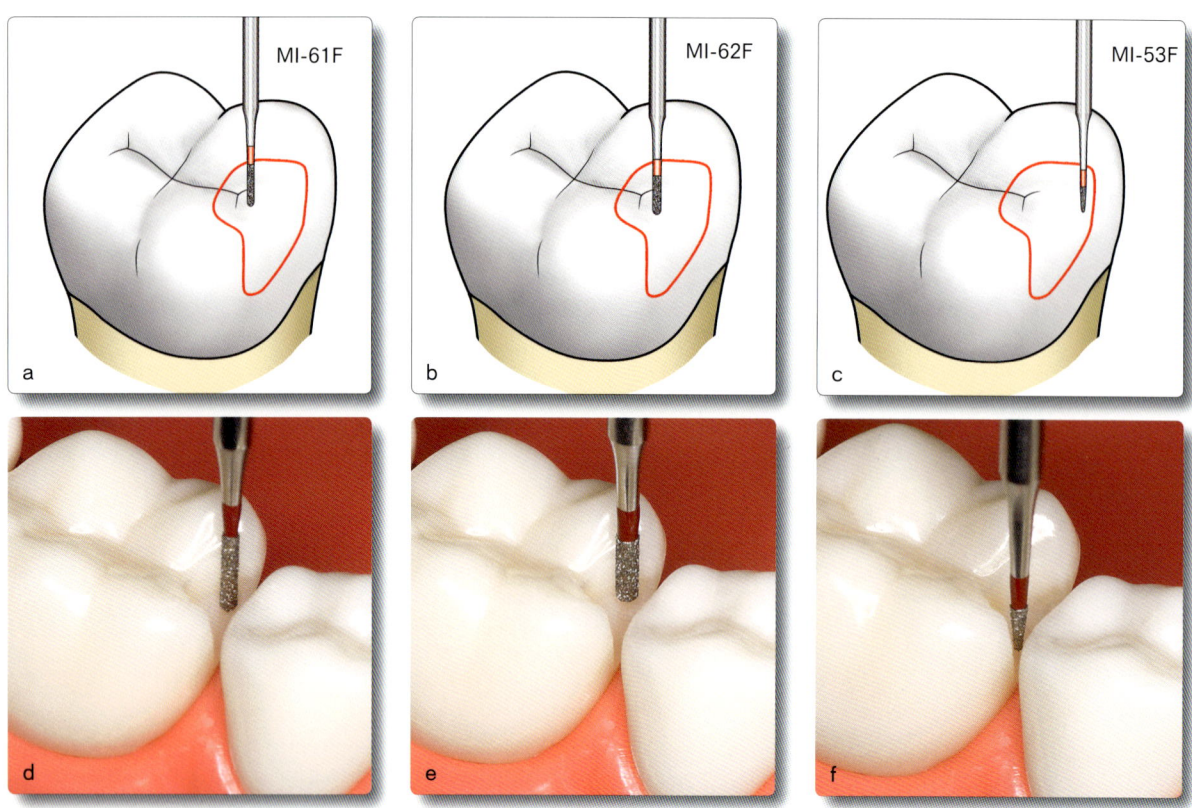

図12-9a〜f　臼歯部隣接面のう窩の開拡を咬合面方向から行う場合，象牙質う蝕が象牙質内表層1/3に達していれば，コンタクトから少し離れた辺縁隆線部からMI-61Fでう窩に穿通します．その後，う窩に沿って弧を描きながら咬合面部の遊離エナメル質を削除します．う窩が大きい場合は，MI-62Fを使用します．頬舌側エナメル質マージン部に鋭縁が残る場合は，MI-53Fで整理します．

　象牙質に達したばかりの小さな象牙質う蝕を充填の対象とする場合は，まずMI-53Fの腹の部分で辺縁隆線外斜面から少しずつ削除し，象牙質内のう蝕が目視できるようになってから，MI-61Fで窩洞の整形をします．

臼歯隣接面窩洞の形成手順

　臼歯隣接面窩洞の形成手順は，う窩の開拡，感染象牙質の除去，必要があれば窩縁部の整理の順です．う窩開拡時のバーの軌跡は30頁の図6-8を参照してください．

①6̄近心隣接面に象牙質う蝕があるという想定です（図12-10a）．

②う窩直上の辺縁隆線からう窩にバー（MI-61F）で穿通します（図12-10b）．

③穿通したバーを頬舌方向に小さく動かし，さらには半円形に動かしながらう窩を拡げていきます（図12-10b, c）．

④患者さんの表情をよくみながら，バーがあたって痛みのある部分は削らないようにします．

⑤半円形に動かしたバーの終点を隣接面に近づけます（図12-10c, d）．この時点で隣接面部のエナメル質が支えを失ってとれてしまうことがあります．とれない場合は，頬舌側にバーを動かしながら，エナメル質を除去します（図12-10e）．このとき，歯肉側窩縁部が歯肉縁下に入らないよう十分に注意します．

⑥う蝕検知液でう窩を染色して，赤染する感染象牙質をスチールバーもしくはステンレスバーで削除します（図12-10f）．

⑦咬合面部の遊離エナメル質が感染象牙質の削除を妨げる場合は，この遊離エナメル質を削除してう窩を拡げます（図12-10g）．

臼歯隣接面窩洞の形成手順

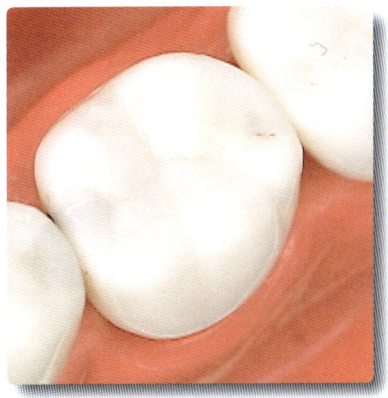

図12-10a 6̲近心隣接面の象牙質う蝕．

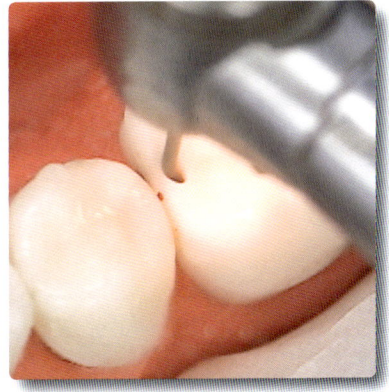

図12-10b う窩直上の辺縁隆線からう窩にバー（MI-61F）で穿通します．

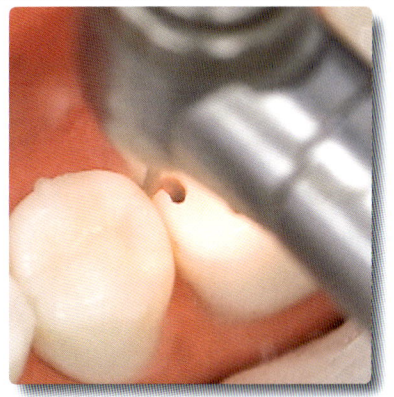

図12-10c バーを半円形に動かしながらう窩を拡げ，バーの終点を隣接面に近づけます．患者さんの表情をよくみながら，バーがあたって痛みのある部分は削らないようにします．

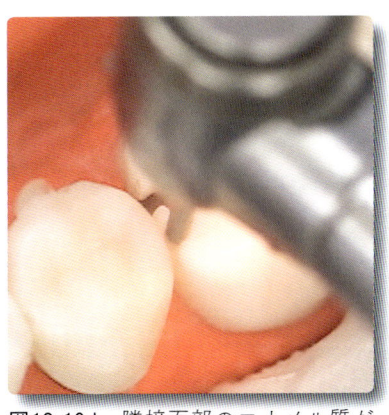

図12-10d 隣接面部のエナメル質が支えを失ってとれてしまうことがあります．

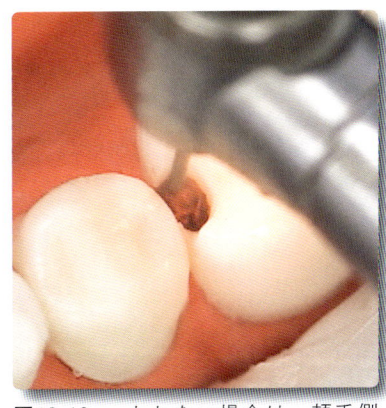

図12-10e とれない場合は，頬舌側にバーを動かしながら，エナメル質を除去します．このとき，歯肉側窩縁部が歯肉縁下に入らないよう十分に注意します．

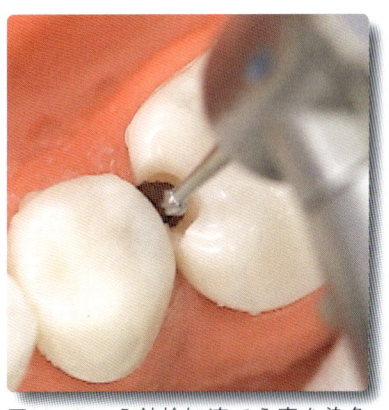

図12-10f う蝕検知液でう窩を染色して，赤染する感染象牙質をスチールバーもしくはステンレスバーで削除します．

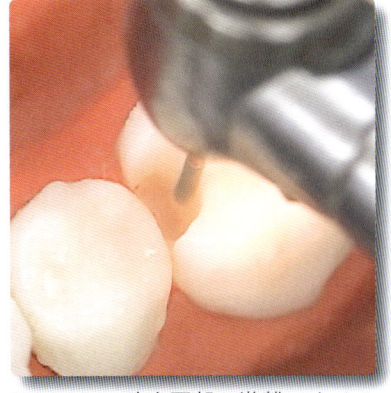

図12-10g 咬合面部の遊離エナメル質が感染象牙質の削除を妨げる場合は，この遊離エナメル質を削除してう窩を拡げます．

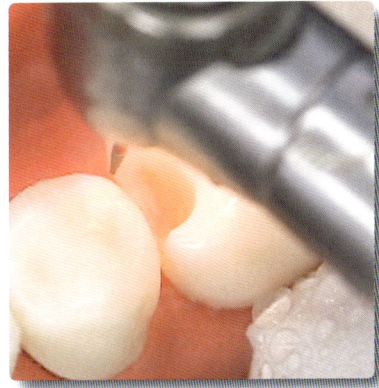

図12-10h 頬舌側窩縁部に鋭縁がある場合は，細いバー（MI-53F）で削除します．

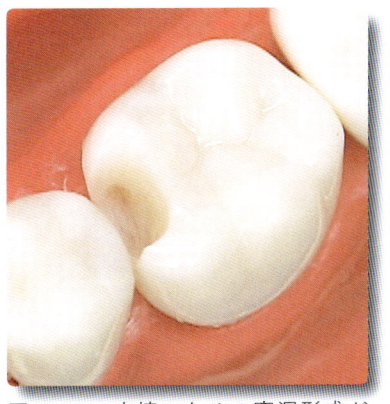

図12-10i 充填のための窩洞形成が完了．

⑧頬舌側窩縁部に鋭縁がある場合は，細いバー（MI-53F）で削除します（図12-10h）．

⑨充填のための窩洞形成が完了です（図12-10i）．

2級充填のための隔壁法

充填修復は1面窩洞がもっとも容易ですが，隣接面を含む2面以上の複雑窩洞でも隔壁を装着して1面窩洞とすることで充填が可能になります．隔壁法は，充填修復における最も大切なテクニックです．したがって隔壁が装着できない症例は，充填修復の適応症になりません．2級直接充填でもっとも問題となるのが，コンタクト(接触点)の回復です．

う蝕による実質欠損が小さく，窩洞形成後もコンタクトが保存されている症例では，あえて歯間離開を行って歯間部に挿入するマトリックスの厚みを補償する必要はありません．しかし欠損が大きくなりコンタクトを失った症例では，セクショナルマトリックスとバイタインリングを使用することで，多くの症例で容易に強固なコンタクトを回復することができます(図12-11)．ただし，実質欠損がさらに大きくなり，バイタインリングの装着が不可能な症例では，工夫をすれば直接充填は可能になりますが，間接法修復で行うのが妥当でしょう．

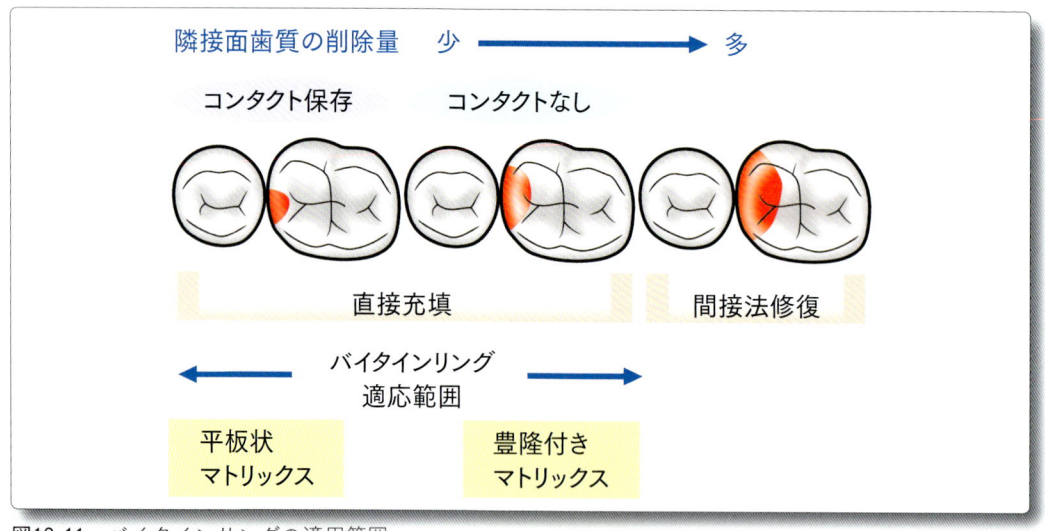

図12-11 バイタインリングの適用範囲．

バイタインリングとセクショナルマトリックス

バイタインリング(bitine：bi=2つ，tine=角)は，リング状のセパレーター兼用マトリックスリテーナーです．その名のとおり2本の角があり，この部分(把持脚)でマトリックスを挿入した歯間部を挟み込むので，マトリックス保持器(マトリックスリテーナー)としてだけでなく，歯間離開器(セパレーター)としても機能します(図12-12)．

セクショナルマトリックスは，弾性に若干の違いがみられますが，いずれの製品もほぼ30μmの厚さの金属製で豊隆が付与されており，リングを併用することで強固な接触点をもつ，ふくらみのある隣接面を再現することができます．ただし，コンタクトが保存されているような歯間部の隙間がほとんどない症例では，このマトリックスは入りません．その場合は平板状のマトリックスを使用します．

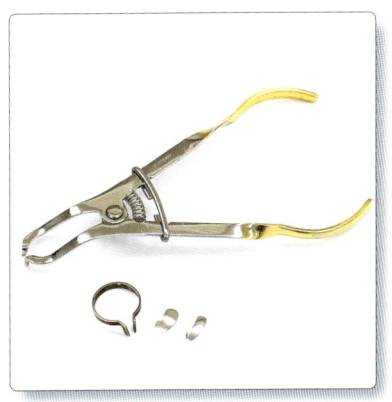

図12-12a　バイタインリングとセクショナルマトリックスと専用のフォーセップス．

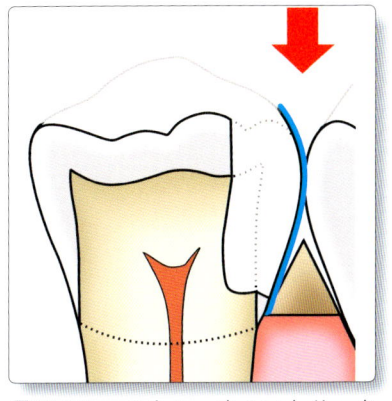

図12-12b　セクショナルマトリックスは豊隆があるので隣接面の膨らみが再現できます．

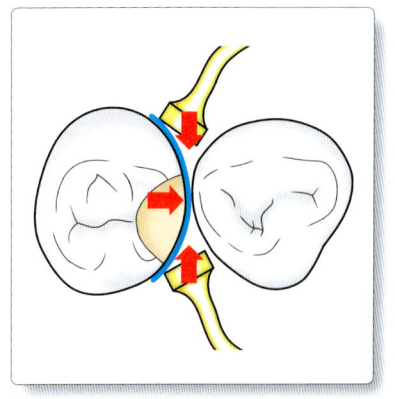

図12-12c　バイタインリングはマトリックスを固定すると同時に歯間離開機能があります．

　リングの着脱用に各社とも専用のフォーセップス(プライヤーと呼ばれる場合もあります)を用意しています．クランプフォーセップスでは装着時にリングが外れる危険があるので，専用のフォーセップスをお勧めします．Triodent(取扱：ジーシーとデンツプライ三金)とDanville(取扱：モリムラ)のフォーセップスがさまざまなリングに対応できます．

　現在，バイタインリングとセクショナルマトリックスをセットにしたさまざまなマトリックスシステムが市販されています(以降，セクショナルマトリックスシステムと略します)．

バイタインリングとセクショナルマトリックスの使い方
◆マトリックスの挿入からクサビでの固定まで(図12-14a～f)

　マトリックスは歯間部への挿入を容易にするため，その端をピンセットではさみ，凸側もしくは凹側に曲げます(左：MO窩洞，右：OD窩洞の場合／図12-14b, c)．マトリックスをの一方の端をピンセットで，他方を指先で交互に押しながら歯間部に入れます(図12-14d, e)．コンタクトがない場合は，押し込まなくても楽にはいるはずです．金属マトリックスは空豆型をしているので，症例に応じて凹部もしくは凸部のいずれかを歯肉側にして挿入します(図12-13)．

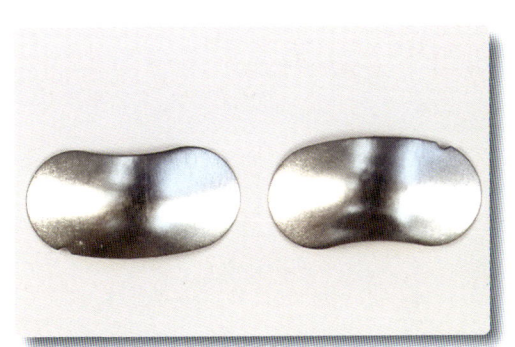

図12-13a　多くのセクショナルマトリックスが空豆型をしています．

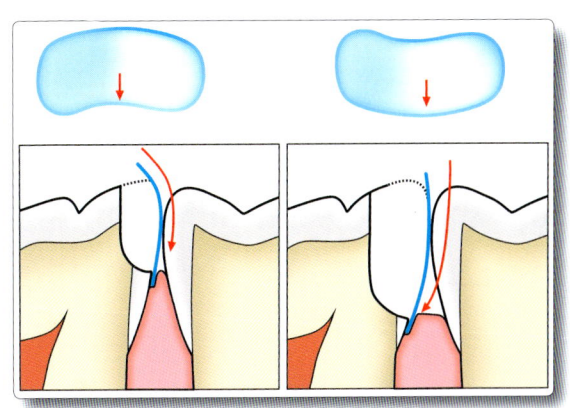

図12-13b　臨床歯冠の短い症例では凹部を歯肉側にして歯面に沿わせるように挿入します．臨床歯冠の長い症例では凸部を歯肉側にして歯頸部に滑り込ませるように挿入します．

12　コンポジットレジンの充填修復

隣接面部に挿入したマトリックスをクサビで固定します（歯間空隙が狭くクサビを使用できない場合も多いです／図12-14f）．

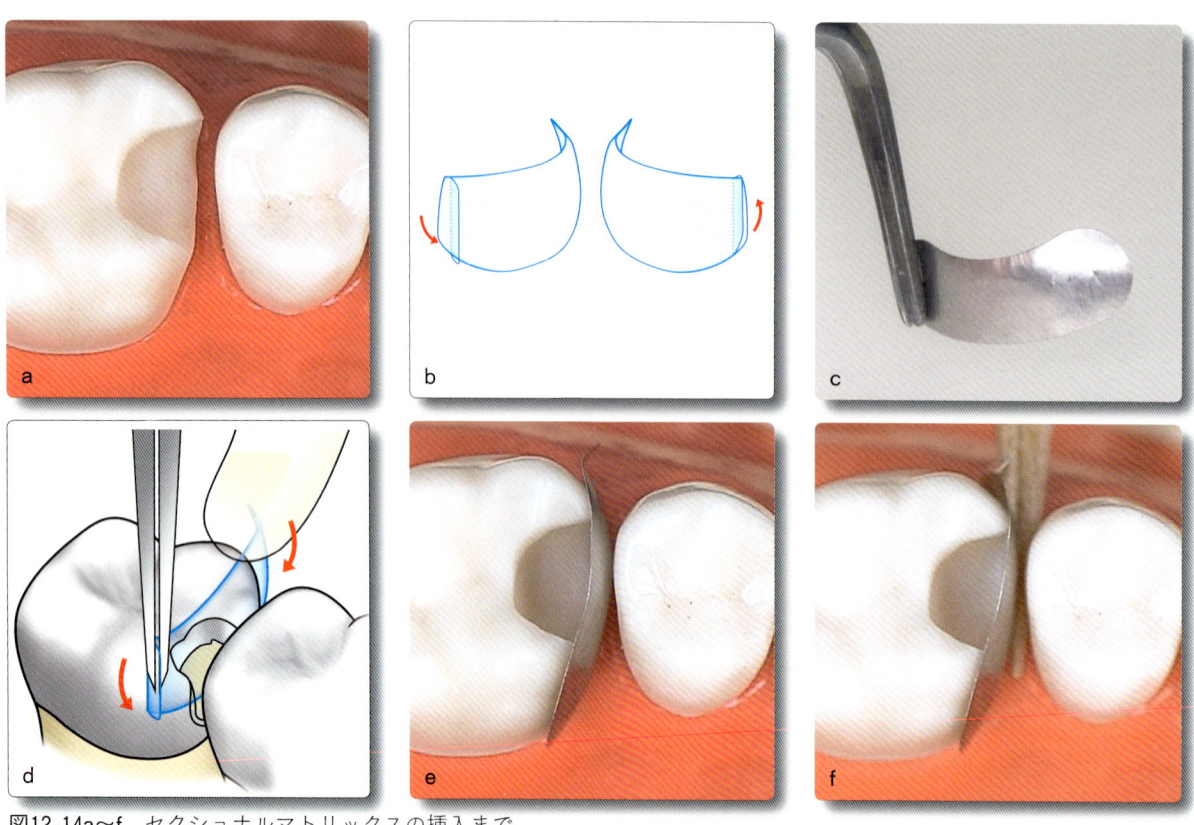

図12-14a〜f　セクショナルマトリックスの挿入まで．

◆バイタインリングの装着まで（図12-14g〜i）

フォーセップスを用いてバイタインリングを装着します（図12-14g, h）．マトリックスをクサビで止めていないと，リングをかけるときにマトリックスがずれやすいので，その場合は，左手の指先でマトリックスを軽く押さえながらリングをかけます．一気に装着するのではなく，一方のタインを歯間部にあてがってから，フォーセップスをゆるめながら，もう一方を締めつけていきます．

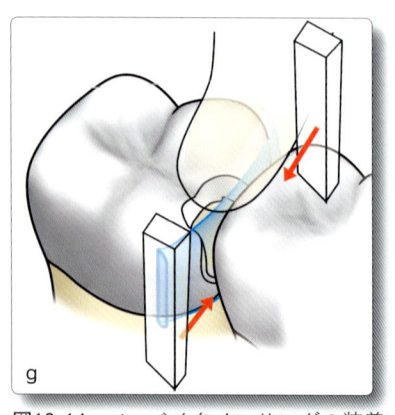

図12-14g〜i　バイタインリングの装着．

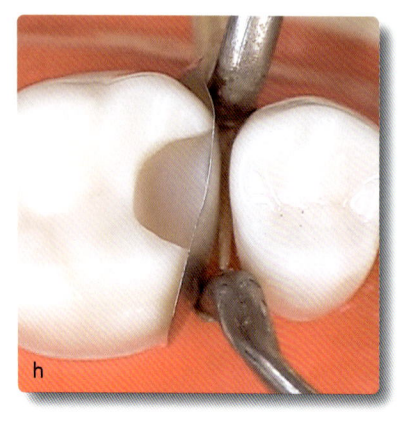

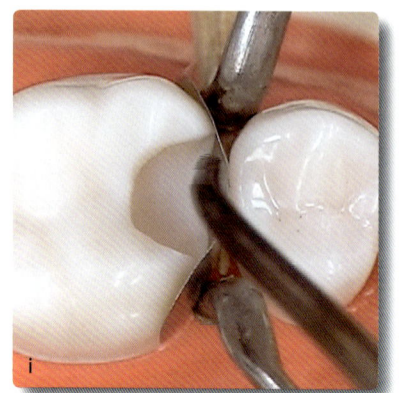

リングをかけただけでは，マトリックスは隣在歯と必ずしもコンタクトしません．隣在歯とのコンタクトを確実にするために，リング装着後，必ずエキスカベーターの先の丸い部分(腹)や先の丸い充填器を使ってマトリックスを隣在歯に圧接します(図12-14i)．
　マトリックスがリングでしっかり固定され，隣在歯とコンタクトし，しかも歯頸側マージン部に隙間がない状態が確認できれば装着完了です(図12-14j)．

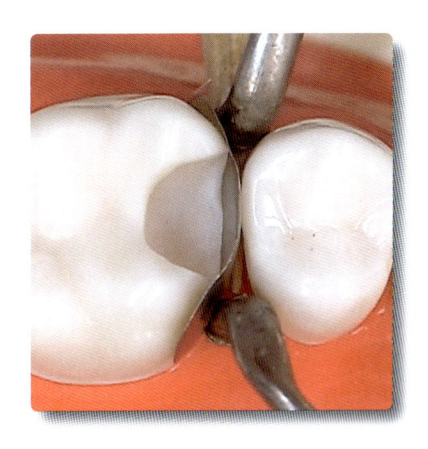

図12-14j　バイタインリングの装着完了．

　ここで重要なのは，セクショナルマトリックスが歯面とタインでしっかり挟まれて固定されていることです(図12-15a)．そのためには，リングを指でつまんで軽い力で揺さぶってリングが患歯にしっかりかかっていることを確認し(図12-15b)，さらにマトリックスをピンセットでつまんで動かなければ大丈夫です(図12-15c)．

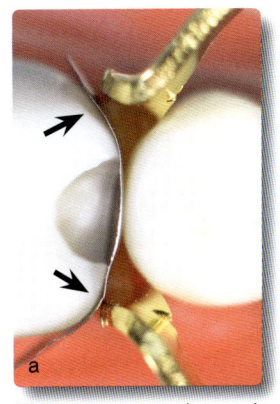

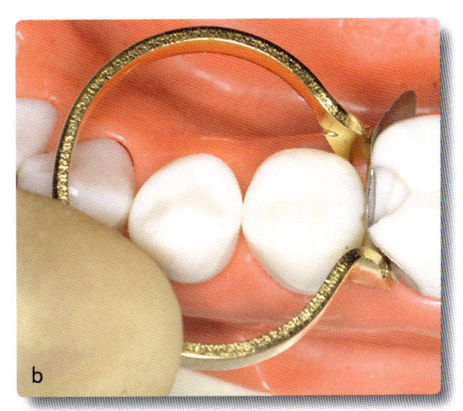

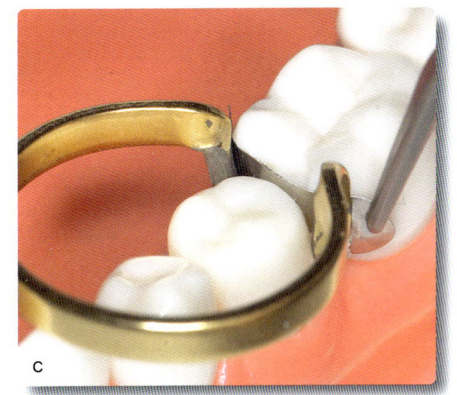

図12-15a〜c　セクショナルマトリックスの固定の確認．

◆接着操作(図12-16a〜g)
　2ステップのセルフエッチングシステムを使うことを前提とします．
　まず，窩洞形成時のタービンやマイクロモータ由来のオイルミストの汚染を除去するため，消毒用エタノールを含ませた小綿球で窩洞内を清拭し，エア乾燥します(図12-16a, b)．

次いで，セルフエッチングプライマーを窩洞にたっぷり塗布し，所定時間待ちます（図12-16c）．セルフエッチングプライマーをしっかりエアブローして，窩洞を十分に乾燥させます（図12-16d）．エアブロー時に，窩洞内から液成分がもはや飛散しないことが確認できるまで乾燥します．そうすることで，プライマーの液溜まりを防ぐことができます．

ボンドレジンを窩洞面に塗布し（図12-16e），ボンドレジンを軽くエアブローします（図12-16f）．セルフエッチングプライマーをエアブローするほど強くは吹きません．そして所定の時間を光硬化させます（図12-16g）．

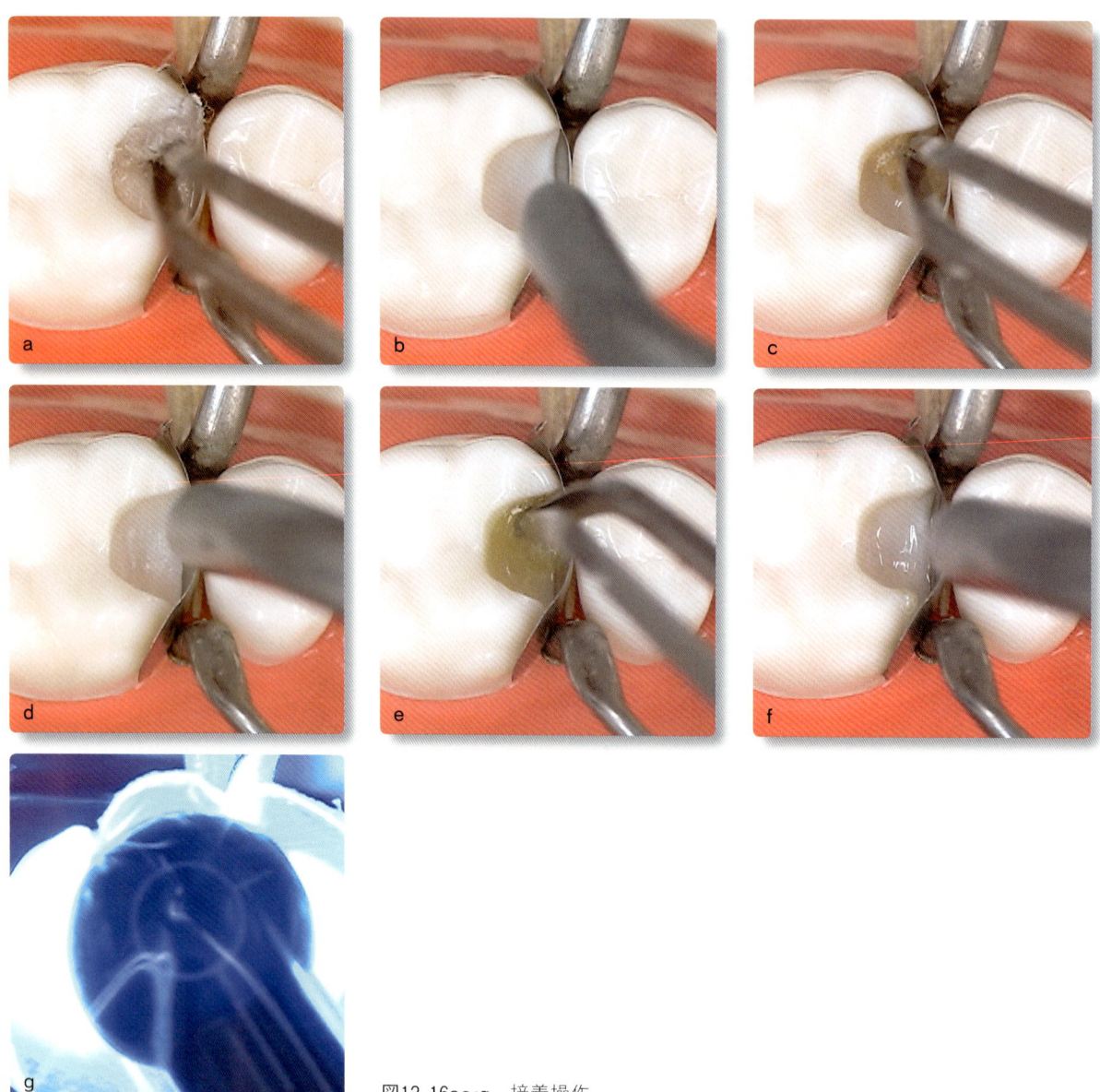

図12-16a〜g　接着操作．

◆充填操作（図12-17a〜d）

クサビを使用しない場合は，充填時にコンポジットレジンを隣接面窩洞に強く圧接すると歯肉側マージンからレジンがはみだしてしまうので，あらかじめフロアブルコンポジットレジンで歯肉側マージンを封鎖します（図12-17a）．

クサビを使用していても，あらかじめフロアブルで窩洞深部をライニングすることで，隅角部への気泡の混入を防げます．フロアブルを光硬化させます(図12-17b)．金属マトリックスは光を通さないので，充填に際しては咬合面方向から20秒間しっかり光をあてます．その後，ペースト型のコンポジットレジンを充填し，光硬化させます(図12-17c, d)．隣接面部の窩洞の深さが4mmを超える場合は，コンポジットレジンを積層するか，1層目(約2mmの厚さ)にフロアブルを使用します．

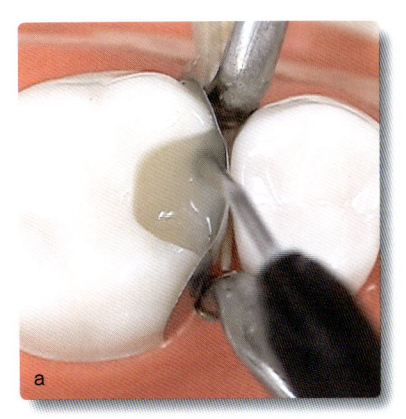

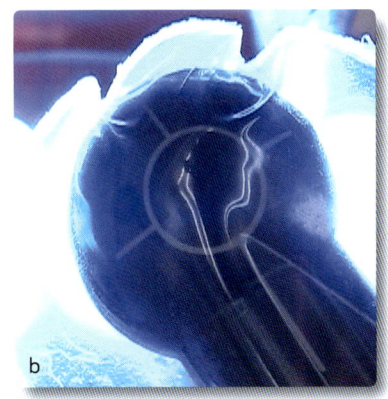

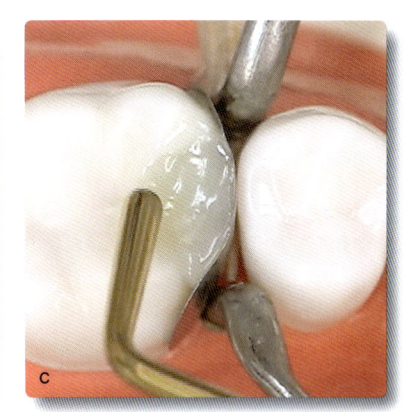

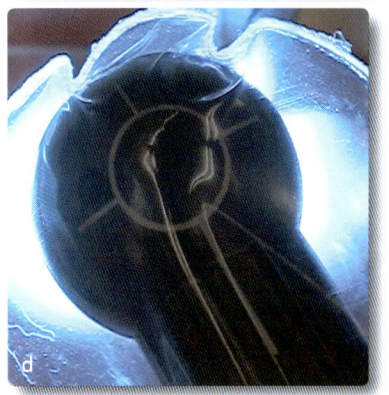

図12-17a〜d　充填操作．

◆マトリックスの除去(図12-18a〜d)

硬化後は，まずバイタインリングとクサビを外します(図12-18a)．マトリックスがコンポジットレジンにしっかり張りついているので，リングをはずした後，探針もしくは充填器の先でマトリックスを剥がします(図12-18b, 19a)．

マトリックスの端をホウのプライヤーなどでしっかり把持して回転させながら除去します(図12-18c, 19b)．

マトリックス除去時に，口腔内の軟組織を傷つけないよう細心の注意が必要です．とれない場合は，無理に引き抜くとマトリックスがちぎれて歯間部に残ることがあるので，焦らず再度マトリックスを充填物から十分に剥がします．

マトリックス内面を確認し，未重合のレジンが付着していないことを確認します(図12-18d)．マトリックス内面に未硬化のレジンが付着している場合は，光照射が不十分な証なので，使用したレジン，照射器，照射方向，照射時間を再検討する必要があります．

マトリックスの除去を容易にするために，内面にワセリンやインレーワックスを非常に薄く塗りつけておくのもよいと思います．

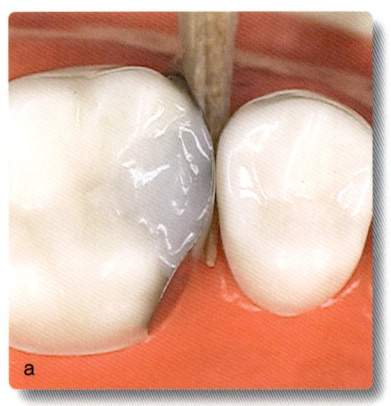

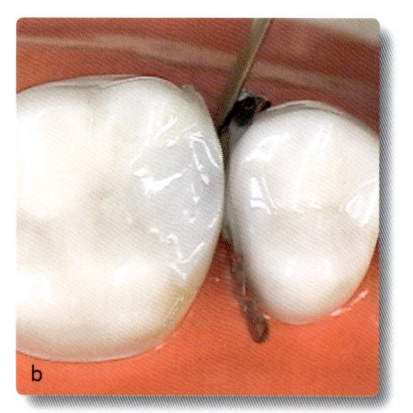

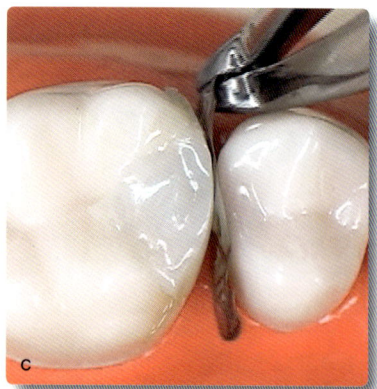

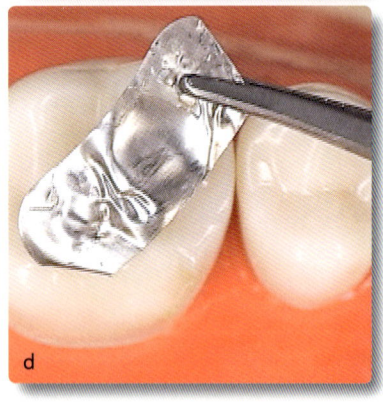

図12-18a〜d　マトリックスの除去.

最近では，セクショナルマトリックス内面をテフロン加工し，除去しやすくなった製品も発売されています(後述).

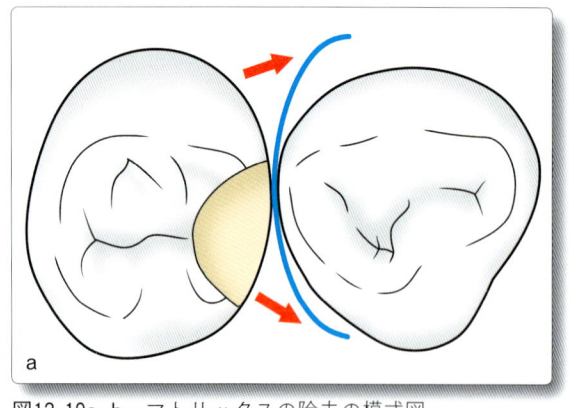

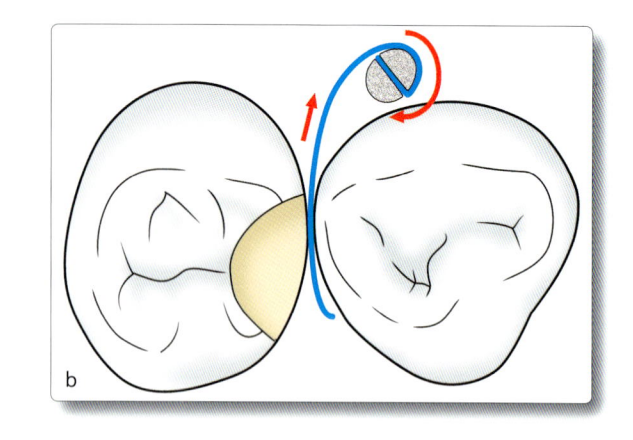

図12-19a, b　マトリックスの除去の模式図.
　マトリックスを歯面からしっかり剥がし(a)，マトリックスの一端をホウのプライヤーでしっかりつかんで回転させながら引き抜きます(b).

◆咬合調整と仕上げ研磨(図12-20a〜c)
　マトリックス除去後，頰舌側方向から再度10秒間ずつ光照射して，歯頸側レジンの硬化を確実にします．その後，咬合調整，形態修整，仕上げ研磨を行います．

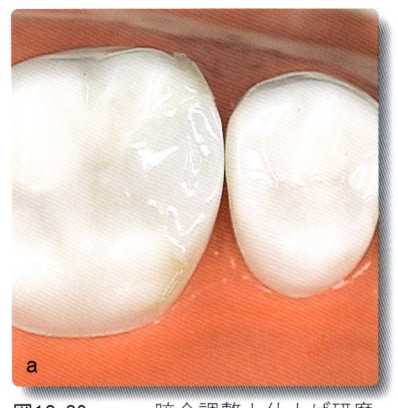

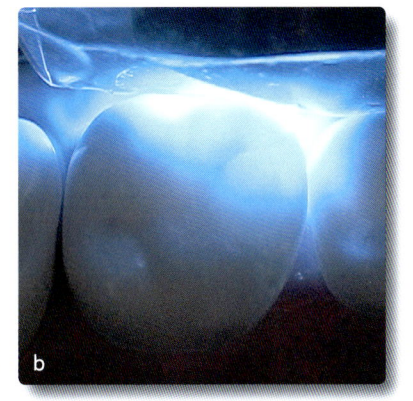

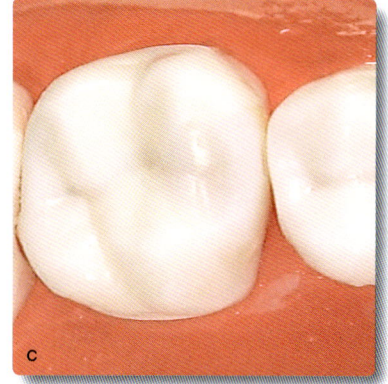

図12-20a〜c　咬合調整と仕上げ研磨.

◆形態修正の一般的手順

咬合面を含む窩洞の形態修正の手順を示します．

①まず，スーパーファインの細い槍状のポイント（FO-42EF，FO-40EF，FO-41EF）で軸面のはみだしたコンポジットレジンを除去し，付形します．

②次に，大きな洋梨状のポイント（EX-26）か，もしくは窩洞が小さい場合はファイン粒子のツボミ形のダイヤモンドポイント（FO-30F）で辺縁隆線を隣在歯の高さにそろえます．

③洋梨状のポイント（EX-26）を咬合面の溝に沿わせてフェザータッチで動かしながら，大まかな斜面の形態を作ります．

④咬合面の彫刻では，咬合面の小窩と溝の位置は窩洞周囲の歯面の形態から類推して位置を決めます．まず，FO-30Fを使い，もっとも作りやすい位置の明確な溝から作ります．

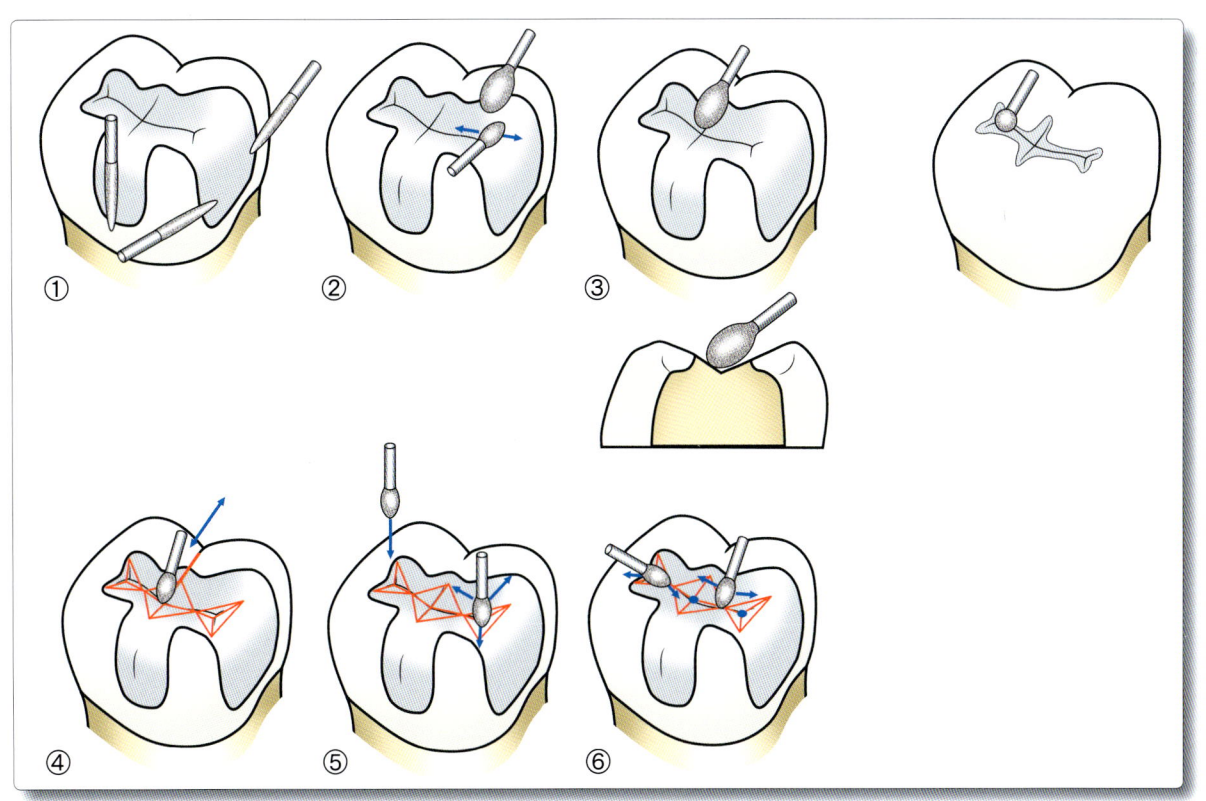

図12-21　咬合面を含む窩洞の形態修正の手順．使用するバーは図12-59aをご参照ください．

下顎大臼歯では舌側溝であり，上顎大臼歯では頰側溝です．次いで，図に示すように小窩に頂点をおき稜線が溝に沿う三角錐(溝の数により，場合によっては四角錐／赤線)をイメージします．

⑤FO-30Fの先端を使用して，小窩を作り，そこから溝の方向にポイントを走らせて三角錘形のくぼみを形成します．

⑥ポイントの先端を溝に沿わせながら，ポイントを僅かに傾けてそのポイントの側面で咬合斜面を形成します．

最後方臼歯の咬合面のように，ツボミ状のポイントが届かない部位には，球形ポイント(BR-40EF)を使用します(図右端)．

咬合調整は，上記のように形を整えながら行いますが，診療時間がとれないときは形態修正よりも咬合調整を優先させます．

2級窩洞充填のイメージ

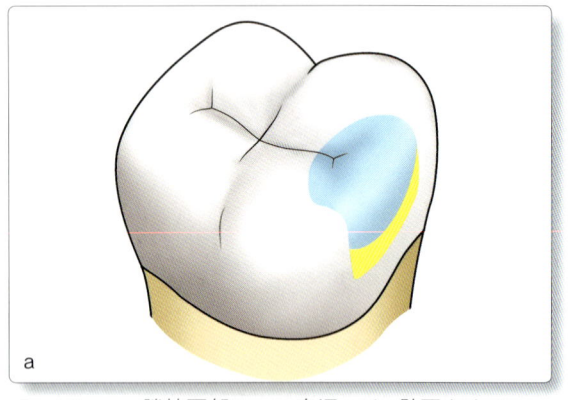

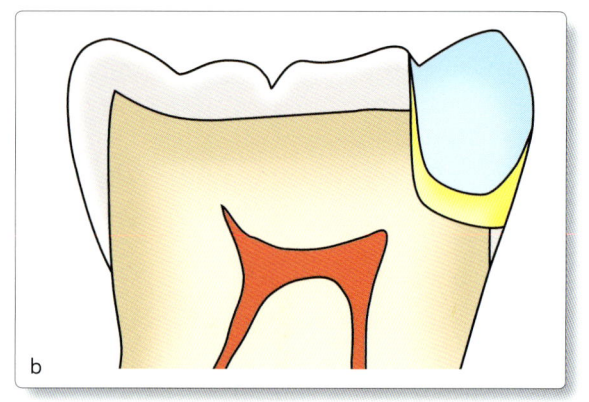

図12-22a, b　隣接面部のみの窩洞では，壁面をすべてフロアブルコンポジットレジン(黄)でライニングして，その後ペーストタイプのコンポジットレジン(青)を充填します．

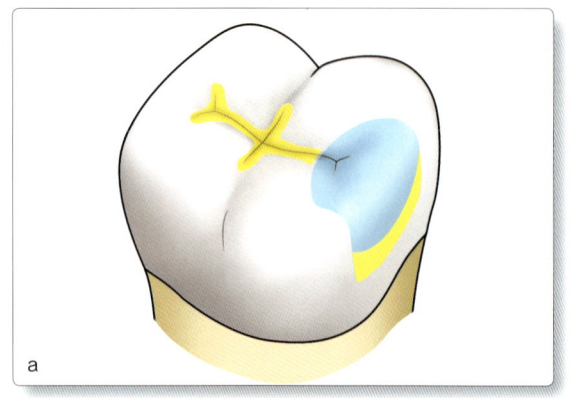

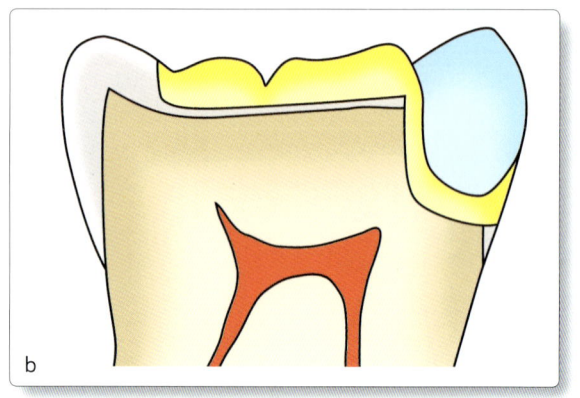

図12-23a, b　咬合面の幅の狭い小窩裂溝部の充填が加わる場合は，小窩裂溝部を隣接面窩洞のライニング時にフロアブルコンポジットレジン(黄)で充填し，隣接面部の大きめの窩洞はその後ペースト型のコンポジットレジン(青)を充填します．

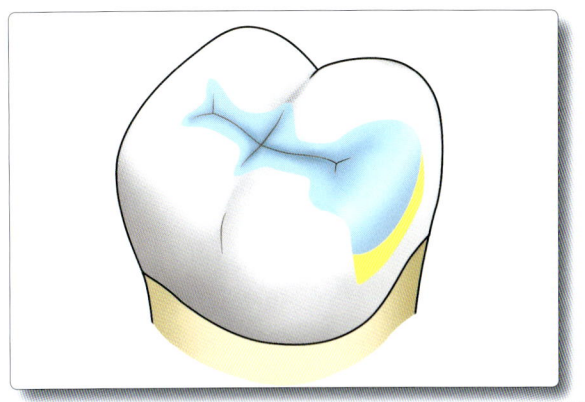

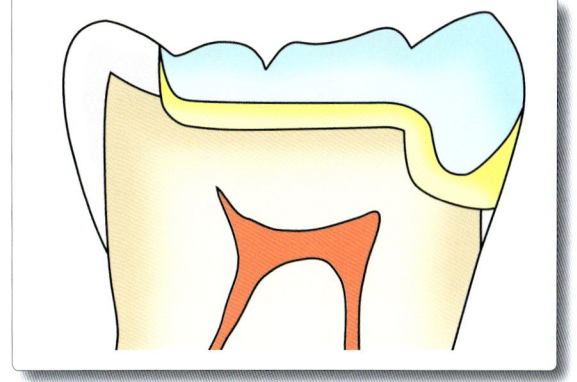

図12-24a, b　大きなインレーの脱落症例のように，咬合面部も象牙質まで削除されている場合は，咬合面窩洞と隣接面窩洞の双方をフロアブルコンポジットレジン（黄）でライニングし，その後ペースト型のコンポジットレジン（青）を充填します．

歴史

◆ Palodent Matrix System（Dentspry）

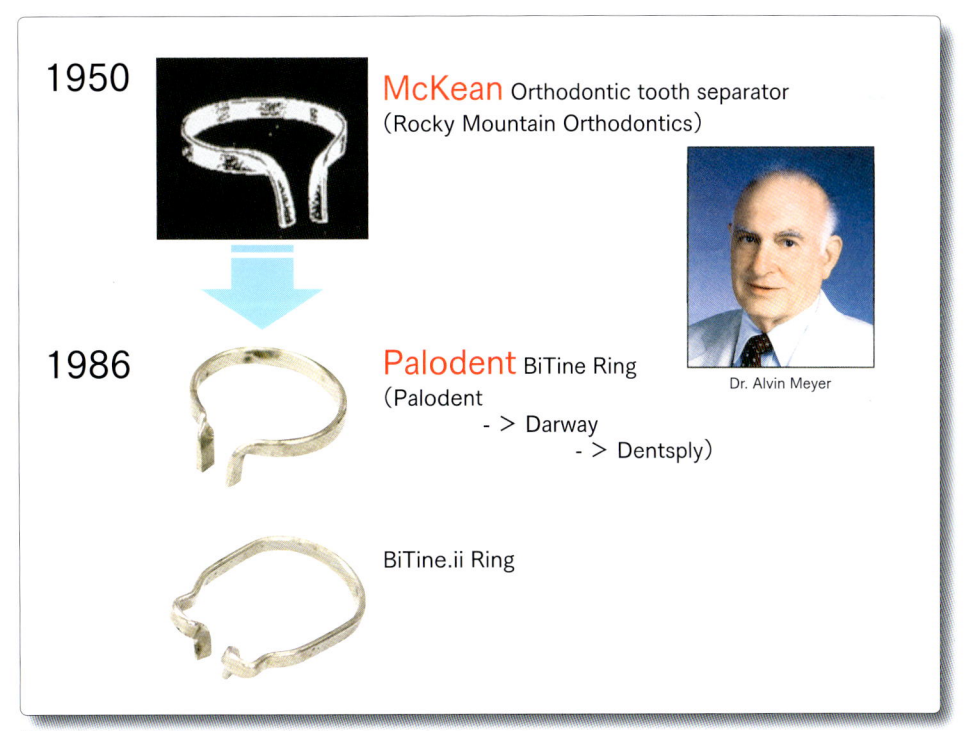

図12-25　Palodent Matrix System.

　2級充填の隔壁として金属マトリックスが古くから用いられていましたが，マトリックスの厚みだけ隣在歯とのコンタクトがすいてしまう問題がありました．Bitine ring は，歯間分離器としてそのマトリックスの厚みを補償すると同時に，マトリックスリテーナーとしてマトリックスを保持する機能があります．このリングの起源は，1950年頃に Rocky Mountain から発売されていた「McKean separator」といわれています（Dr.Raymond L.Bertolotti より）．この当時は，平板状の金属マトリックスが付属していたようです．

　その後，1986年に Dr.Alvin Meyer が，この McKean ring を復活させると同時に，豊隆

のついたセクショナルマトリクスを初めて付属させPalodent Matrix System(Dentsply, デンツプライ三金)を開発しました．現在のさまざまなセクショナルマトリックスシステムの出発点は，このPalodent Matrix Systemといっていいでしょう．しかし当時はアマルガム充填用として使われていたために，硬化の遅いアマルガムではマトリックス除去時にアマルガム充填物の辺縁隆線部が破折してしまうトラブルが多発したために，広く普及することはなかったようです．

　しかし歯質接着性コンポジットレジン修復が一般的になると，状況は大きく変わります．このPalodent Matrix Systemを米国で普及させたのがDr.Raymond L.Bertolottiです．彼は，故総山孝雄先生に接着性コンポジットレジン修復を学び，コンポジットレジンの2級修復にこのマトリックスシステムを応用しました．光重合型コンポジットレジンはアマルガムと異なり，初期強度が高いのでマトリックス除去時の辺縁隆線の破折は起こらないからです．接着性レジンと光重合型コンポジットレジンの進歩が，このマトリックスシステムの普及を後押ししました．

　Palodentは，その後Darwayに，そして現在はDentsplyの傘下になっています．

　オリジナルのPalodent Bitine Ring (Round Ringとも呼ばれます)に加えて，その後Bitine ii Ring(Oval Ringとも呼ばれます)というOD窩洞用のリングも作られました．

　Round Ringは，リングが小さめで歯間離開に必要な把持力が強力なのが特徴です．しかしタインが短いため，スライス窩洞のような隣接面部の削除の大きい症例では，脚部が窩洞内に入ってしまい，使用することができません．

　Oval Ringは，充填操作の邪魔にならないようにリング部が楕円形をしています．そのために把持力はオリジナルリングの約70％程度です．

　このPalodent Matrix SystemはBitine ringと豊隆のついたセクショナルマトリックスを付属させたパイオニアとしての評価は高いのですが，Bitine ringのタインが短く，リングが外れやすかったり，適応できる症例に制限があるという欠点がありました．1990年以降からさまざまなセクショナルマトリックスシステム製品が発売されていますが，いずれもがPalodent Matrix Systemの欠点をカバーする改良がなされています．

◆ Contact Matrix System（Danville Materials）

　Palodent Matrix Systemの広告塔であったDr.Bertolottiは，自身の臨床経験からこのリングのタインが短いという欠点を知り，Dr. Meyerに改良を何度もお願いしたそうです．しかし再三再度の申し入れにも同氏が改良に応じなかったため，Dr.Bertolotti自身が開発したのがContact Matrix System(取扱：モリムラとトクヤマデンタル)です．

　このシステムの特徴は，リング(Contact Ringといいます)がMO窩洞用とOD窩洞用の2種類あることと，それぞれのリングのタインを長くしてテーパーをつけ，リングが外れにくくしたことです．さらにMOD窩洞において，近心方向からMOとODのリングが2個重ねがけできるように，リング本体とタインにoffset角をつけています．発売当初は，タインの幅が最も広く，隣在歯との距離がある症例でも使用できる場合があったのですが，その後他社からタインを幅広にした製品がでたことから，Contact Ringを1回り大きくしたMega Ringを2007年に発売しました．

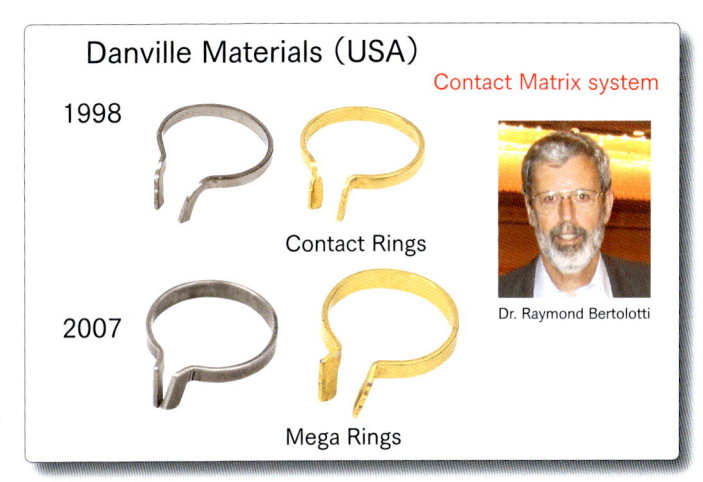

図12-26　Danville Materials のリング．

　Contact Matrix System の Contact Ring は，把持脚が長いため，歯頸部付近で把持できるので，比較的隣接面部の削除の大きい症例でも使用することができます．しかし把持脚を長くしたために，把持力は Palodent Round Ring の約70％程度です．また症例によっては，脚が長すぎて使いづらい場合もあります．はじめからリング先端が開いているために，乳歯には使用できません．Contact Ring は価格も安く，入門用としては最適です．また後述（122頁参照）しますが，リングを改良して使いやすくすることも可能です．

　Mega Ring は大きめで，しかも把持力が強いので，セクショナルマトリックスシステムに慣れた方が用いた方がいいでしょう．

◆ Composi-Tight Sectional Matrix System（Garrison Dental Solutions）
　このセクショナルマトリックスシステムは，既存のマトリックスシステムに満足していなかった Dr.Edgar Garrison（2009年に他界）と彼の息子の Dr.John Garrison がエンジニアの Rob Anderson とともに独自に開発したもので，1997年2月のシカゴ Midwinter 大会でお披露目されたそうです．その評判はよかったようです．

　このオリジナルの G-Ring は，細いワイヤー（直径1.5mm）でできているため，把持力は弱く，Palodent Round Ring のほぼ半分程度ですが，脚先端にアンダーカットゲージ状の突起があり，萌出の浅い歯でもリングがはずれにくくなるよう工夫してあります．リングが細いワイヤーであるために，隣接面部の削除の大きい症例では使用できませんが，把持力がマイルドなこととタイン先端の突起により，乳臼歯でもしっかり萌出していれば使用できます．その後，発売された G-Ring Gold（リンカイ，ケーオーデンタル，フィード通販：取扱）は，コンポジタイト同様に脚先端に突起がありますが，ワイヤー（長径2.3mm）が太くなったため保持力はコンポジタイトよりも格段に強くなり，隣在歯との距離がある症例でも使用できる場合が増え，G-Ring よりも適用範囲が広がりました．

　G-Ring Silver Plus（モリタ）は，G-Ring のリング部にプラスチックの補強材をつけて保持力のアップと装着時のリングの安定を計りました．

　最も新しい G-Ring 3D（モリタ）では，いままでの G-Ring とは大きく異なり，タイン部にくさび状の突起を備えた樹脂製の保持装置が付与されていて，隣在歯との距離がある症例にも使用できるように工夫されています．

　この G-Ring 3D は，2012年にリングの補強材が変更され，大きさが小さくなって把持

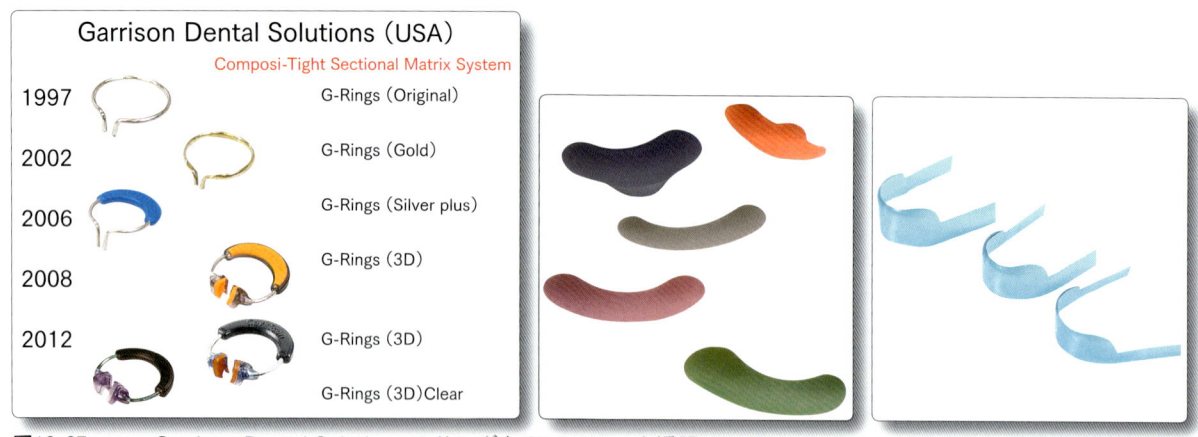

図12-27a～c　Garrison Dental Solutions のリングと Slick Band と透明バンド.

力は強くなったとのことです．さらに，タイン部を透明にして光を通すようにした G-Ring 3D（Clear）が発売されました．このリングは，同時に発売されたブルー透明マトリックスと一緒に使います．

　Garisson Dental Solutions が，最近発売したセクショナルマトリックス「Slick Band」（モリタ）は，充填物に接する内面にテフロン加工がされており，マトリックスの除去が非常に容易です．ただし，価格は通常のセクショナルマトリックスの2倍です．ここぞというときに，使うといいと思います．

◆ Quickmat Delux（Polydentia）

　スイスの Polydentia 社から発売されている製品で，日本では Ci メディカルの通販で購入できるようです．Composi-Tight の G-Ring のように細いワイヤー（直径1.5mm）でできていますが，タイン先端にアンダーカットはなく，把持をよくするために円筒形のシリコーン製のチューブをタイン部に挿入するようになっています．価格は他社のリングに比して非常に安いのが特徴です（リング5個で1,280円）．購入して使用したことがありますが，リング装着後にタインがシリコーンチューブから抜けてくることがあります．

　Polydentia のホームページをみると，円筒形のシリコーンチューブに加えて，三角柱状のチューブもあるようですし，Composi-Tight G-Ring Silver Plus のようにリングにプラスチックの補強パーツを装着できるようです．ただ，筆者は使用経験がありません．

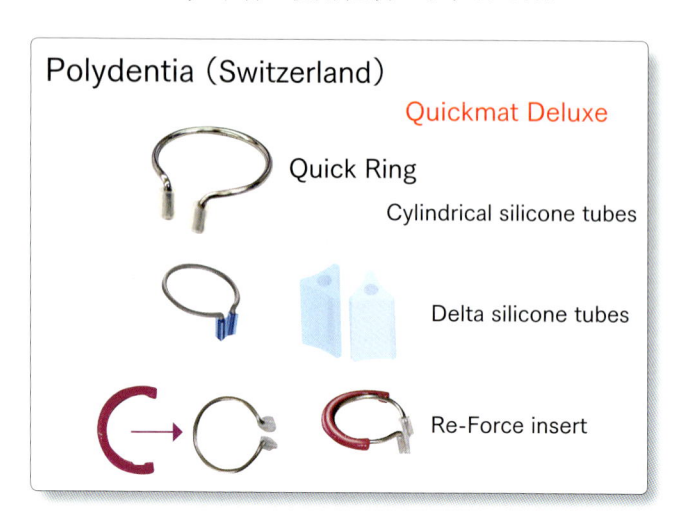

図12-28　Polydentia のリング.

◆ V-Ring System と V3-Ring System（Triodent）

　Triodent 社は，Dr.Simon McDonald が2003年にニュージーランドで設立した会社ですが，現在は米国のロサンゼルスに本社があるようです．

　最初の製品は，Tri-Clip という all-in-one のマトリックスで，セクショナルマトリックスとシリコーン製の double-wedge とバイタインリングがひとつに組み合わされたもので，MO 窩洞用（青色）と OD 窩洞用（緑色）の2種類がありました．タインが幅広なプラスチックのため，結構大きな欠損でも使えるのですが，器具自体が大きいのと価格が高いのが難点でした．シリコーン製の double-wedge はまだ発売されていますが，Tri-Clip は現在市販されていません．

　2005年に V 字形のタインとリング部にニッケルチタンを組み込んだ V-Ring System が発表されました．同時にこのセクショナルマトリックスシステムでは，Tab Matrix というセクショナルマトリックスと Wave wedge というプラスチック製のクサビを付属させています．現在，日本ではジーシーが扱っています．コンポジットレジン修復に造詣の深い米国の Paul Belevedere 先生が非常に高く評価しています．

　タイン先端が V 字形になっているため，クサビが邪魔にならず，リングを装着してからもクサビが挿入できるので便利です．また，隣在歯との距離がある症例でも使用できます．ただ従来のリングと異なり，V 字形のタイン先端の4点で歯列に固定するため，歯の大きさや並びによってはかかりにくい場合もあります．

　2008年5月に V-Ring のタインを強化樹脂に変え，リング部をすべてニッケルチタン製にした V3-Ring System が発表されました．タイン間の幅が広い Universal（緑色）と狭い Narrow（黄色）の2種類があります．タイン部が V 字形のままなのですが，金属ではなく強化樹脂になりフレキシブルになったためか，リング装着が容易になりました．ただし，萌出の浅い歯冠部では滑ってかからないことがあります．またリングがすべてニッケルチタン製になったために，リングを大きく拡げても，把持力はそれに比例して増加せず，歯間離開力が強くなりすぎないように工夫してあります．筆者は2008年の発売当初より使用していますが，リングを大きく拡げすぎたためか，3か月目にリングが破折してしまいました．ステンレス製ではリングの破折を気にする必要はないのですが，V3-Ring では注意が必要だと感じています．

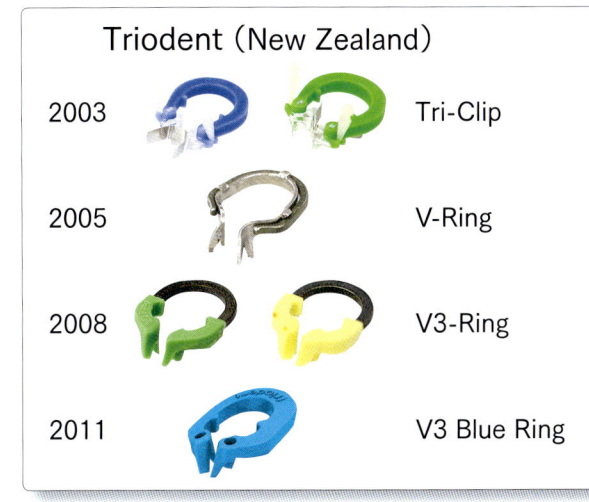

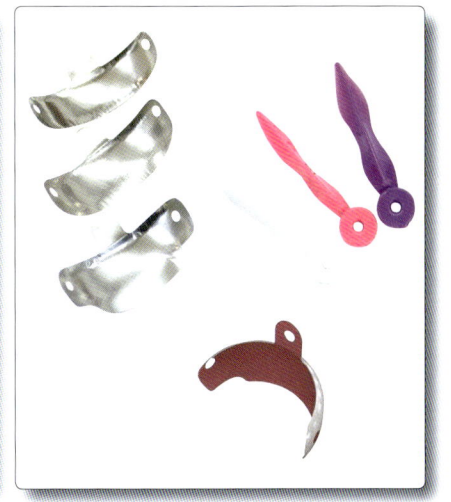

図12-29a, b　各種リングとタブマトリックスとウエイブウェッジと SuperCurve Matrix（Triodent 社）．

このV3-Ring Systemは，日本ではデンツプライ三金が取り扱っています．米国のDentsplyも2011年にこのV3-Ring Systemを「Palodent Plus Matrix System」として発売を開始しました．

またTriodentは，2011年にV3 Blue Disposable Systemの発売を開始しました．これは，リングをすべてプラスチックで作ったV3 Blue Ringという製品を付属させたもので，リングはオートクレーブにはかけられますが，原則としてディスポーザブルです．

2012年には，GDS社のSlick Bandのようなレジンがくっつかないように内面処理を施したSuperCurve Matrixの発売を開始しました．

セクショナルマトリックス

このシステムの先駆けであるPalodentが付属させたセクショナルマトリックスは，豊隆のある空豆型をした金属マトリックスで，その後各社が付属させたものも，ほぼ類似の形態をしています(図12-30)．ただ，Sサイズ，Mサイズ，Lサイズというような大きさのバリエーションが増えました．

特殊なのは前述したGDSが発売しているSlick Bandと，TriodentのTab MatrixとSuperCurve Matrixでしょう．

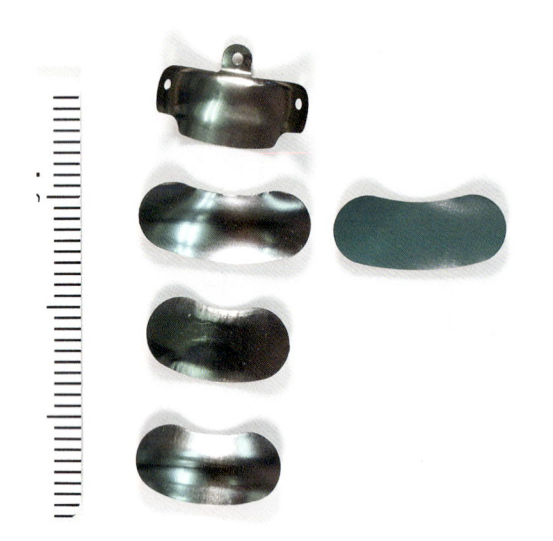

図12-30　セクショナルマトリックス．
　上からTriodent(ジーシー，デンツプライ三金)，GDS(モリタ)右の色つきはSlick Band，Danville(モリムラ，トクヤマデンタル)，Palodent(デンツプライ三金)の順．

セクショナルマトリックスシステムのまとめ

いずれのキットも一長一短がありますが，隣接面部の削除が少ない症例において最も簡単に使えるのが，Composi-Tight Silver Plus(取扱：モリタ)です．しかし，さまざまな隣接面部の窩洞に対して，最も広く対応できるのはContact Matrix System(取扱：モリムラとトクヤマデンタル)，Composi-Tight Gold(取扱：リンカイ，ケーオーデンタル，フィード通販)，V-Ring System(取扱：ジーシー)，V3-Ring System(取扱：デンツプライ三金)です．

とりあえず使ってみたいという方には，Contact Matrix Systemが，価格が安く，適応症例が広いのでよいと思います．2級充填に慣れ，さまざまな症例にチャレンジしたい方には，セクショナルマトリックスは，いずれの製品も似たり寄ったりですから，リングのみ全キットをそろえられるのがよいと思います．使い方に習熟すると，患者の反応もすこぶるよく，臼歯部の2級充填がきっと楽しくなるはずです．

臨床例

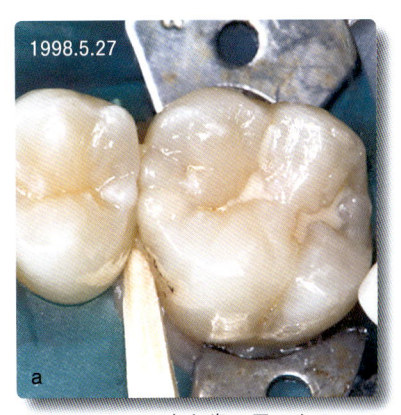

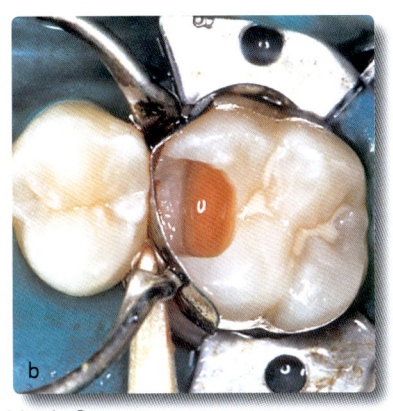

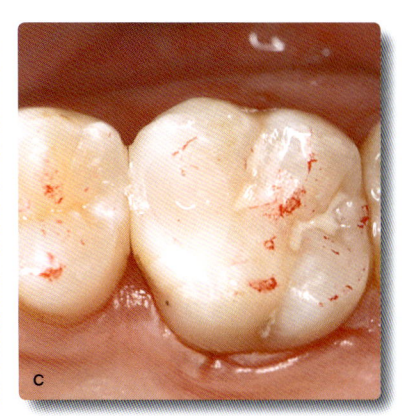

図12-31a〜c　大臼歯に用いた Palodent Matrix System.

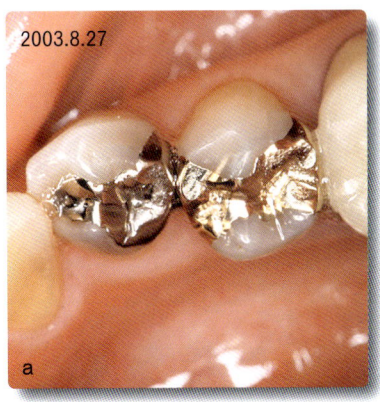

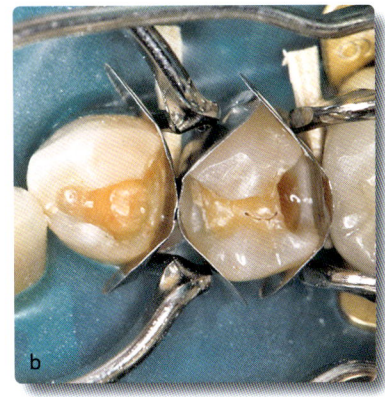

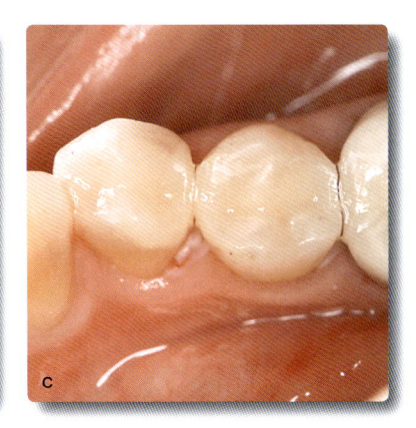

図12-32a〜c　小臼歯に用いた Palodent Matrix System.

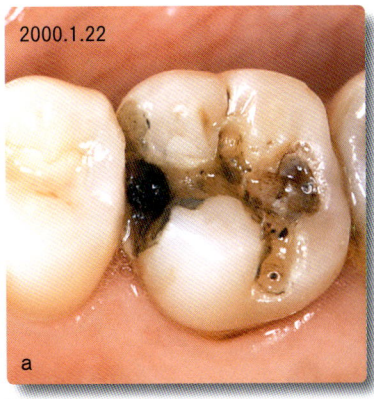

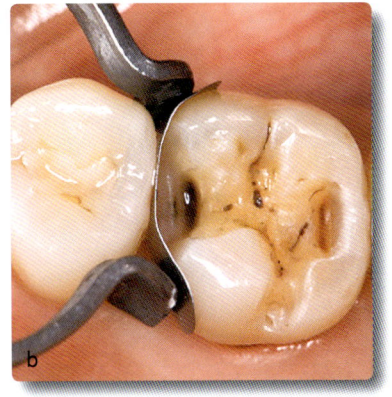

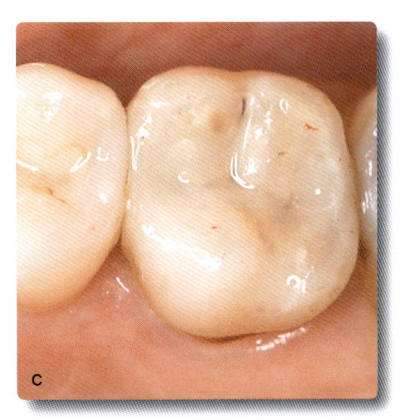

図12-33a〜c　大臼歯に用いた Contact Matrix System.

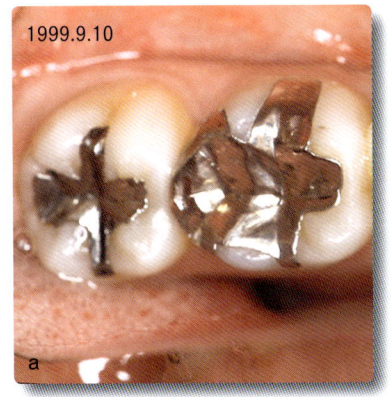

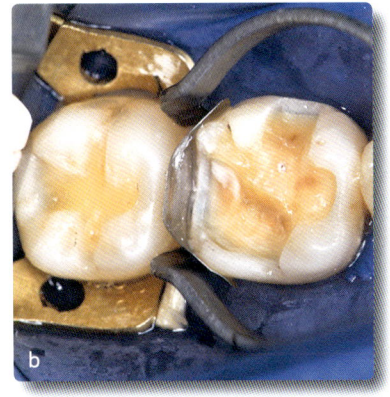

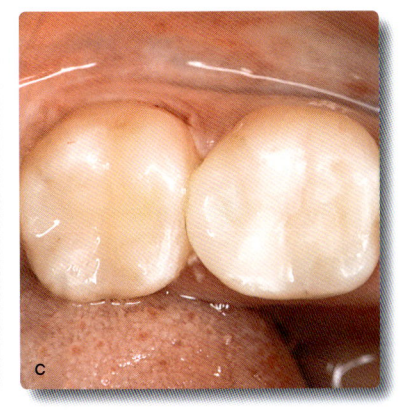

図12-34a〜c　大臼歯に用いた Contact Matrix System.

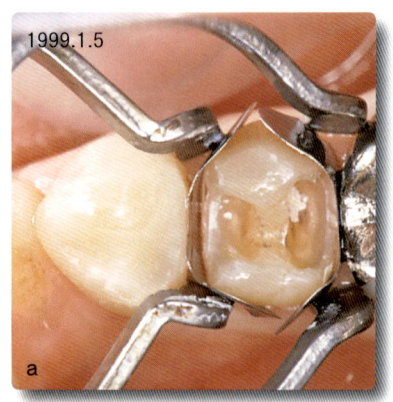

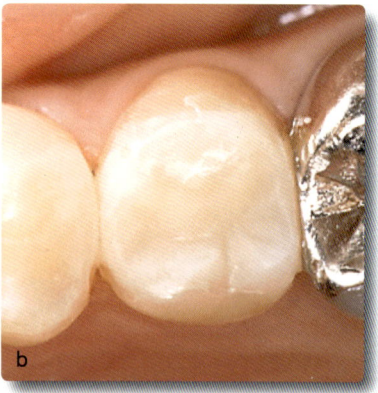

図12-35a, b　小臼歯に用いた Contact Matrix System.

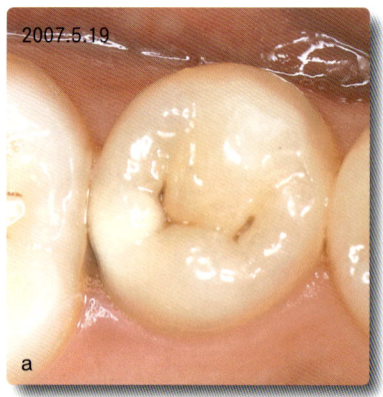

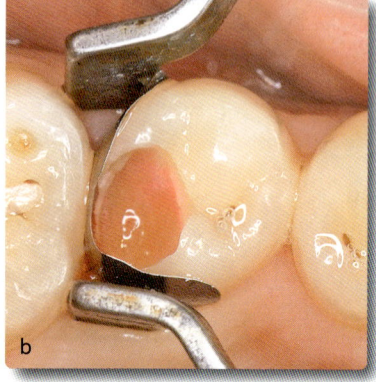

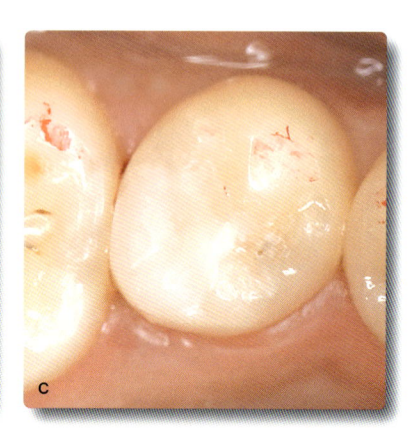

図12-36a〜c　小臼歯に用いた Mega Ring.

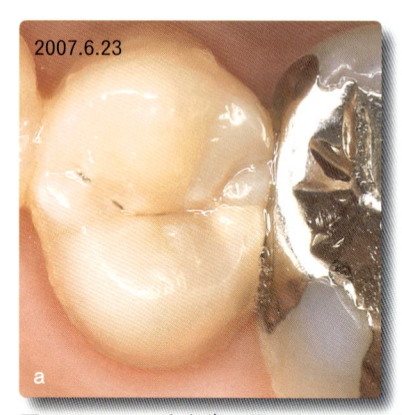

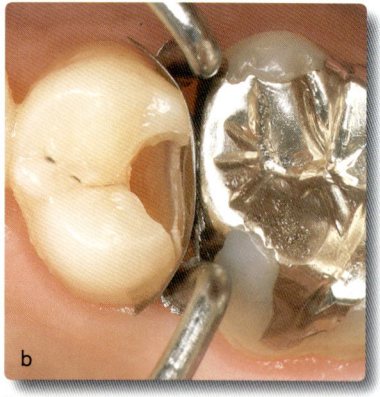

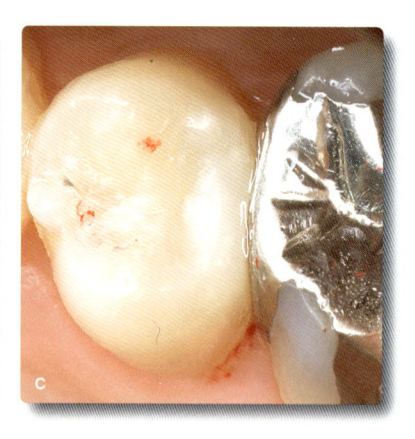

図12-37a〜c　小臼歯に用いた Composi-Tight Silver Plus.

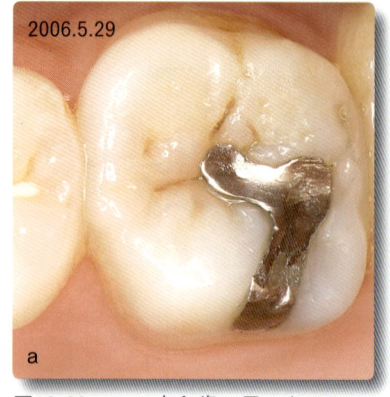

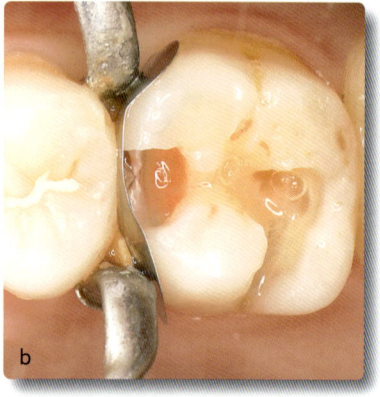

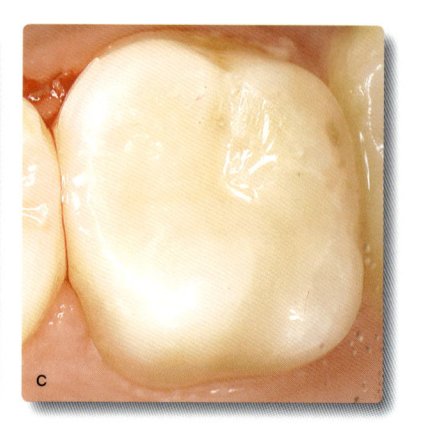

図12-38a〜c　大臼歯に用いた Composi-Tight Gold.

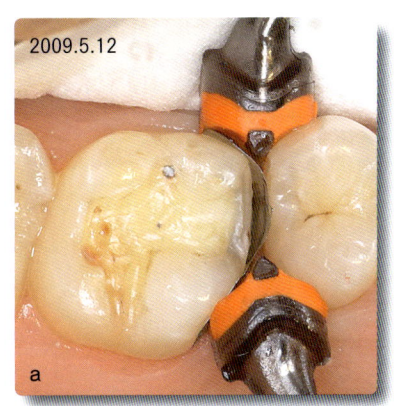

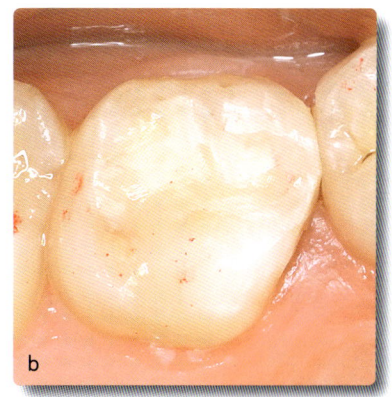

図12-39a, b　大臼歯に用いた Composi-Tight 3D.

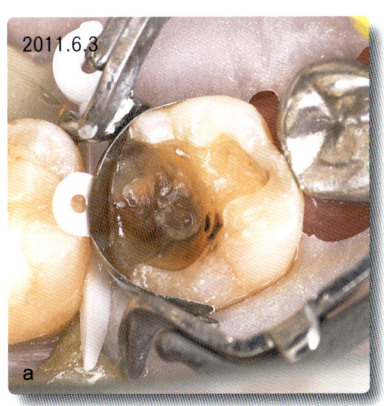

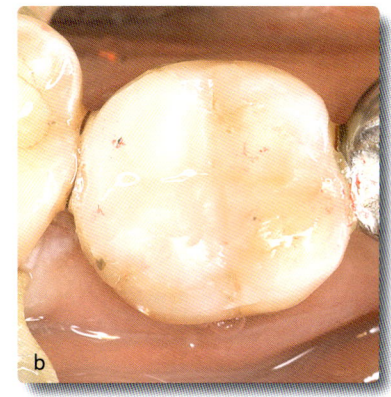

図12-40a, b　大臼歯に用いた V-Ring System.

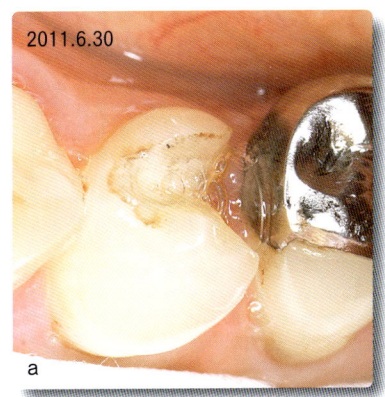

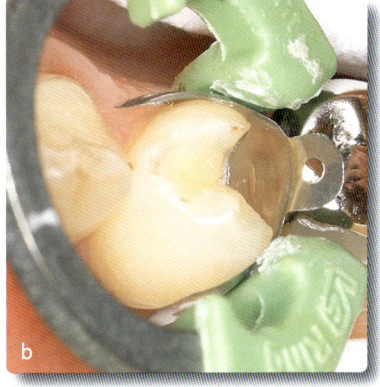

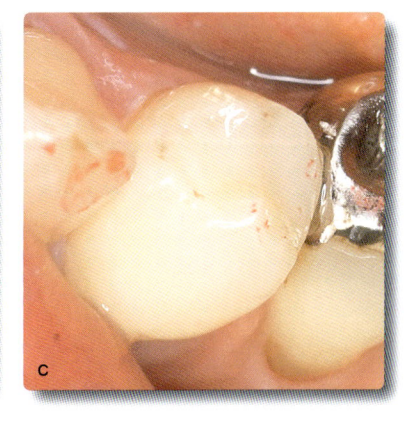

図12-41a〜c　小臼歯に用いた V3-Ring System.

Contact Ring の改造

　ここでは，Contact Matrix System の Contact Ring について，その改造方法を説明します．この方法は私が所属する東京都台東区歯科医師会の会員である小森久弘先生に教えていただいたものです．

　図の矢印に示すように，Contact Ring のタインの内側のエッジの角をカーボランダムポイントで削除します（図12-42a）．そうすることで装着したときに患歯や隣在歯と接触する面積が増加してリングが安定します（図12-42b）．この方法は Mega Ring でも有効です．

　また，Contact Ring が広がって把持力が弱くなることがあります．この場合は，三嘴鉗子でタインよりのリングを曲げるとよいでしょう（図12-42c）．

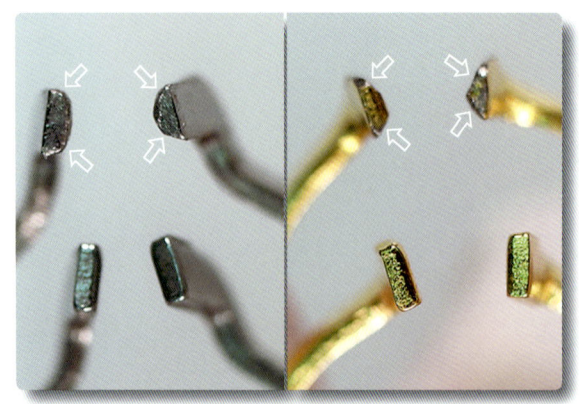

図12-42a　Contact Ring の内側のエッジの角をカーボランダムポイントで削除します（矢印）．

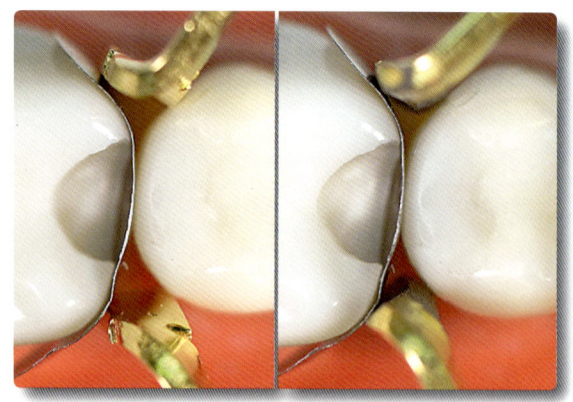

図12-42b　患歯や隣接歯と接触する面積が増えてリングが安定します．

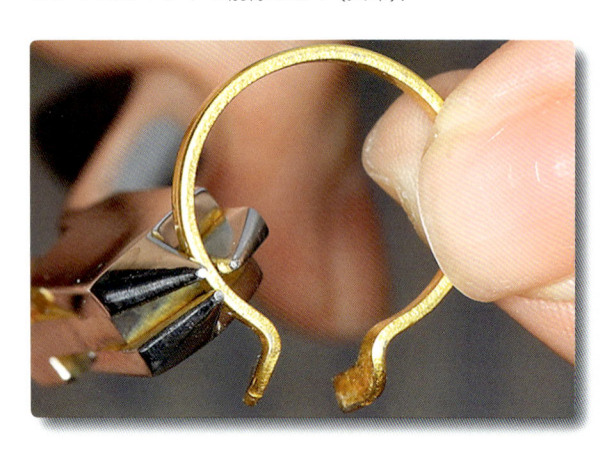

図12-42c　Contact Ring が広がって把持力が弱くなったときには，三嘴鉗子でタインよりのリングを曲げるとよいでしょう．

その他の方法

◆トッフルマイヤーマトリックスリテーナー

2級充填で最も古くから用いられているのは，トッフルマイヤーマトリックスリテーナーとトッフルマイヤー用金属バンドを使用する方法でしょう．バンドが歯を1周して保持するためマトリックスの安定がよく，MOD窩洞のような症例でも容易に使用できます．欠点はクサビをきつく挿入しただけでは強固なコンタクトを作ることが難しく，そのためには後述するコンタクトフォーマーのような器具が必要です．ただし，大きな欠損症例で，窩洞の埋め立てが必要な場合には非常に有効です．

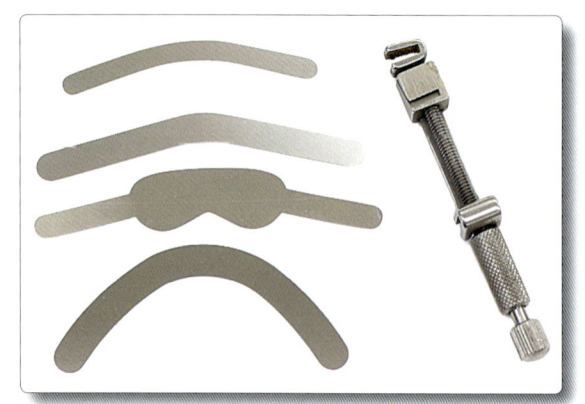

図12-43a　トッフルマイヤーのマトリックスリテーナーと各種バンド（上からJバンド，Aバンド，Eバンド，グレイターカーブ）．

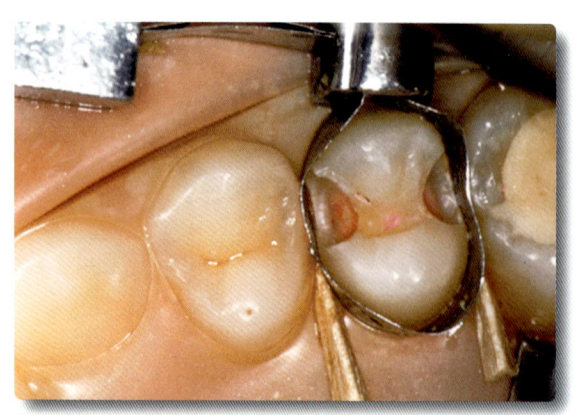

図12-43b　マトリックス装着例．

◆スチールマトリックス

　KerrHawe製のSteel Matrix Band(サイブロン・デンタル)は筆者が知っているなかで最も薄い平板状の金属マトリックスです(厚さは35μm)．これを短くきってセクショナルマトリックスとして使うことができます．とくに，豊隆のついたマトリックスでは歯間部に入りにくい症例に有効です．狭い歯間部では充填後レジンが張りついてマトリックスが除去できずに往生することがあるので，あらかじめ分離剤として薄くワセリンを塗っておくことをお勧めします．その方法は，左手のグローブの甲にワセリンをわずかにだしておいて，これを右手の親指と人差し指の腹に付けてマトリックスを触ります．これで十分です．

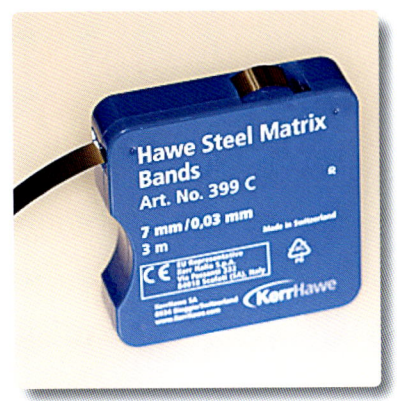

図12-44a　Steel Matrix Band(サイブロン・デンタル)．

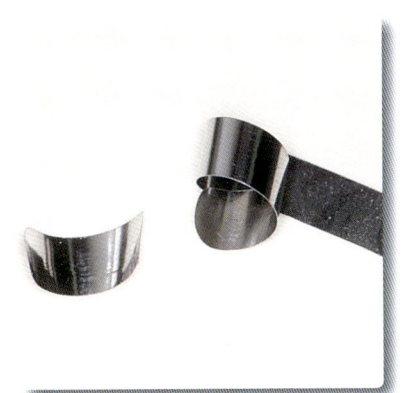

図12-44b　スチールバンドを短くきった自家製のセクショナルマトリックス．ピンセットでしごくと，カーブがつきます．

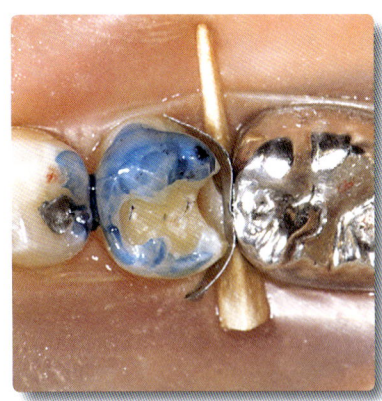

図12-44c　マトリックス装着例．

◆透明マトリックス

　透明マトリックスは金属製のマトリックスと比較して厚く，しかもコシがないため，臼歯部隣接面の充填では，コンタクトの回復が容易ではありません．一般に売られている透明マトリックスはその厚さが50μm以上あり，2級の充填のためには不向きです．しかし，かつて井上アタッチメント(現在は廃業)が発売していたルミストリップスは25μmと38μm厚のもので，症例によっては使用することができました．現在，このマトリックスは入手できないため，それに代わるものは，38μm厚のSkystriproll(フロンティアデンタル製，日本歯科工業社販売)のみです．

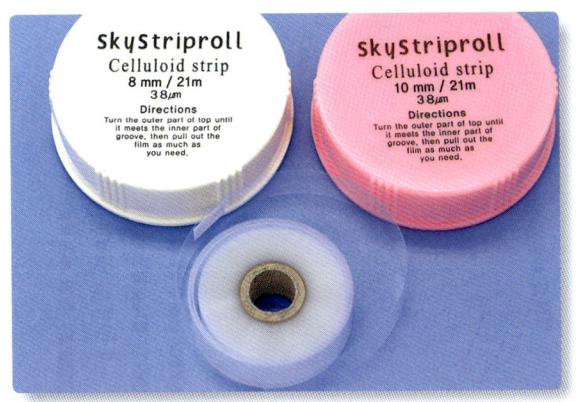

図12-45a　Skystriproll．唯一の38μm厚の透明マトリックス(日本歯科工業社)．

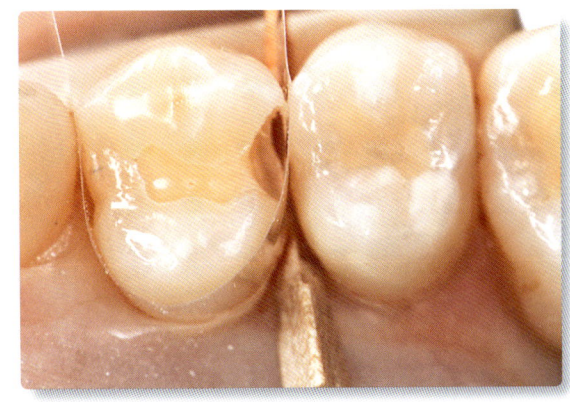

図12-45b　マトリックス装着例．

ルミストリップスの原材料は東レのルミラーT60というポリエステルフィルムの25μm厚と38μm厚のものですが，個人で購入すると割高になってしまいます．はやくいずれかのメーカーが復活させて欲しいと願っています．

◆豊隆付き透明マトリックスとルーシーウエッジ

　光の届きにくい臼歯部隣接面窩洞の充填で，最も光が届きにくい部位が歯肉側です．KerrHawe製のアダプトルーシーウエッジ（サイブロン・デンタル）は，この部分の光硬化を促すための光導型ウエッジです．

　透明な樹脂でできたクサビの中央部に白い反射板が埋め込まれており，クサビの根元にあてた照射チップからの光はクサビを通って，クサビの左右に反射されます．当然のことながら，透明なマトリックス（アダプトセクショナルマトリックス：サイブロン・デンタル）と併用しますが，これが金属マトリックスに比べて厚い（約50μm）のが難点です．

　クサビのみを通った光は，クサビの中央部付近までのレジンを硬化させますが，実際はこれに照射チップからの光が加わるので，硬化深度はさらに深くなります．クサビが光を通すため影になる部分を作らないことから，マトリックスを装着したまま，頬舌側さらに咬合面からの光照射が可能です．

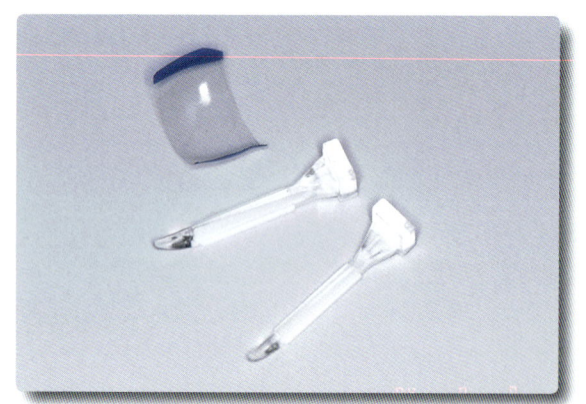

図12-46a　豊隆付き透明マトリックス（アダプトセクショナルマトリックス）と導光性ウエッジ（アダプトルーシーウエッジ：ともにサイブロン・デンタル）．

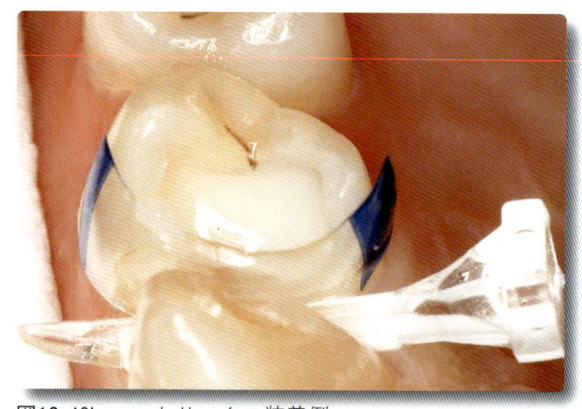

図12-46b　マトリックス装着例．

◆コンタクトフォーマー（Contact Former）

　コンタクトフォーマーは，バイタインリングを使っても強固な接触点ができない場合や，マトリックスとウエッジのみで充填する場合などに，マトリックスを隣在歯に圧接した状態でレジンを硬化させる器具です．日本で入手できるのはコンタクトプロ2（CEJ Dental製，モリムラ販売）です．コンタクトプロ2は，透明なプラスチック製器具で，SサイズとMサイズの2本組です（図12-47a）．両頭型で，一端はMO窩洞用で，他端はOD窩洞用です．窩洞の隣接面部にフロアブルコンポジットレジンを少なめに填入し，器具先端をここに挿入します．MO窩洞では手前に引きながら（OD窩洞では奥に押しながら），器具の頭にある

テーブルに光照射器の先をあてて光硬化させ，コンタクトを確保します(図12-48)．硬化後，器具をはずし，さらに不足分を填入します．

　同様な製品でTrimax（AdDent製）があります．これはコンタクトプロ2に似ていますが，先端のチップがディスポーザブルになっています．

　このような専用の器具がなくても，先の丸いプラガー型もしくはコンデンサー型の充填器があれば，これでマトリックスを圧接しながらコンポジットレジンを硬化させれば，同様の効果が得られます(図12-47b)．

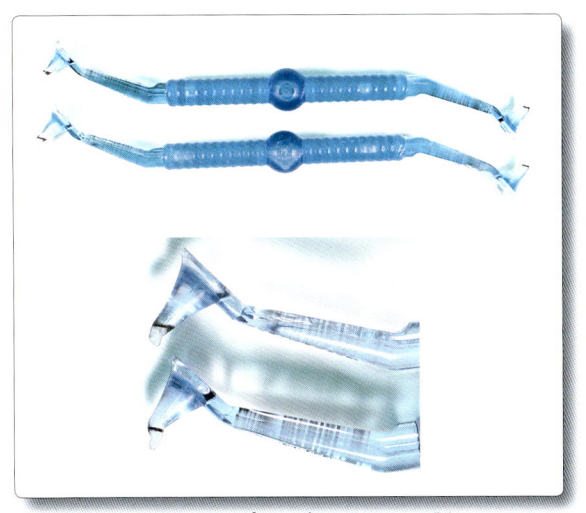

図12-47a　コンタクトプロ2（CEJ Dental製，モリムラ販売）．

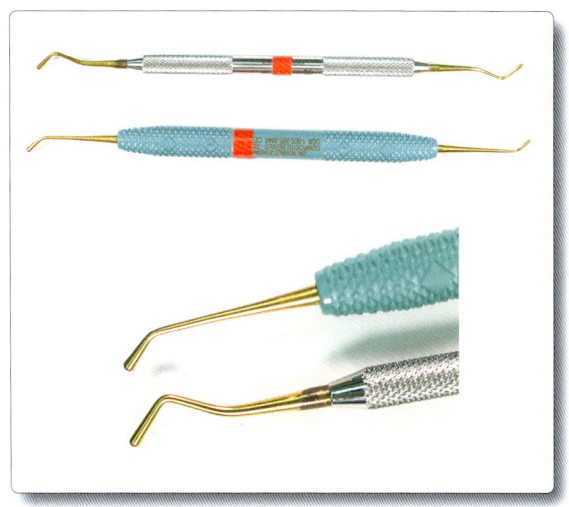

図12-47b　円筒形のプラガーもコンタクトフォーマーとして使えます．

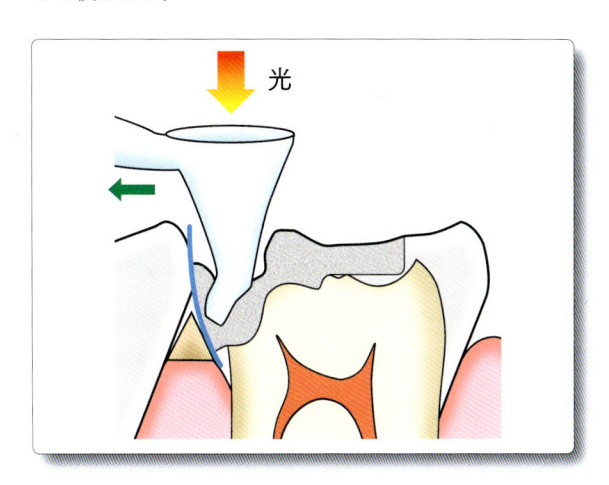

図12-48　ペーストを硬化させる前に，コンタクトフォーマーの先端を隣接面窩洞のペーストのなかに挿入し，マトリックスを隣在歯に圧接しながら光硬化させます．

◆ウエッジ付きマトリックス

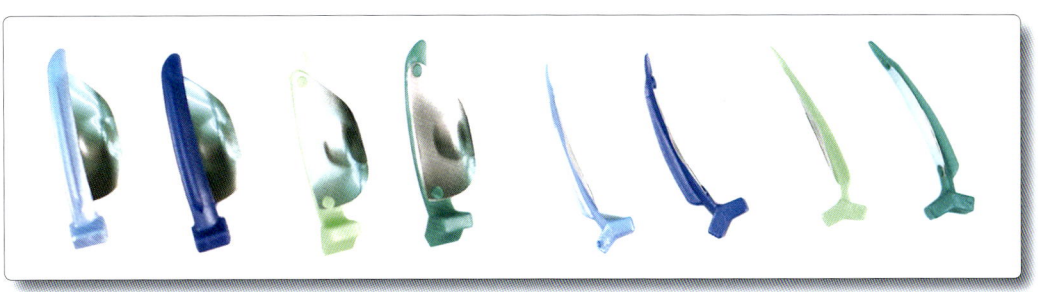

図12-49　Fender Mate（Directa製，クロスフィールド販売）．

Fender Mate(Directa製, クロスフィールド販売)は, ウエッジと豊隆のついたセクショナルマトリックスが一体となっているものです. クサビの大きさで2種類, さらにクサビの曲がりで2種類の計4種類が用意されています. 1個が260円という価格ですが, これを高いとするか否かは読者にお任せいたします.

咬合状態の確認

　臼歯部の充填では, 患者があらかじめどこで噛んでいるかを知ることが重要です. まずは口腔内を診査して, 歯ではその咬耗状態, 歯肉では頰側の外骨症の有無, 頰粘膜では臼歯による圧痕の有無などで, どこで噛んでいるのか, また強く噛んでいる方か否かなどがわかることもあります.

　次に紹介する方法は簡便でわかりやすい方法なので, 是非皆さんにご紹介いたします. この方法は, 吉田歯科医院の吉田友明先生から教えていただいた方法ですが, 32ゲージのブルーシートワックス(ジーシー)を咬合紙くらいの大きさに切り, オクルーザルインジケーターワックスとして使用します.

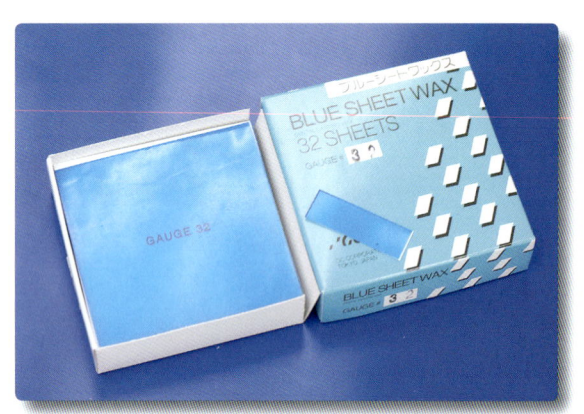

図12-50a 32ゲージのブルーシートワックス(ジーシー).

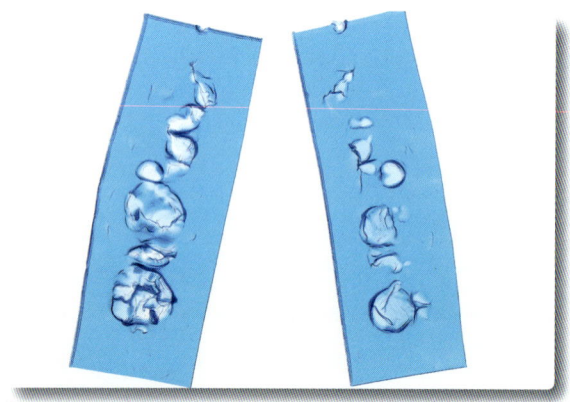

図12-50b 咬合紙の大きさに切ってオクルーザルインジケーターワックスとして使用します.

　咬合紙では, 色のついたところが必ずしも接触しているとは限らないので, 咬合紙にあいた穴もみて判断する必要がありますが, この吉田先生から教えていただいた方法だと, 接触部だけでなく, その周囲の咬合状態が一目でわかります.

　また, 主機能部位咬合論の著書がある加藤均先生から教えていただいた方法は, ストッピングの小片を舌において食片と見立てて咬んでもらうことで, 咀嚼の中心になっている部分をみつけることができます.

　いずれにしろ, 咀嚼の中心になっているところが, 充填物の脱落や破折, 歯質の破折や, 食片圧入などが起こりやすいものです. あらかじめ患者がどこで噛んでいるか知っておくことは, 修復後の咬合痛や違和感を避ける上でも非常に重要です.

23年の経過症例にみるミニマルインターベンション

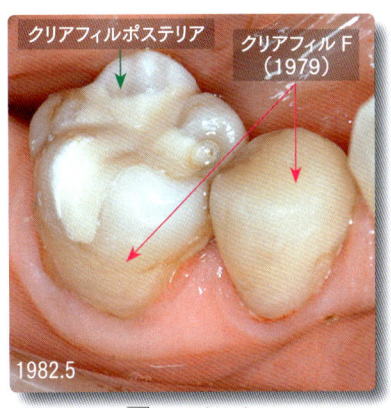

図12-51a ６の1級ゴールドインレーが脱落したため，充填修復を行ったものです．使用材料は，その当時最新のクリアフィルニューボンドと日本初の臼歯用コンポジットレジン「クリアフィルポステリア（ともにクラレノリタケデンタル）」です．

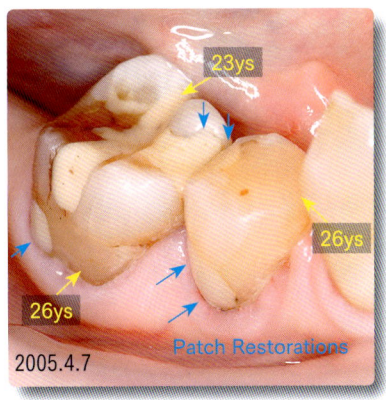

図12-51b 2005年に撮影したものです．この患者さんは，過去23年間，年1回必ず来院され，必要があれば修復処置を行っていました．水色矢印は，その都度行ったパッチ充填です．

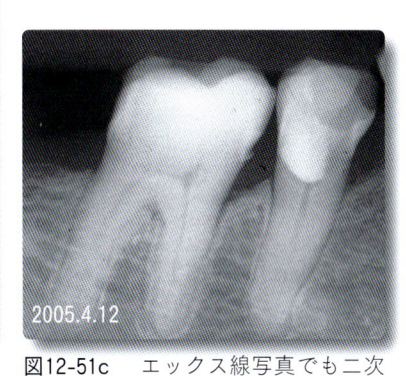

図12-51c エックス線写真でも二次う蝕などの問題はみられません．
なお，５近心の大きな透過像は，充填したクリアフィルボンドシステムFのコンポジットレジンにエックス線造影性がないためです．

この患者さんは，私の恩師の故総山孝雄教授の患者さんでしたが，退官を前に私が引き継ぎました．1982年5月に６の1級ゴールドインレーが脱落したため，充填修復を行ったものです．患者さんは当時60歳でした．使用材料は，その当時最新のクリアフィルニューボンドと日本初の臼歯用コンポジットレジン「クリアフィルポステリア（ともにクラレノリタケデンタル）」です．なお，５（４は欠損）の近心隣接面と６頬側歯頸部は，1979年にクリアフィルボンドシステムF（クラレノリタケデンタル）で修復を行ったものです．

当時この症例の写真を撮影したのは，７と４が欠損している状態なので右側の主役である６にまったく評価の定まっていない臼歯用コンポジットレジンを詰めることに，「こんな処置をしてはいけないのではないか」という不安があったからです．当時，大学病院の排水に水銀が検出されたため，院内でのアマルガム充填は禁止され，学生の臨床実習でもアマルガムに代わり臼歯用コンポジットレジンが初めて導入されました．インストラクターであった私は，自身が使ったこともない材料を学生に教えるわけにはいかず，いろいろ試していました．

この長期例をみて驚くべきことは，1979年に充填したコンポジットレジンが脱落しておらず，1982年に充填したコンポジットレジンも，脱落もせず歯質と一緒に咬耗しています．患者さんが当時60歳であったため，歯質の保水率が低く，接着に適していたのかもしれませんが，これが充填修復材の本来のあるべき姿と思います．

もし当時メタルインレーにしていたならば，歯質のように咬耗はしませんから，その後脱落を繰り返したでしょう．また，定期的にチェックして生じた新しいう蝕を早いうちに対処していなければ，この状態は保てなかったと思います．ミニマルインターベンションとはこのようなことをいうのではないでしょうか．

3級充塡

3級窩洞の窩洞形成法

　前歯部隣接面の象牙質う蝕をコンポジットレジンで修復する場合，かつてはコンポジットレジンの変色や研磨性の悪さから，コンポジットレジンをできるだけ唇面にださないために，舌側からう窩を開拡することが勧められていました．しかし舌側寄りにう窩がある場合はやりやすいのですが，そうでない場合は舌側からのう窩の開拡は視野やバーのアクセスが妨げられて必ずしも容易な作業ではありません．

　現在のコンポジットレジンは変色も少なく前歯部用は研磨性も優れているので，唇側からう窩を開拡するべきと考えます．その方がう窩を直視できますので，う窩の開拡を必要最小限にできますし，感染象牙質の取り残しを防ぐことができます．また，隣在歯を不注意に傷つける機会も減ります．

　う窩の開拡は，エナメル-象牙境の感染象牙質がしっかりととれる程度に拡げるべきです．この場合，歯肉側窩縁部と舌側は遊離エナメル質になってもできるだけ残すよう努力します．残っている方がその後の充塡操作が容易です（図12-52, 白矢印）．

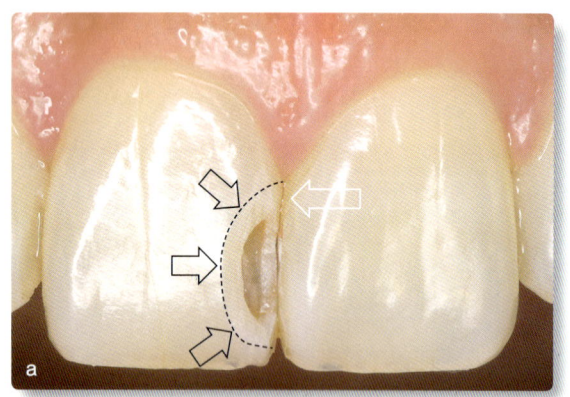

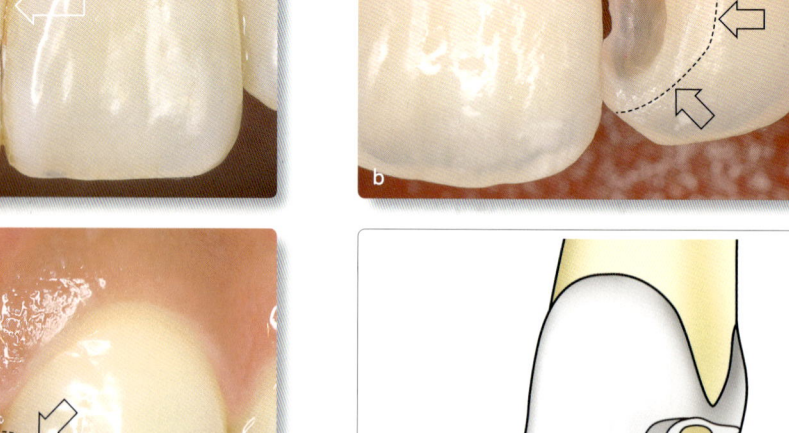

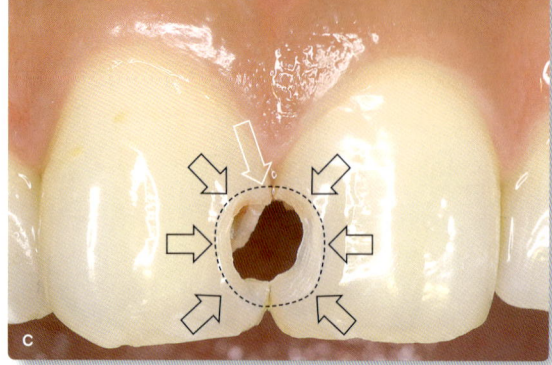

図12-52a〜d　歯肉側窩縁部と舌側は遊離エナメル質になってもできるだけ残し（白矢印），唇面のエナメル質窩縁部に広めのベベルを付与（黒矢印）します．dはイメージ図です．

う窩を開拡して感染象牙質の削除が終了したら，唇面のエナメル質窩縁部に広めのベベルを付与して充填操作に移行します（図12-52，黒矢印）．

　3級充填の対象症例では，多くの場合に唇側や舌側にう窩が開放していることが少ないので，う窩を覆っているエナメル質を削除しなければなりません．その場合，いきなり大きめのバーで開拡しようとすると隣在歯を傷つけてしまうので，MI-53F（マニー製，モリタ販売）のような先端がとがった細いバーで隣在歯を傷つけないように注意深く削除していきます（図12-53a, e）．ある程度う窩が開拡できたなら，MI-45Fのような小さなラウンドバーやMI-61Fのような小さな円筒形バーを使用してう窩を拡げます（図12-53b, c, f, g）．う窩がさらに大きい場合は，一段大きめのMI-62Fでう窩をさらに拡大します（図12-53d, h）．舌側からの開拡もこれに準じますが，前歯が唇側に傾斜している症例や左側の側切歯や犬歯など，患部を目視しやすい症例に限るべきと考えます（図12-54）．

図12-53a～h　唇側からの窩洞形成法．

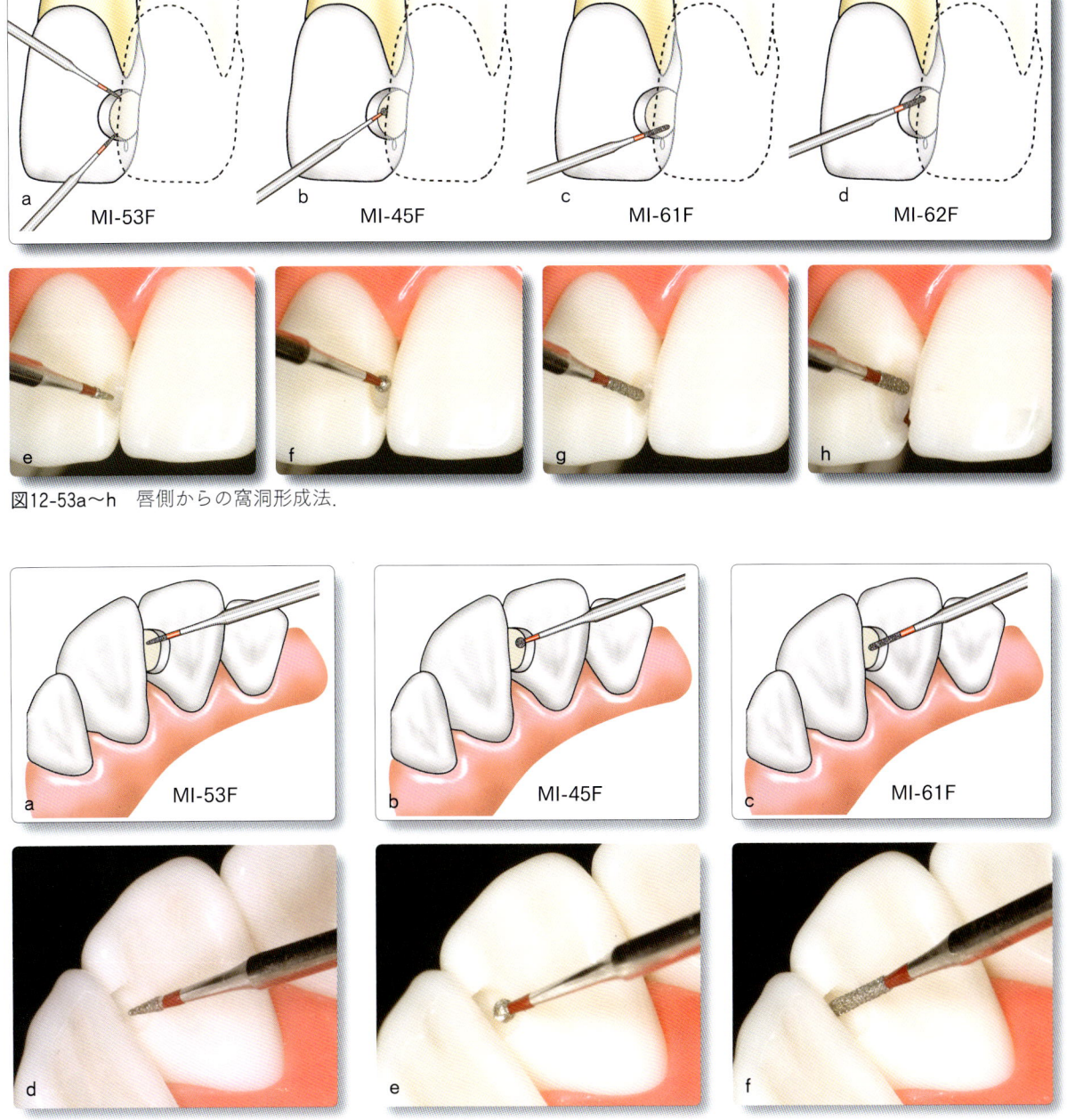

図12-54a～f　舌側からの窩洞形成法．

前歯隣接面窩洞の形成手順

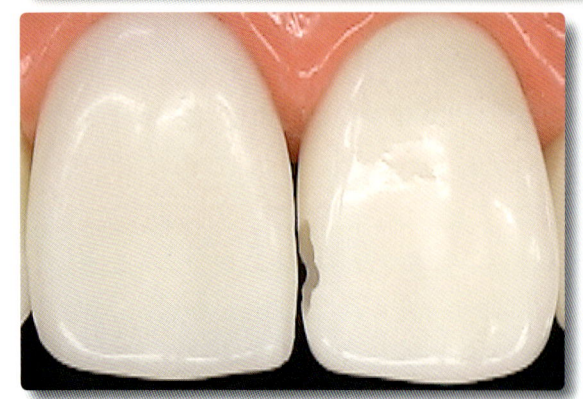

図12-55a ⌊1近心隣接面に象牙質う蝕があるという想定です．

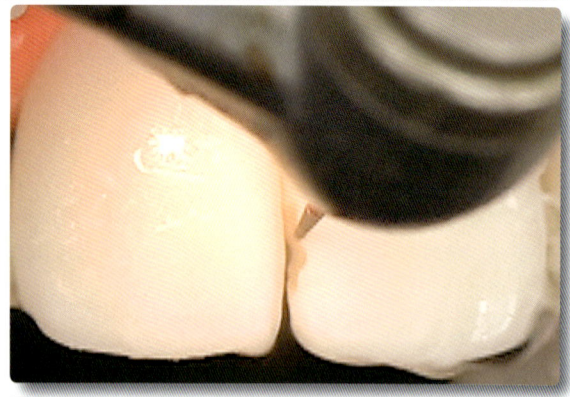

図12-55b 唇側のう窩直上エナメル質を，MI-53F を用いて隣在歯に触らないように少しずつ開拡します．

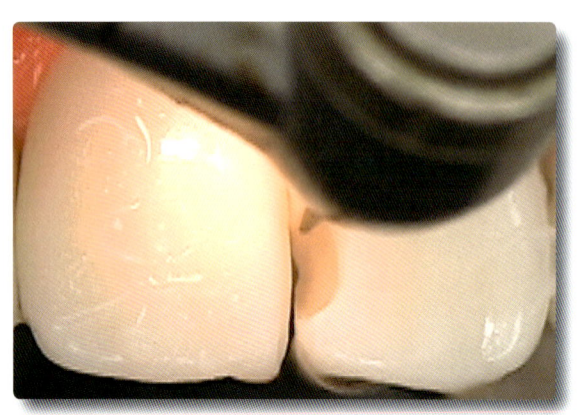

図12-55c バーは上下方向に小さく動かします．

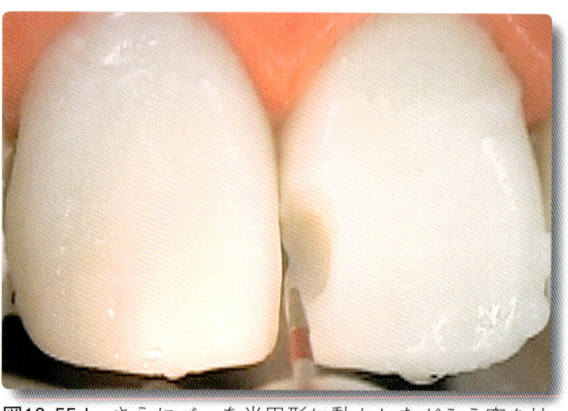

図12-55d さらにバーを半円形に動かしながらう窩を拡げていきます．

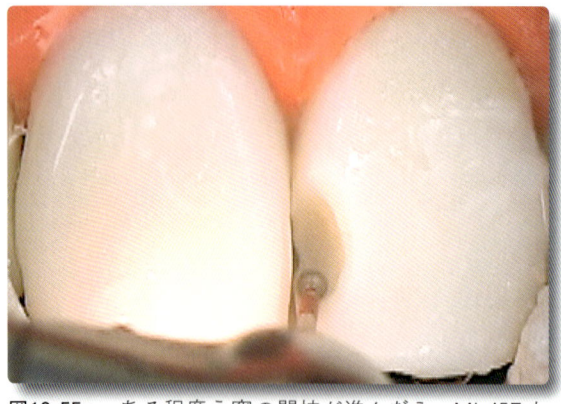

図12-55e ある程度う窩の開拡が進んだら，MI-45F もしくは MI-61F を用いて窩洞の形態を整えます．

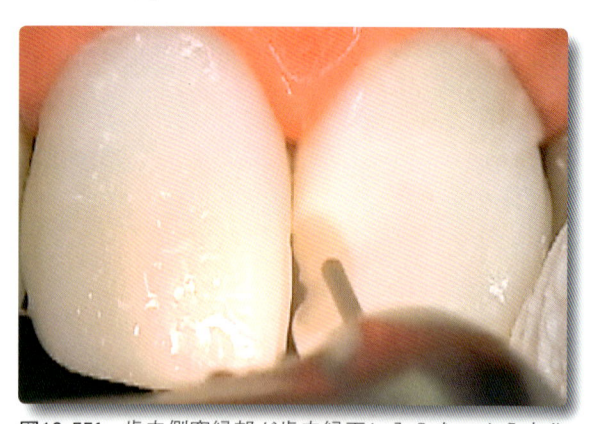

図12-55f 歯肉側窩縁部が歯肉縁下に入らないよう十分に注意します．

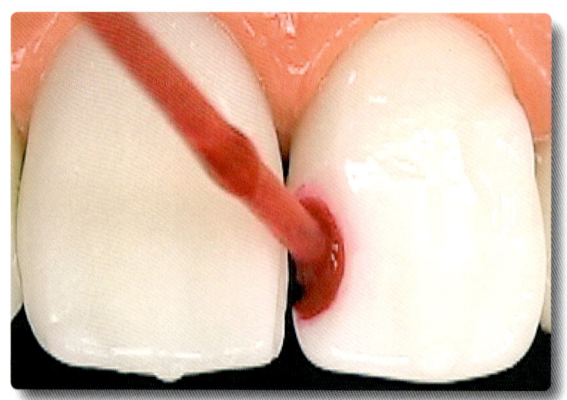

図12-55g う蝕検知液でう窩に染色液を滴下します．

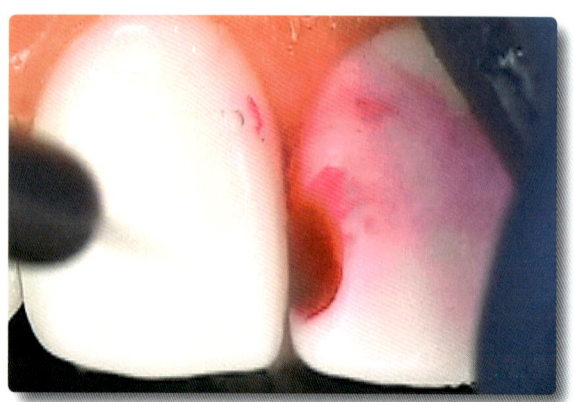

図12-55h 水洗します．

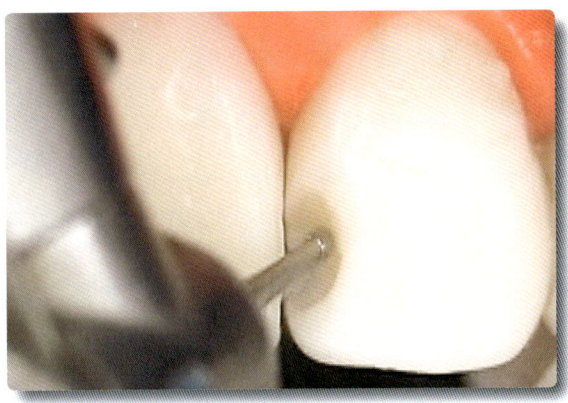

図12-55i　赤染した感染象牙質をスチールバーもしくはステンレスバーで削除します．

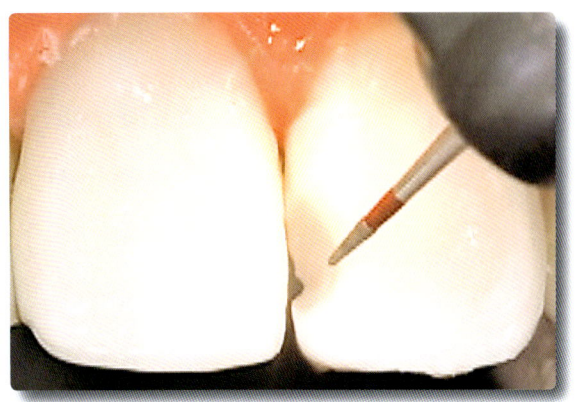

図12-55j　唇面エナメル質窩縁部にMI-53Fで幅1mm程度のベベルを付与します．

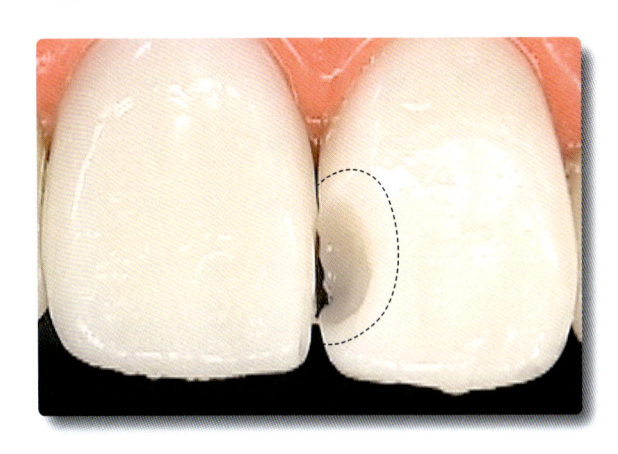

図12-55k　充填のための窩洞形成が完了です．

3級窩洞の形成手順

　　前歯隣接面窩洞の形成手順は，う窩の開拡，感染象牙質の除去，そして窩縁部のベベル付与の順です．

①|1近心隣接面に象牙質う蝕があるという想定です（図12-55a）．
②唇側のう窩直上エナメル質を，MI-53Fを用いて隣在歯に触らないように少しずつ開拡していきます（図12-55b）．
③バーは上下方向に小さく動かし，さらには半円形に動かしながらう窩を拡げていきます（図12-55c, d）．
④ある程度う窩の開拡が進んだら，MI-45FもしくはMI-61Fを用いて窩洞の形態を整えます．このとき歯肉側窩縁部が歯肉縁下に入らないよう十分に注意します（図12-55e, f）．
⑤患者さんの表情をよくみながら，バーがあたって痛みのある部分は削らないようにします．
⑥う蝕検知液でう窩を染色して（図12-55g, h），赤染する感染象牙質をスチールバーもしくはステンレスバーで削除します（図12-55i）．
⑦唇面エナメル質窩縁部にMI-53Fで幅1mm程度のベベルを付与します（図12-55j）．
⑧充填のための窩洞形成が完了です（図12-55k）．

3級窩洞の隔壁法

前歯隣接面窩洞のための隔壁は，薄手の透明マトリックスを使用します．ポイントは透明マトリックスを歯肉溝に入れて歯頸部で歯面と密着させることです．以下，患歯の両側に隣在歯がある場合の手順を示します．

① |1 近心の3級窩洞があるという想定です（図12-56a）．
② マトリックスを窩洞の反対側の隣接面にとおします（図12-56b）．
③ そのマトリックスをぐるりとまわして窩洞側の隣接面に通します（図12-56c）．

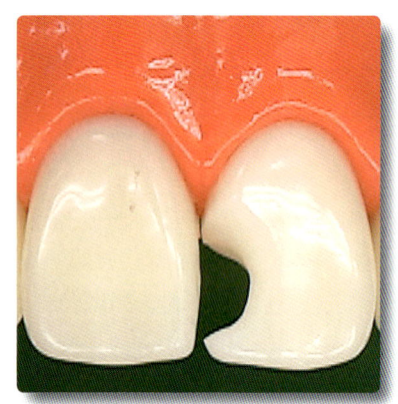

図12-56a　|1 近心隣接面に3級窩洞があるという想定です．

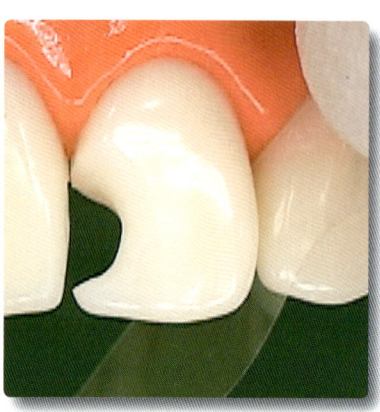

図12-56b　マトリックスを窩洞の反対側の隣接面にとおします．

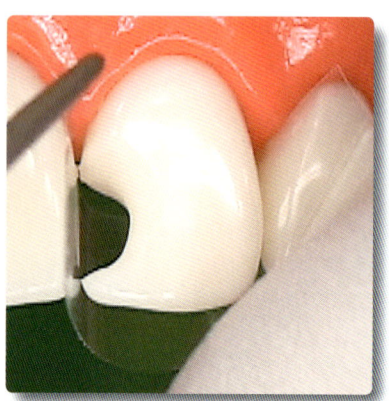

図12-56c　マトリックスをぐるりとまわして窩洞側の隣接面に通します．

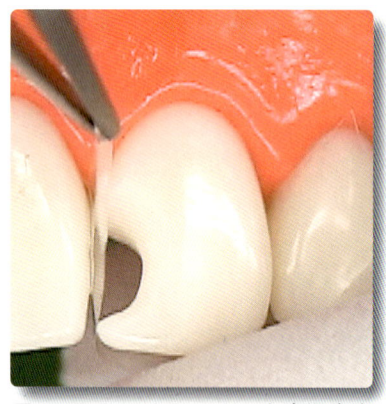

図12-56d　マトリックスを窩洞歯肉側の歯肉溝内に入れます．

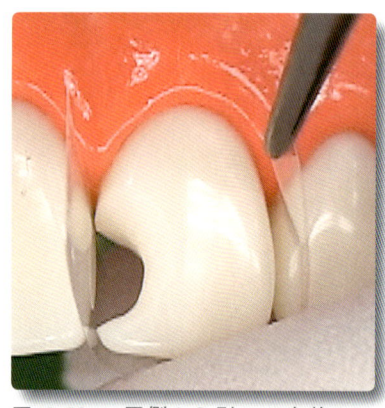

図12-56e　唇側から引いて密着させます．

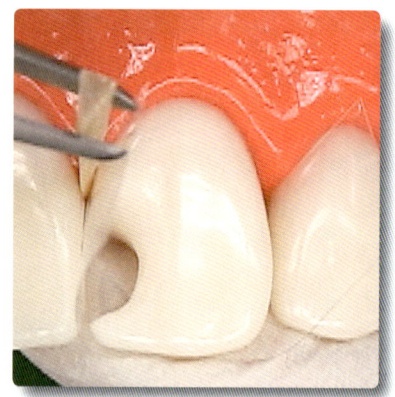

図12-56f　クサビで固定します．

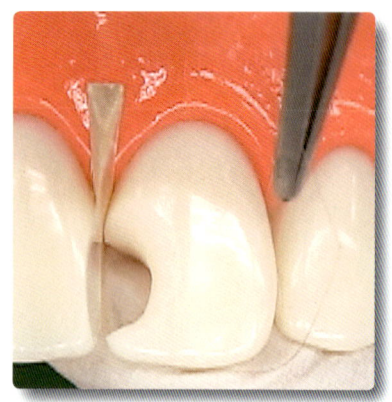

図12-56g　クサビを挿入することでマトリックスが緩みます．

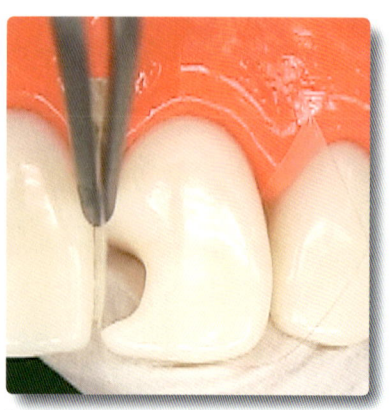

図12-56h　近遠心部のマトリックスを歯頸側部で引いて密着させます．

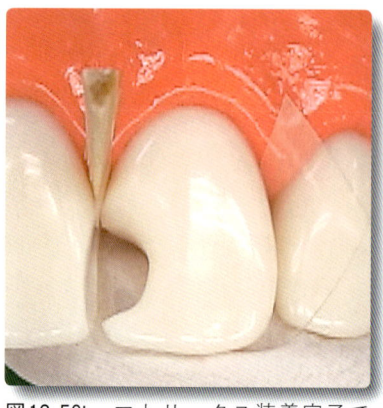

図12-56i　マトリックス装着完了です．

④マトリックスを窩洞歯肉側の歯肉溝内に入れ，唇側から引いて密着させます（図12-56d, e）．
⑤クサビで固定します（図12-56f）．クサビを挿入することでマトリックスが緩みますから，再度近遠心部のマトリックスを歯頸側部で引いて密着させます（図12-56g, h）．
⑥マトリックス装着完了です（図12-56i）．

この症例のように口蓋側壁がなく窩洞が打ち抜きになっている場合は，人差し指を口蓋側面にあてがいながらマトリックスを口蓋側面に密着させます．

3級窩洞の充填の手順

接着操作

2ステップのセルフエッチングシステムを使うことを前提とします．
①消毒用エタノールを含ませた小綿球で窩洞を清拭し，エア乾燥します．タービンやマイクロモーター由来のオイルミストを除くためです（図12-57a, b）．
②セルフエッチングプライマーを窩洞にたっぷり塗布し，所定時間待ちます（図12-57c）．

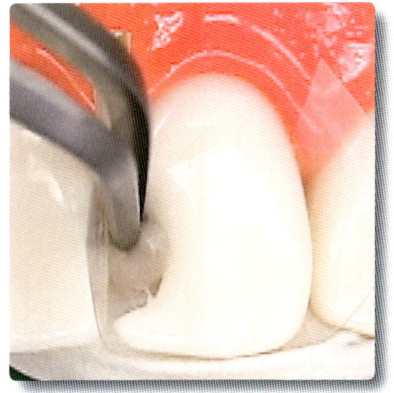

図12-57a　タービンやマイクロモーター由来のオイルミストを除くため，消毒用エタノールを含ませた小綿球で窩洞を清拭します．

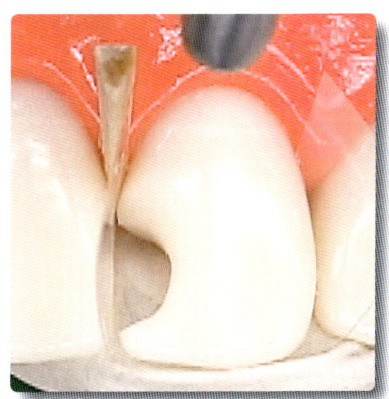

図12-57b　エア乾燥します．

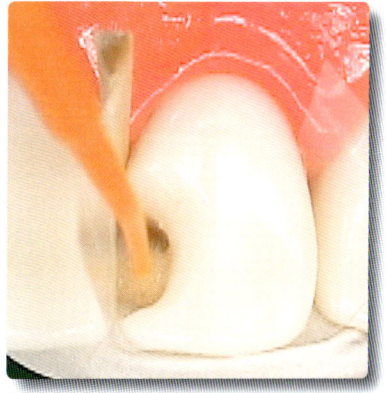

図12-57c　セルフエッチングプライマーを窩洞にたっぷり塗布し，所定時間待ちます．

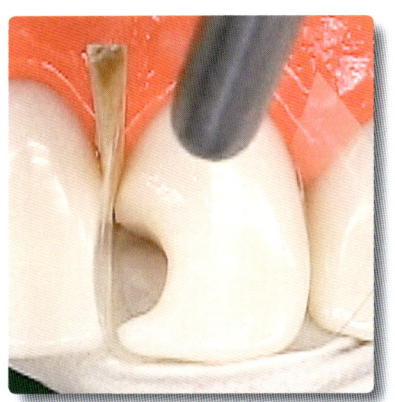

図12-57d　セルフエッチングプライマーをしっかりエアブローして，窩洞を十分に乾燥させます．

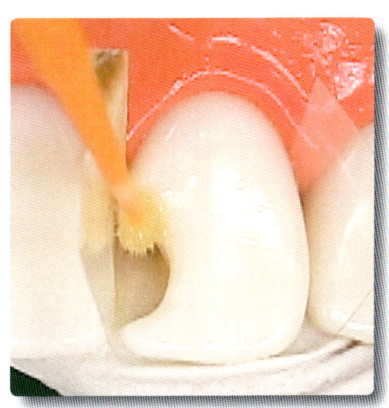

図12-57e　ボンドレジンを窩洞面に塗布します．

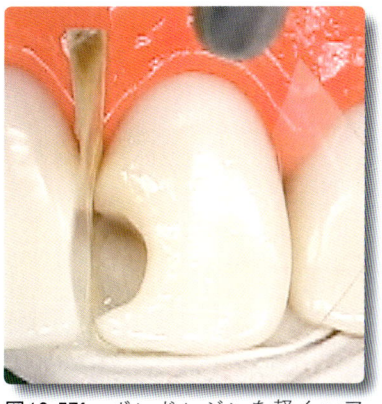

図12-57f　ボンドレジンを軽くエアブローします．セルフエッチングプライマーをエアブローするほど強くは吹きません．

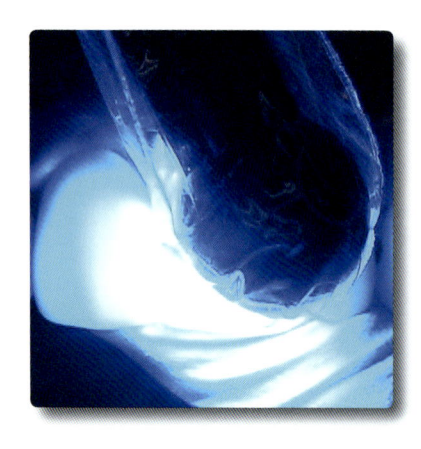

図12-57g　所定の時間，光硬化させます．

③セルフエッチングプライマーをしっかりエアブローして，窩洞を十分に乾燥させます(図12-57d)．
④ボンドレジンを窩洞面に塗布します(図12-57e)．
⑤ボンドレジンを軽くエアブローします．セルフエッチングプライマーをエアブローするほど強くは吹きません(図12-57f)．
⑥所定の時間，光硬化させます(図12-57g)．

充填操作

フロアブルコンポジットレジンとペースト型コンポジットレジンを併用する方法を説明します．

①接着操作が終了した窩洞(図12-58a)に，フロアブルコンポジットレジンでライニングを行います．まず，フロアブルのノズル先端を窩洞の口蓋側歯頸部に置いて，少しずつレジンをだしながら口蓋側壁に沿って切縁方向に動かし，窩洞の奥まった部分と壁面をレジンで覆います(図12-58b, c)．
②フロアブルコンポジットレジンを所定時間光硬化させます(図12-58d)．この時点でマトリックスはレジンで固定され，口蓋側部分と窩洞面はフロアブルで被覆されています(図12-58e)．
③ペースト型コンポジットレジンを填入し，付形します(図12-58f, g)．

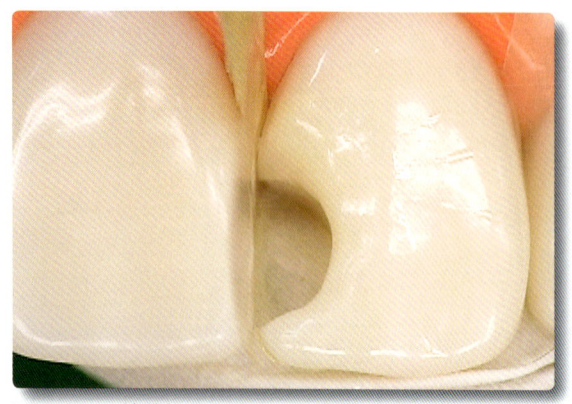

図12-58a　接着操作が終了した窩洞．

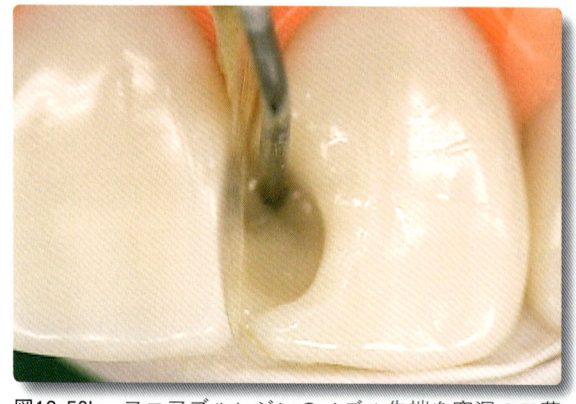

図12-58b　フロアブルレジンのノズル先端を窩洞の口蓋側歯頸部に置いて，少しずつレジンをだします．

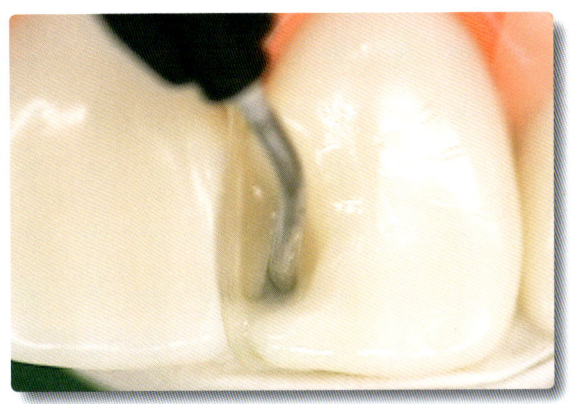

図12-58c　フロアブルレジンのノズル先端を口蓋側壁に沿って切縁方向に動かし,窩洞の奥まった部分と壁面をレジンで覆います.

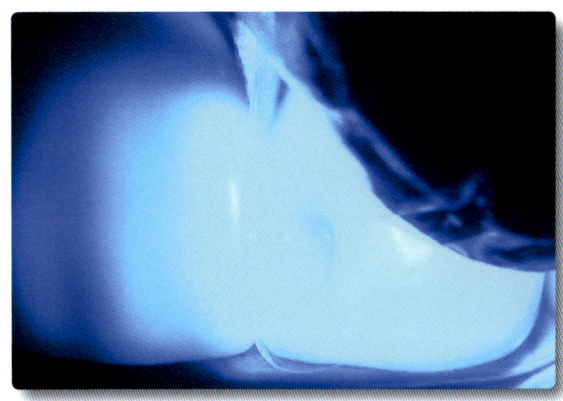

図12-58d　フロアブルコンポジットレジンを所定時間光硬化させます.

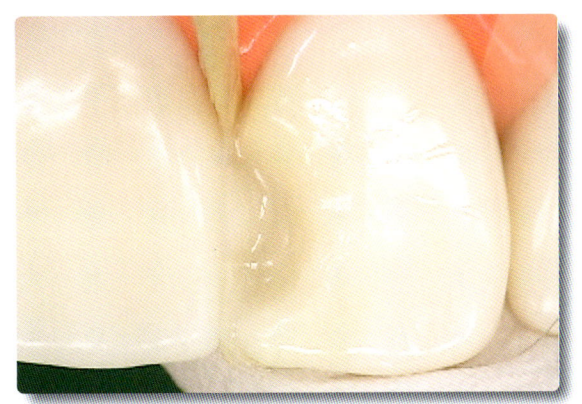

図12-58e　マトリックスはレジンで固定され,口蓋側部分と窩洞面はフロアブルで被覆されています.

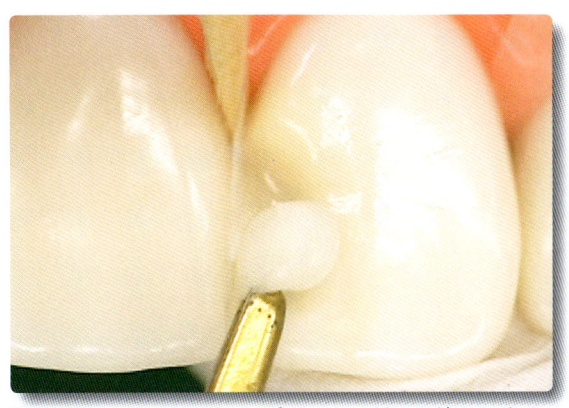

図12-58f　ペースト型コンポジットレジンを填入します.

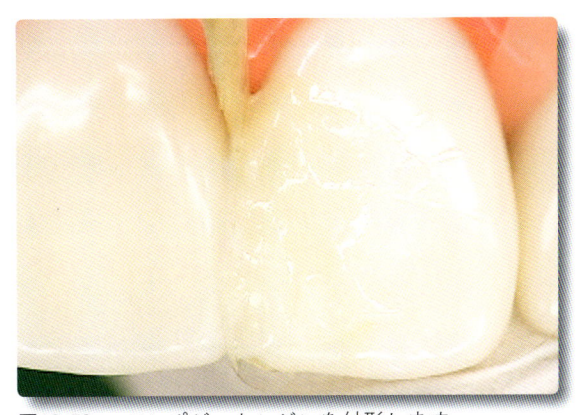

図12-58g　コンポジットレジンを付形します.

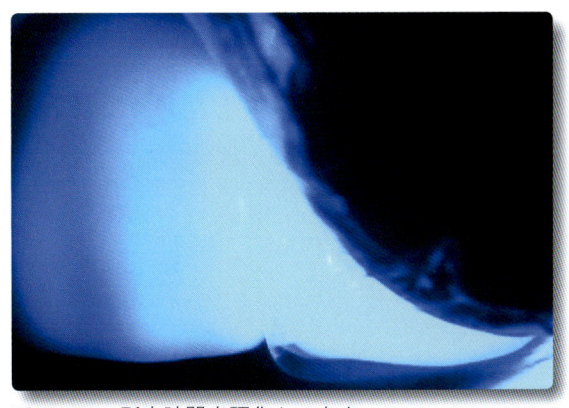

図12-58h　所定時間光硬化させます.

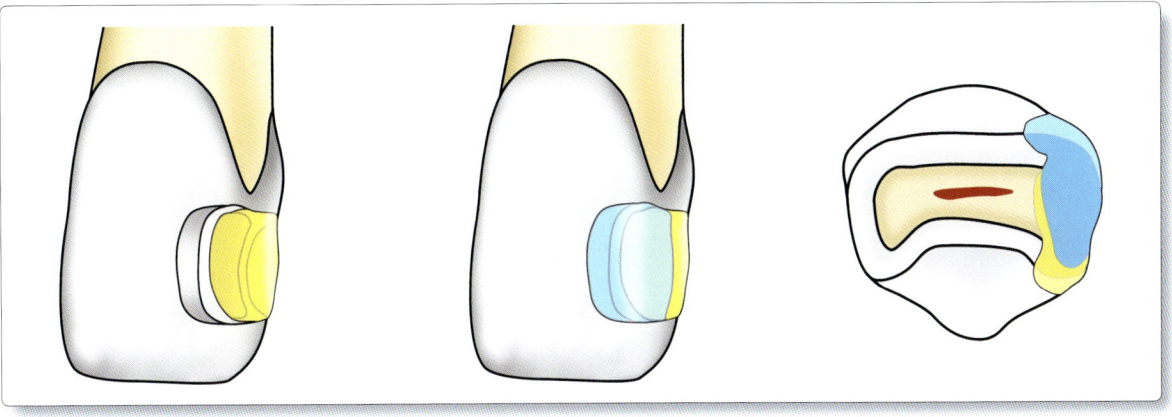

図12-58i　3級窩洞充填のイメージ図.
　フロアブルレジンのノズル先端を口蓋側壁の沿って切縁方向に動かし,窩洞の奥まった部分と壁面をフロアブルコンポジットレジン(黄)で覆い所定時間を光硬化させ,その上にペースト型のコンポジットレジン(青)を填入します.

12　コンポジットレジンの充填修復

④所定時間光硬化させます(図12-58h).
⑤硬化後,マトリックスを除去します.

形態修正・仕上げ研磨

筆者は,「ミケランジェロテクニック」で充填することに慣れています.これは「てんこ盛り削りだし法」と揶揄されている方法ですが,少し多めに充填してバーで形態を整えていく方法です.バーが届かないところは形態修正できませんから,充填に際してマトリックスがしっかり適合していることが大前提になります.

使用する器具

形態修正に使用する器具は,ファインとスーパーファインのダイヤモンドバーが中心です.モリタの「コンポジットレジンダイヤバー研磨セット」(マニー)を使用しています.面仕上げには,松風のスーパースナップ(紫8)が秀逸です.細部の研磨には,松風のコンポマスター(#13s, #28),広い面の研磨には,ポゴジスクタイプ(デンツプライ三金)やiPolディスクタイプ(ヘラウスクルツァー)がよいと思います.金属研磨用のシリコーンポイント(茶#13s,青#28やカップ)でもよいと思います.ディスクやラバーポイントは注水下で使用します.

隣接面の研磨には,エピテックス(とくにエクストラファイン:ジーシー)が薄くて使いやすいと思います.

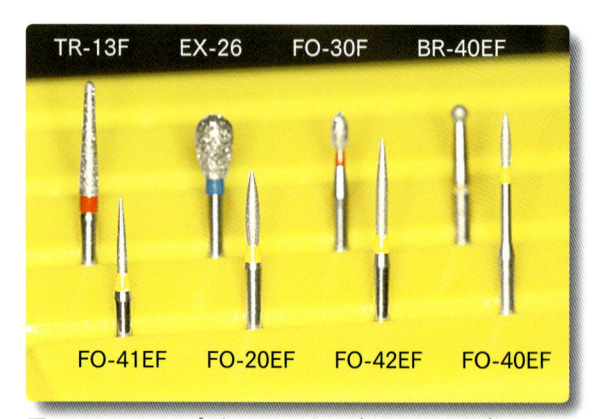

図12-59a　コンポジットレジンダイヤバー研磨セット(マニー,モリタ).

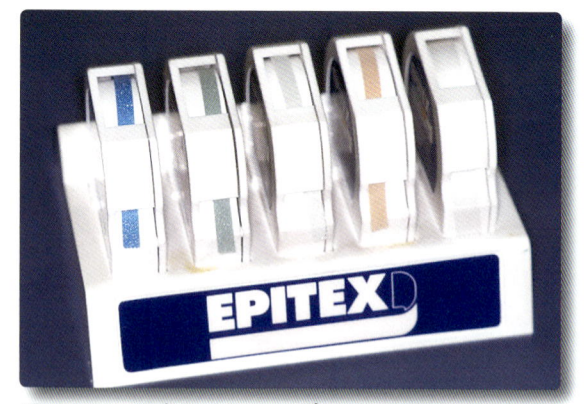

図12-59b　研磨用ストリップス,エピテックス(ジーシー).

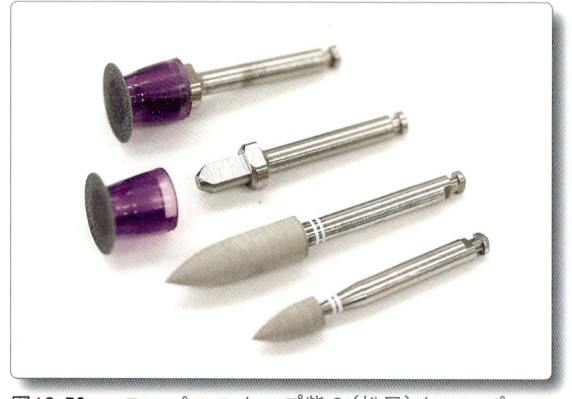

図12-59c　スーパースナップ紫8(松風)とコンポマスター,#13sと#28(松風).

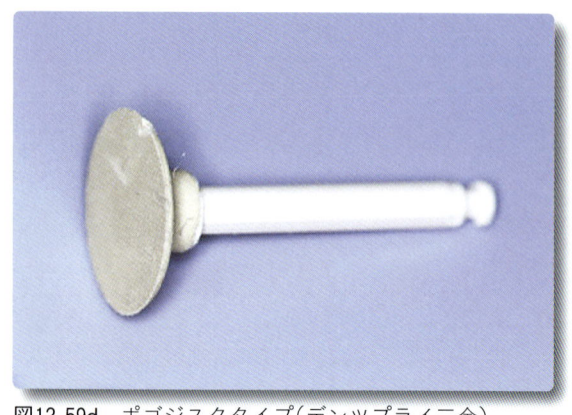

図12-59d　ポゴジスクタイプ(デンツプライ三金).

形態修正・仕上げ研磨の手順

①ファインのダイヤモンドバー（TR-13F，図12-59a）で唇面のレジンを平坦に仕上げます（図12-60a）．

②口蓋側に抜けている窩洞では，咬合調整を行います．

③先の尖ったスーパーファインのダイヤモンドバー（F0-20EF，F0-42EF，図12-59a）で，隣接面から唇面にかけての隅角部の形態を整えます（図12-60b）．また，窩洞外にはみだしているレジンを削除して切縁部の鼓形空隙（incisal embrasure）を作ります（図12-60c）．

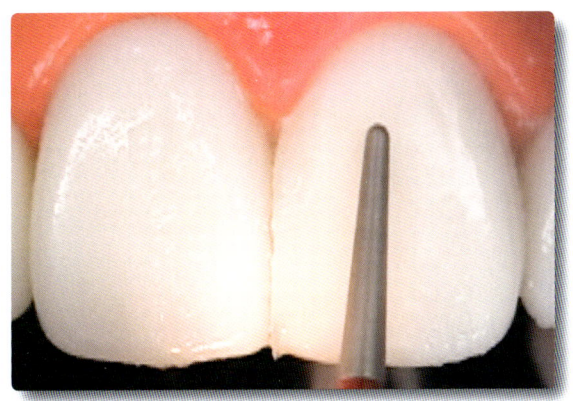

図12-60a　ファインのダイヤモンドバーで唇面のレジンを平坦に仕上げます．

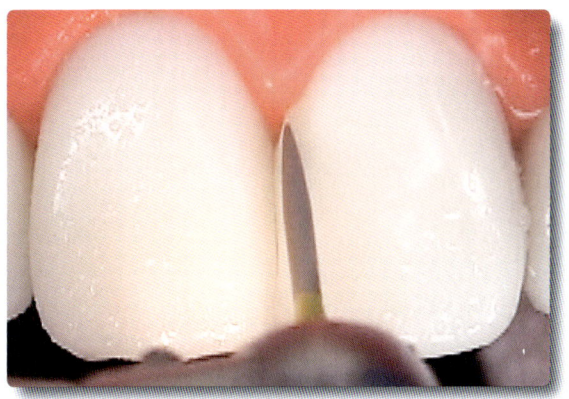

図12-60b　先の尖ったスーパーファインのダイヤモンドバーで，隣接面から唇面にかけての隅角部の形態を整えます．

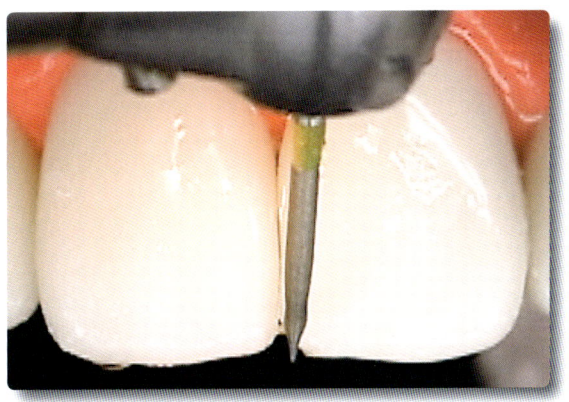

図12-60c　切縁部の鼓形空隙（incisal embrasure）を作ります．

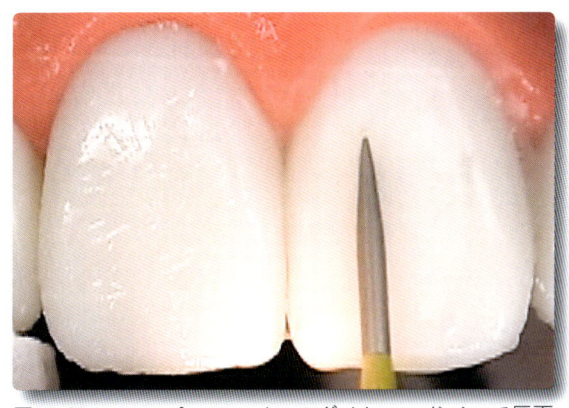

図12-60d　スーパーファインのダイヤモンドバーで唇面のうねりをとり，窩洞周囲の歯面と移行的に仕上げます．

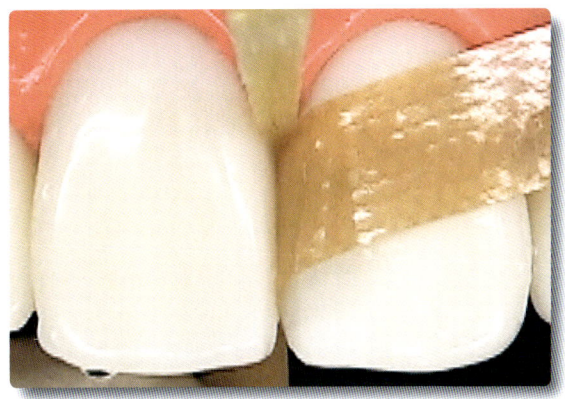

図12-60e　歯肉を守るためクサビを挿入し，エピテックス（エクストラファイン）で隣接面部の唇側の隅角部を研磨します．

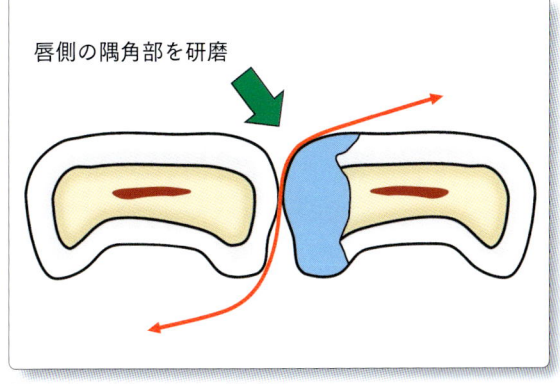

図12-60f　図12-60eの模式図．

12　コンポジットレジンの充填修復

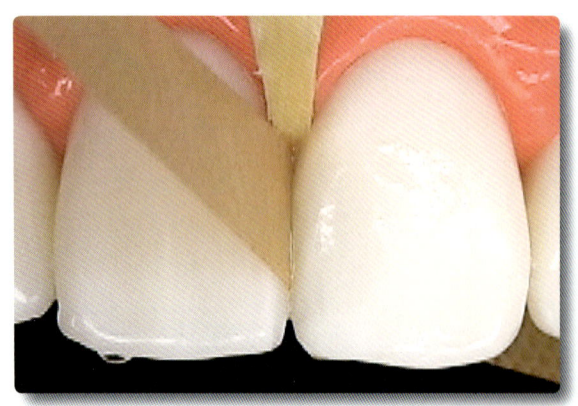

図12-60g　エピテックス(エクストラファイン)で隣接面部の口蓋側の隅角部を研磨します．

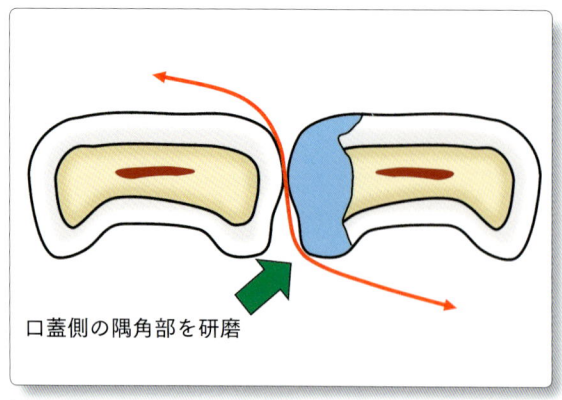

図12-60h　図12-60g の模式図．

口蓋側の隅角部を研磨

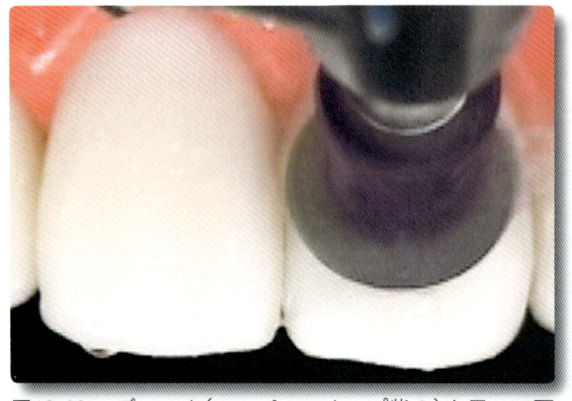

図12-60i　ディスク(スーパースナップ紫8)を用いて面仕上げを行い，充填物表面のバーによるうねりをとります．

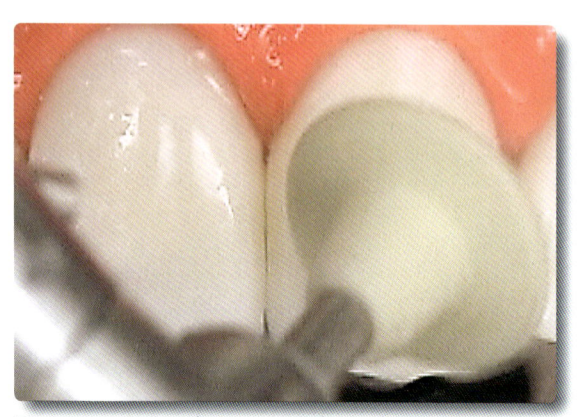

図12-60j　ラバーポイントで研磨し，光沢をだします．

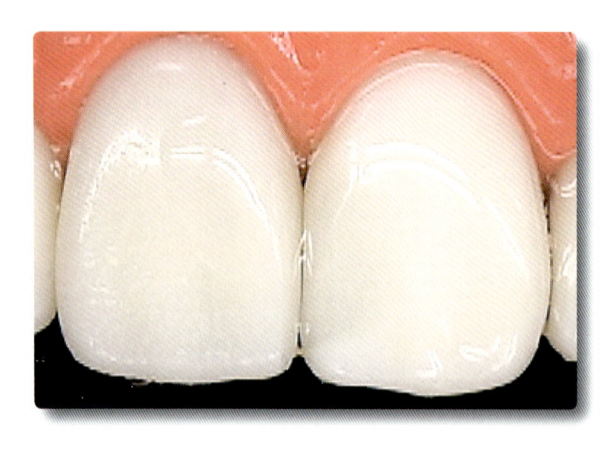

図12-60k　完成．

④スーパーファインのダイヤモンドバーで唇面のうねりをとり，窩洞周囲の歯面と移行的に仕上げます(図12-60d)．

⑤エピテックス(エクストラファイン)で隣接面部を研磨します．このときクサビを挿入して，歯肉が傷つくのを避けます(図12-60e, g)．図12-60e のように動かすと唇側の隅角部(図12-60f)が，図12-60g のように動かすと口蓋側の隅角部が研磨できます(図12-60h)．

⑥ディスク(スーパースナップ紫8)を用いて面仕上げを行い，充填物表面のバーによるうねりをとります(図12-60i)．

⑦ラバーポイントで研磨し，光沢をだします(図12-60j)．

⑧完成です(図12-60k)．

臨床例

症例1

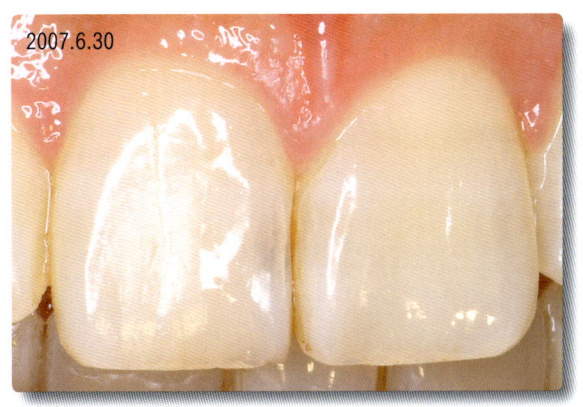

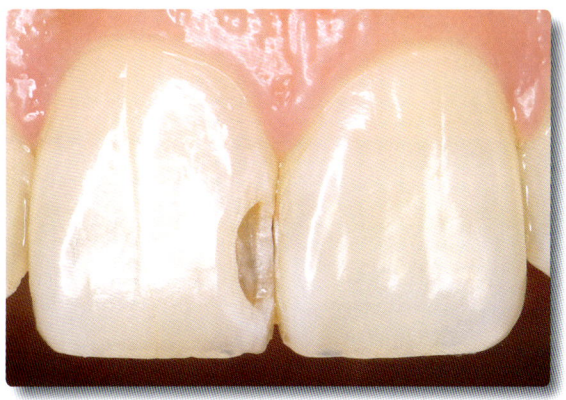

図12-61a　1|術前．

図12-61b　1|窩洞形成後．

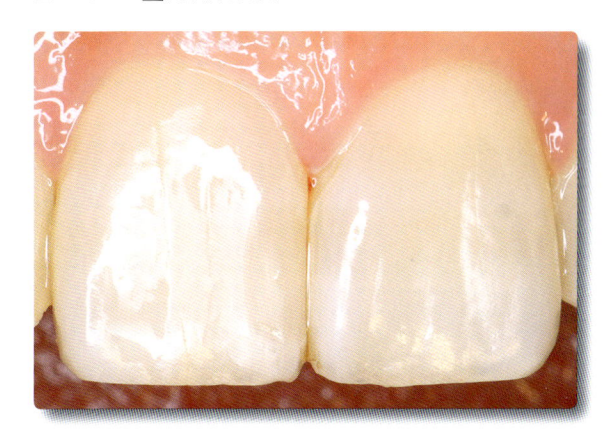

図12-61c　1|修復後．
パルフィークエステライトΣ（A2：トクヤマデンタル）

症例2

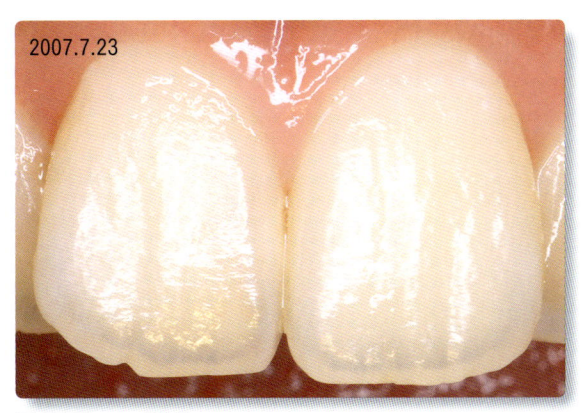

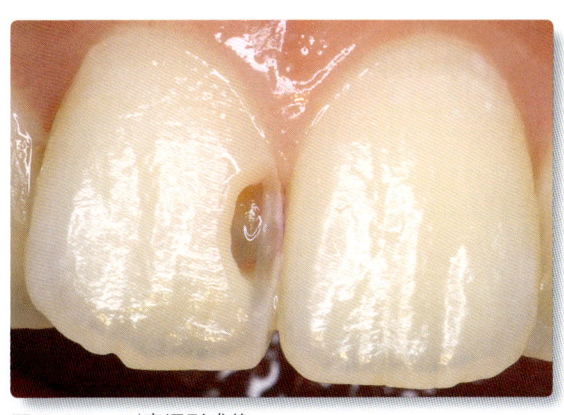

図12-62a　1|術前．

図12-62b　1|窩洞形成後．

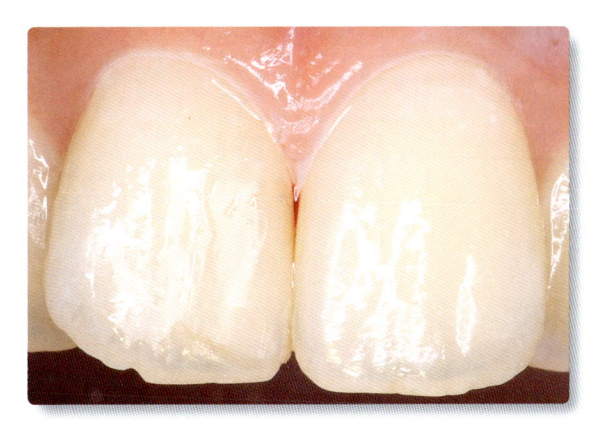

図12-62c　1|修復後．
クリアフィルマジェスティLV（XL）
クリアフィルマジェスティ（A3：クラレノリタケデンタル）

12　コンポジットレジンの充填修復

症例3

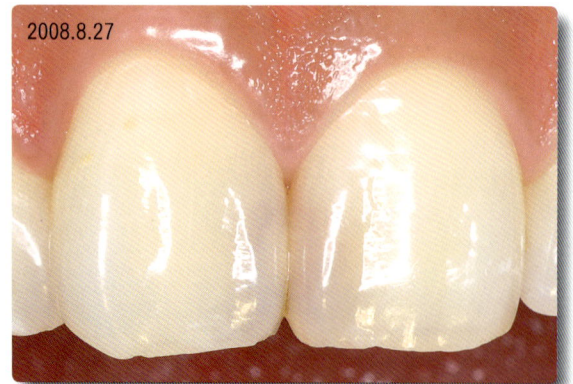

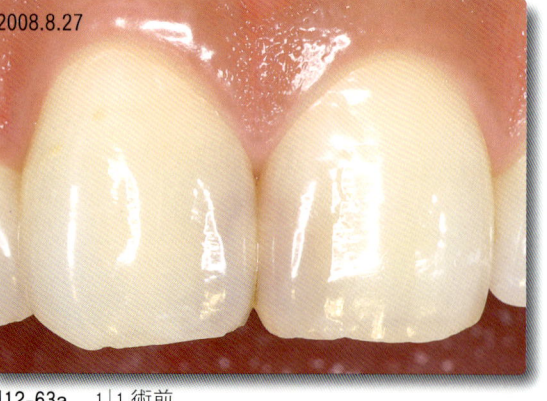

図12-63a　1|1 術前.

図12-63b　1|1 窩洞形成後.

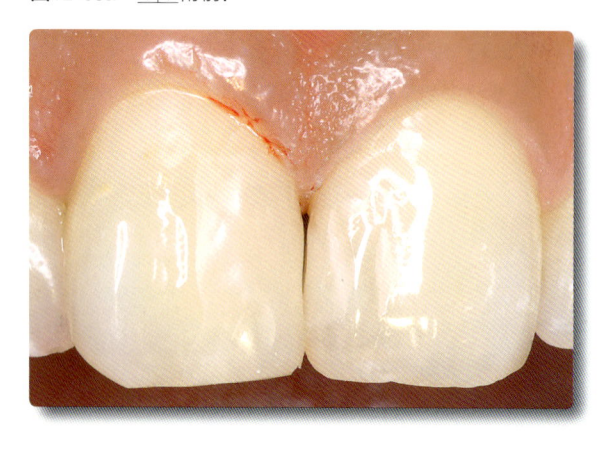

図12-63c　1|1 修復後.
ビューティフィルフロー F02（A2）
ビューティフィルⅡ（A2：松風）

症例4

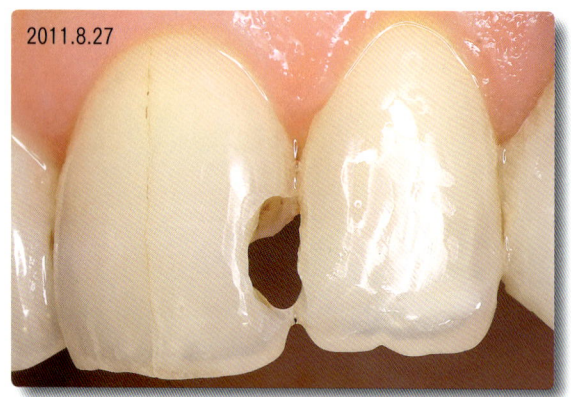

図12-64a　1| 窩洞形成後.

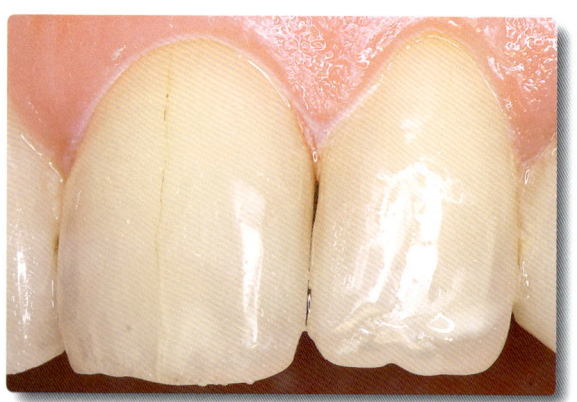

図12-64b　1| 修復後.
クリアフィルマジェスティLV（XL）
パルフィークエステライトΣ（A1：トクヤマデンタル）

4級充填

4級窩洞の窩洞形成法

　4級窩洞は，3級窩洞の切縁隅角部がなくなった状態ですから，手順は3級窩洞に準じます．4級になる症例では，もともと窩が大きいですから，はじめから大きめのバーで形成してもよいと思います．窩洞形成の注意点は，感染歯質を確実に除去することと，歯肉側窩縁部を歯肉縁下に入れないように，遊離エナメル質になっても極力残すよう努力します（図12-65a，白矢印）．感染象牙質の削除が終了したら，唇面にエナメル質窩縁部に広めのベベルを付与して充填操作に移行します（図12-65a，黒矢印）．

　ただ，切縁側の遊離エナメル質は（図12-65c，黄矢印），残しておくと歯冠形態を再現するときの目安になって充填操作が容易になるのですが，いかに接着性レジンを用いても，このような部分はいずれ破折してしまうので，充填時に時間が許すのであれば削除すべきです．

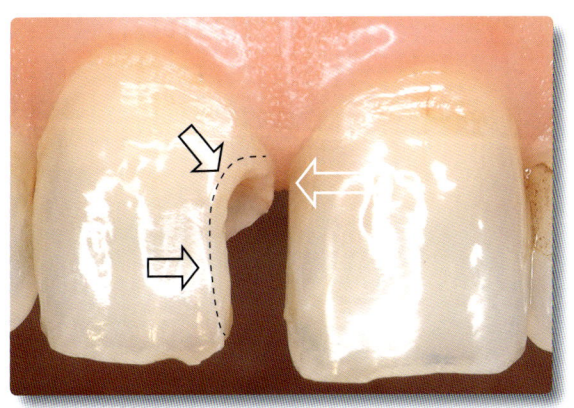

図12-65a　窩洞形成の注意点は，感染歯質を確実に除去することと，歯肉側窩縁部を歯肉縁下に入れないように，遊離エナメル質になっても極力残します（白矢印）．感染象牙質の削除終了後，唇面のエナメル質窩縁部に広めのベベルを付与して充填操作に移ります（黒矢印）．

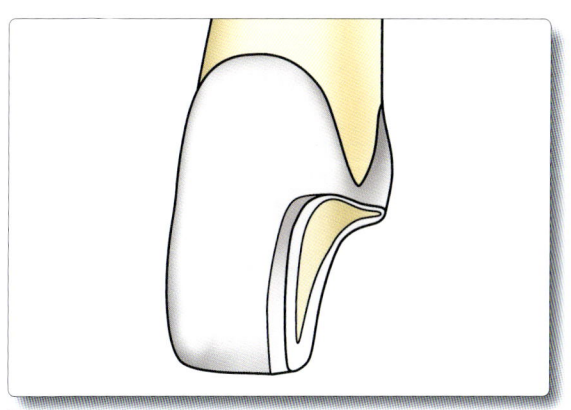

図12-65b　4級窩洞イメージ図．

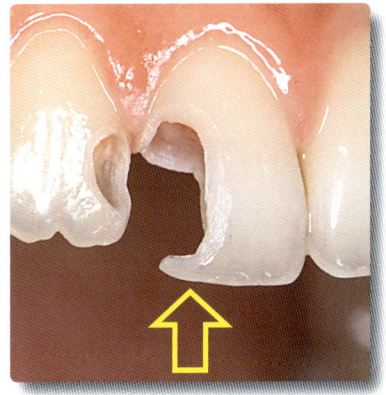

図12-65c　このような切縁側の遊離エナメル質は（黄矢印），残しておくと形の目安になって充填操作が容易です．ただし本来は削除すべきです．

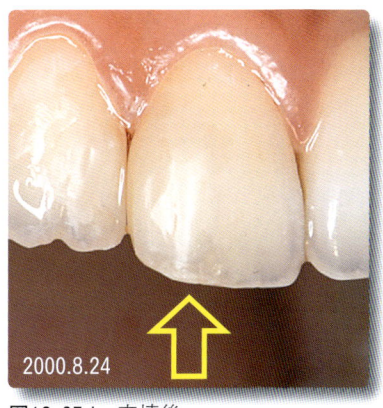

図12-65d　充填後．

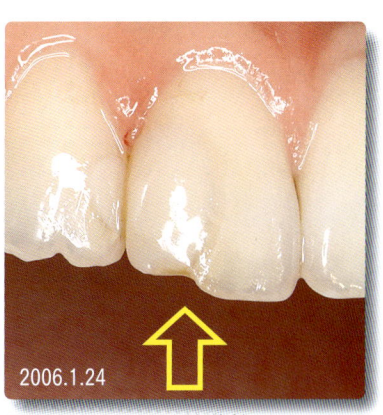

図12-65e　いかに接着性レジンを用いても，切縁側の遊離エナメル質はいずれ破折してしまうので，時間が許すのであれば削除すべきです．

4級窩洞の隔壁法

①2|近心の4級窩洞を例に説明します(図12-66a).

②透明マトリックスをループ状にして，2|の隣接面にとおし，歯肉溝に入れます(図12-66b).

③近遠心でマトリックスを引いて，歯頸側部で歯面に密着させます(図12-66c).

④クサビを挿入します(図12-66d).

⑤クサビの挿入によって緩んだマトリックスを，唇側に引いて歯頸部歯面に密着させます（図12-66e).

⑥マトリックスを唇側に引くと，マトリックス歯頂側が唇側にでてくるので，これを口蓋側に押し戻します(図12-66f)．これでマトリックスの装着完了です.

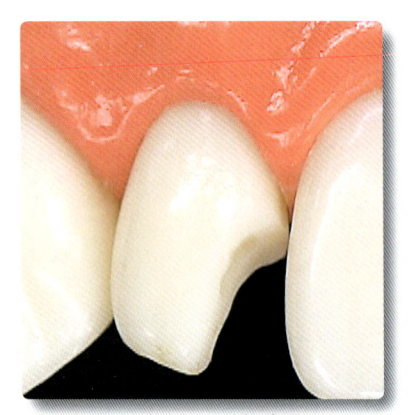

図12-66a　2|近心の4級窩洞.

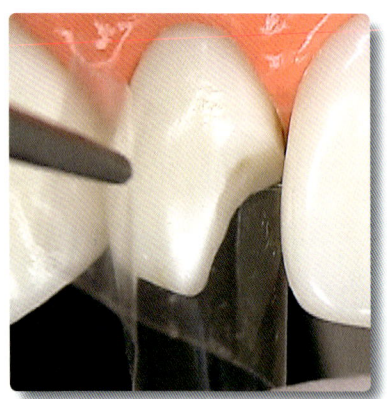

図12-66b　透明マトリックスをループ状にして，2|の隣接面にとおし，歯肉溝に入れます.

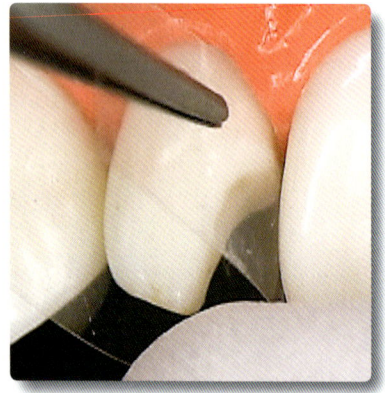

図12-66c　近遠心でマトリックスを引いて，歯頸側部で歯面に密着させます.

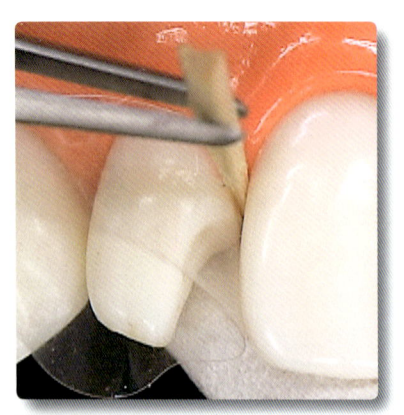

図12-66d　クサビを挿入します.

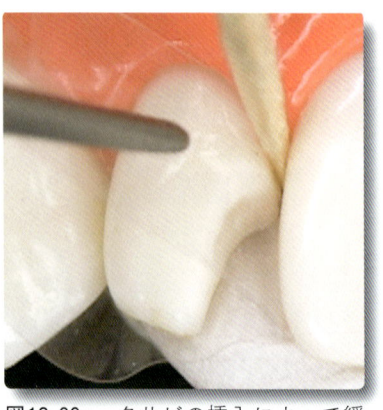

図12-66e　クサビの挿入によって緩んだマトリックスを，唇側に引いて歯頸部歯面に密着させます.

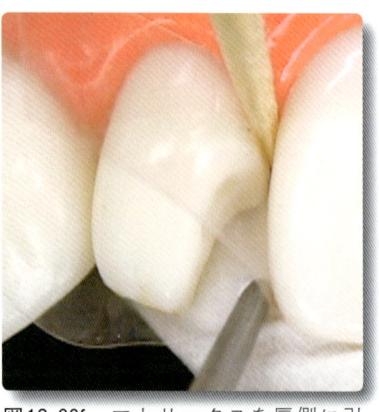

図12-66f　マトリックスを唇側に引くと，マトリックス歯頂側が唇側にでてくるので，これを口蓋側に押し戻します.

4級窩洞の充填の手順

接着操作

2ステップのセルフエッチングシステムを使うことを前提とします．

①消毒用エタノールを含ませた小綿球で窩洞を清拭し，エア乾燥します．タービンやマイクロモーター由来のオイルミストを除くためです（図12-67a, b）．

②セルフエッチングプライマーを窩洞にたっぷり塗布し，所定時間待ちます（図12-67c）．

③セルフエッチングプライマーをしっかりエアブローして，窩洞を十分に乾燥させます（図12-67d）．

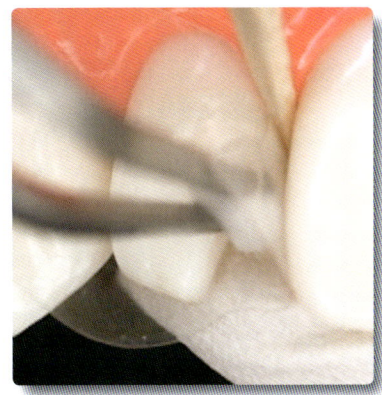

図12-67a　消毒用エタノールを含ませた小綿球で窩洞を清拭します．

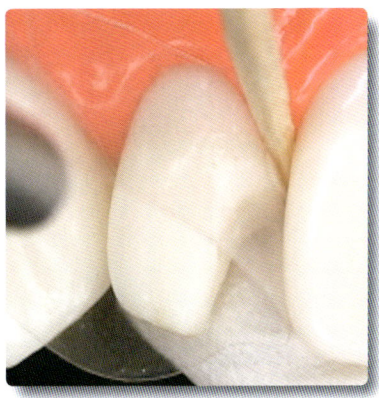

図12-67b　エア乾燥します．

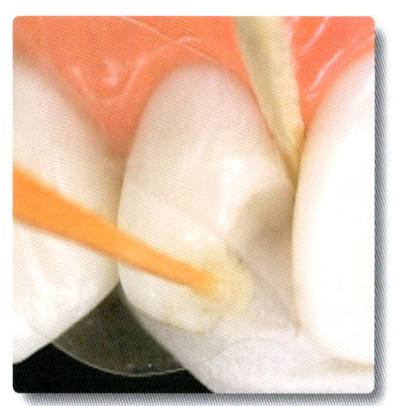

図12-67c　セルフエッチングプライマーを窩洞にたっぷり塗布し，所定時間待ちます．

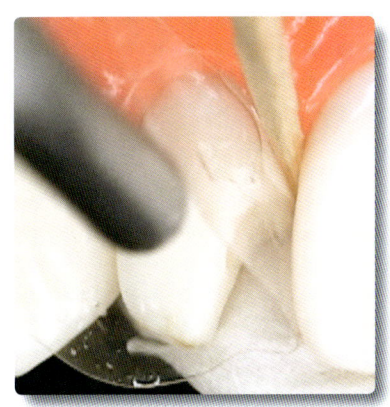

図12-67d　セルフエッチングプライマーをしっかりエアブローして，窩洞を十分に乾燥させます．

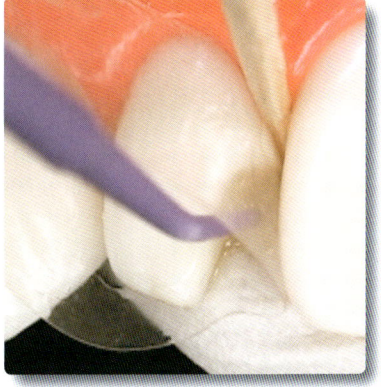

図12-67e　ボンドレジンを窩洞面に塗布します．

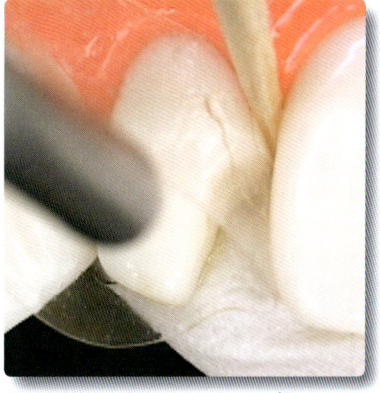

図12-67f　ボンドレジンを軽くエアブローします．セルフエッチングプライマーをエアブローするほど強くは吹きません．

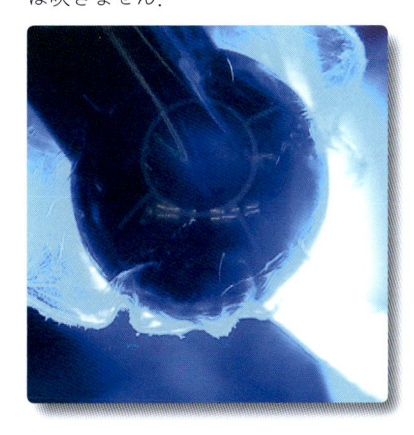

図12-67g　所定の時間，光硬化させます．

④ボンドレジンを窩洞面に塗布します（図12-67e）．
⑤ボンドレジンを軽くエアブローします．セルフエッチングプライマーをエアブローするほど強くは吹きません（図12-67f）．
⑤所定の時間，光硬化させます（図12-67g）．

充填操作

フロアブルとペースト型コンポジットレジンを併用する方法を説明します．

①接着操作が終了した窩洞に，フロアブルコンポジットレジンでライニングを行います（図12-68a, b）．まず，フロアブルコンポジットレジンのノズル先端を窩洞の口蓋側歯頸部に置いて（図12-68a），少しずつレジンをだしながら歯頸側マージン部を覆います．その後，口蓋側壁に沿って切縁方向に動かし（図12-68b），窩洞の奥まった部分と壁面をレジンで覆います．

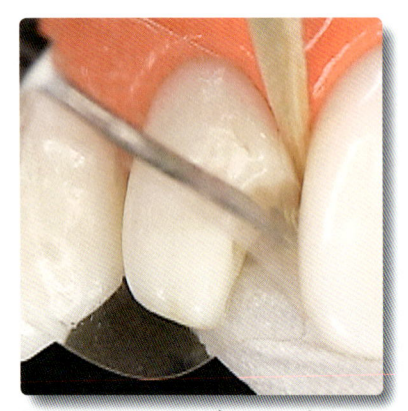

図12-68a　フロアブルコンポジットレジンのノズル先端を窩洞の口蓋側歯頸部に置きます．

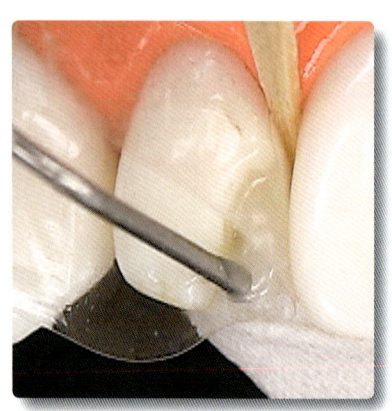

図12-68b　少しずつレジンをだしながら口蓋側壁に沿って切縁方向に動かします．

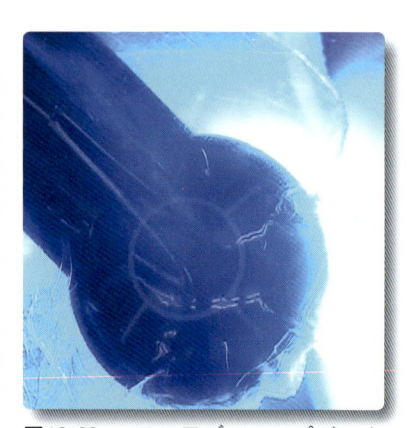

図12-68c　フロアブルコンポジットレジンを所定時間光硬化させます．

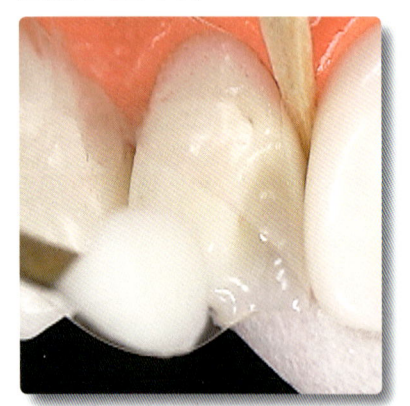

図12-68d　ペースト型コンポジットレジンを填入します．

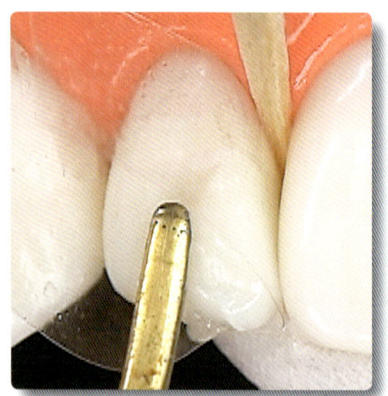

図12-68e　付形します．

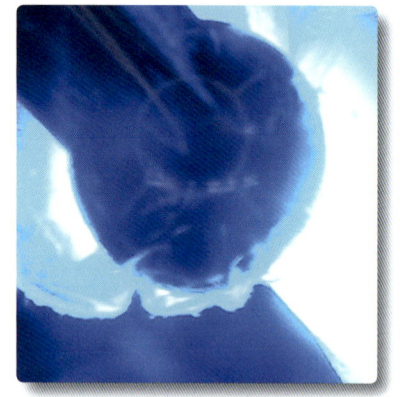

図12-68f　所定時間光硬化させます．

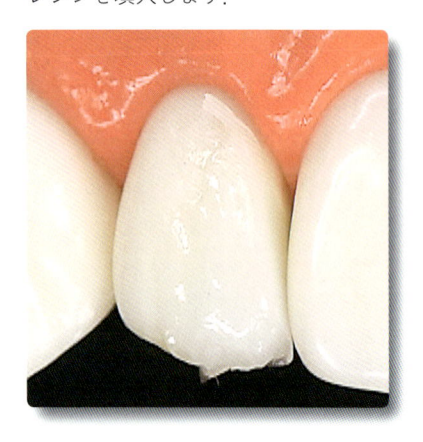

図12-68g　硬化後，マトリックスを除去します．

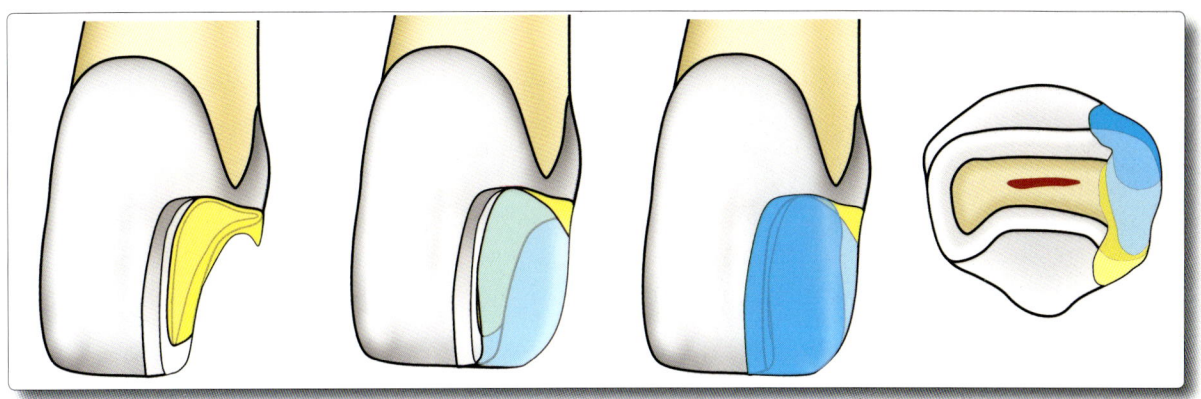

図12-69　4級窩洞充填のイメージ図.
　切縁部の強度を求める場合は，図のように臼歯部修復用の強度の高いペースト型コンポジットレジンを口蓋側（舌側）の切縁まで充填し，研磨性の高い前歯用を唇面に充填します．
　黄色：フロアブルコンポジットレジン
　水色：強度の高いペースト型コンポジットレジン
　青色：研磨性の高いペースト型コンポジットレジン

②フロアブルコンポジットレジンを所定時間光硬化させます（図12-68c）．この時点でマトリックスはレジンで固定され，口蓋側部分と窩洞面はフロアブルで被覆されています．
③ペースト型コンポジットレジンを填入し，付形します（図12-68d, e）．
④所定時間光硬化させます（図12-68f）．
⑤硬化後，マトリックスを除去します（図12-68g）．

形態修正・仕上げ研磨

使用する器材は，3級充填に準じます．

①マトリックス除去後（図12-70a），ファインのダイヤモンドバー（TR-13F，図12-59a）で唇面のレジンを平坦に仕上げ（図12-70b），切縁部の形態を整えます（図12-70c）．
②先の尖ったスーパーファインのダイヤモンドバー（FO-42EF，図12-59a）で，隣接面から唇面にかけての隅角部の形態を整えます（図12-70d）．また，切縁部の鼓形空隙（incisal embrasure）を作ります（図12-70e）．さらに，スーパーファインのダイヤモンドバーで唇面のうねりをとり，窩洞周囲の歯面と移行的に仕上げます（図12-70d）．
③洋梨状の大きめのポイント（EX26，図12-59a）で，口蓋側の形態修正と咬合調整を行います（図12-70f）．
④エピテックス（エクストラファイン）で隣接面部を研磨します．このとき，クサビを挿入して歯肉が傷つくのを避けます（図12-70g, h）．図12-70gのように動かすと唇側の隅角部が，図12-70hの様に動かすと口蓋側の隅角部が研磨できます．
⑤ディスク（スーパースナップ紫8）を用いて面仕上げを行い，充填物表面のバーによるうねりをとります（図12-70i）．
⑥ラバーポイントで研磨し，光沢をだします（図12-70j, k）．
⑦完成です（図12-70l）．

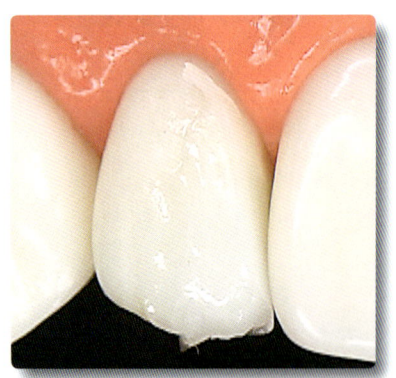

図12-70a マトリックスを除去します．

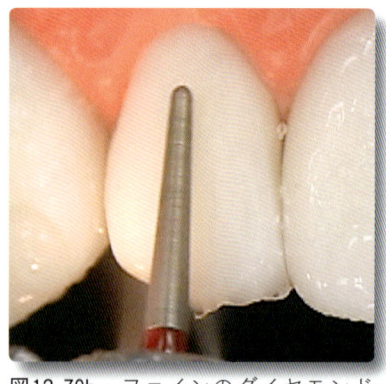

図12-70b ファインのダイヤモンドバーで唇面のレジンを平坦に仕上げます．

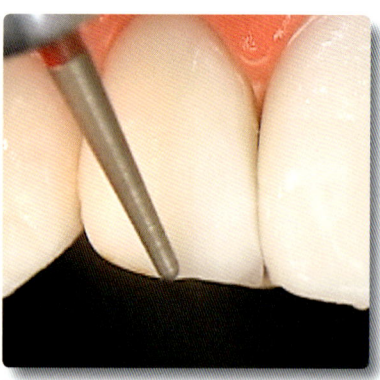

図12-70c 切縁部の形態を整えます．

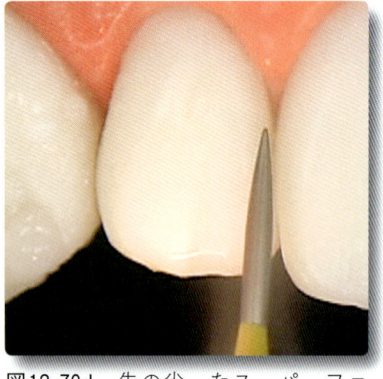

図12-70d 先の尖ったスーパーファインのダイヤモンドバーで，隣接面から唇面にかけての隅角部の形態を整えた後，唇面のうねりをとり窩洞周囲の歯面と移行的に仕上げます．

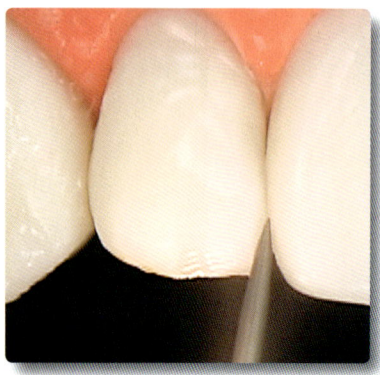

図12-70e 切縁部の鼓形空隙（incisal embrasure）を作ります．

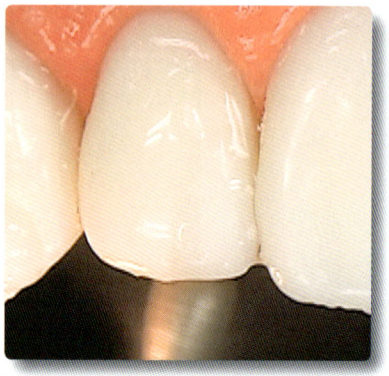

図12-70f 洋梨状の大きめのポイントで，口蓋側の形態修正と咬合調整を行います．

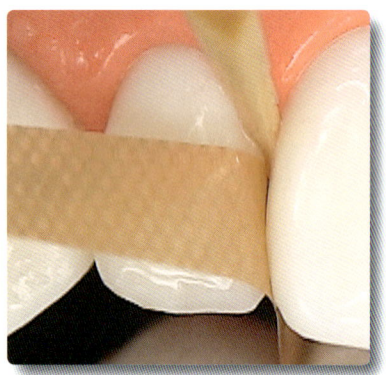

図12-70g エピテックス（エクストラファイン）で隣接面部唇側の隅角部を研磨します．このとき，クサビを挿入して歯肉が傷つくのを避けます．

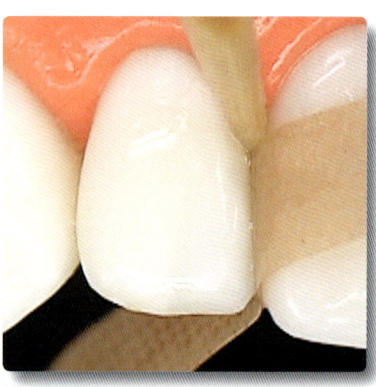

図12-70h エピテックスで口蓋側の隅角部を研磨します．

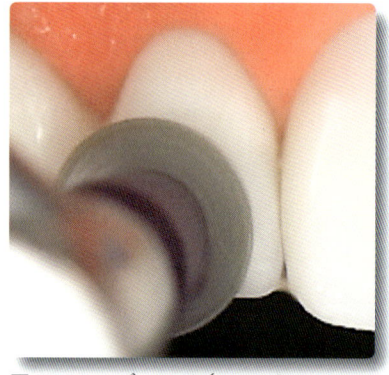

図12-70i ディスク（スーパースナップ紫8）を用いて面仕上げを行い，充填物表面のバーによるうねりをとります．

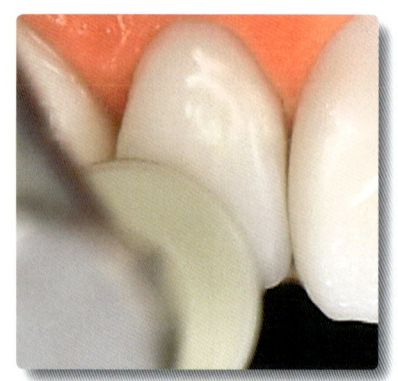

図12-70j ラバーポイントで全体の研磨をして，光沢をだします．

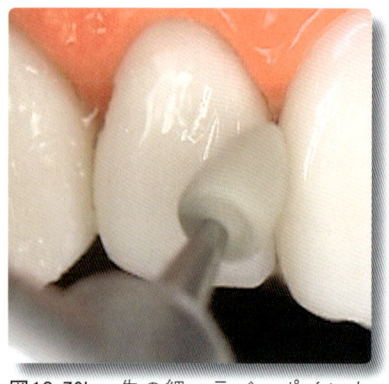

図12-70k 先の細いラバーポイントで細部の研磨を行います．

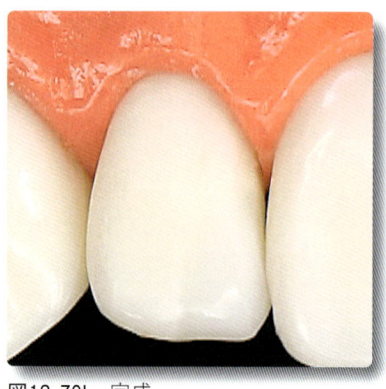

図12-70l 完成．

臨床例

症例1

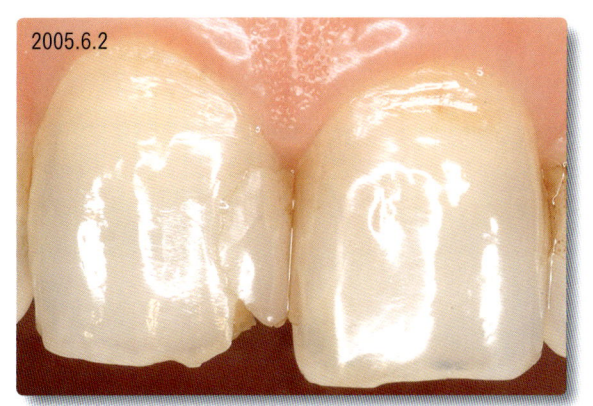

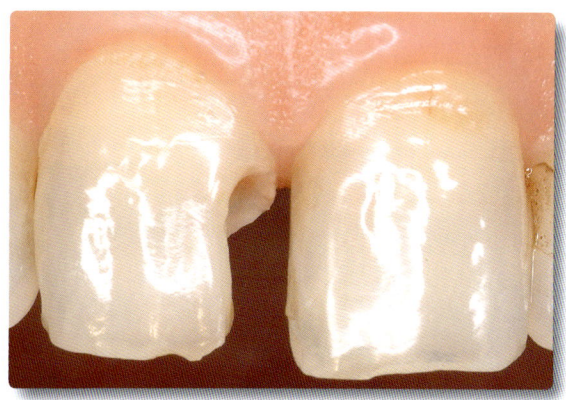

図12-71a　1|の術前.

図12-71b　1|の窩洞形成後.

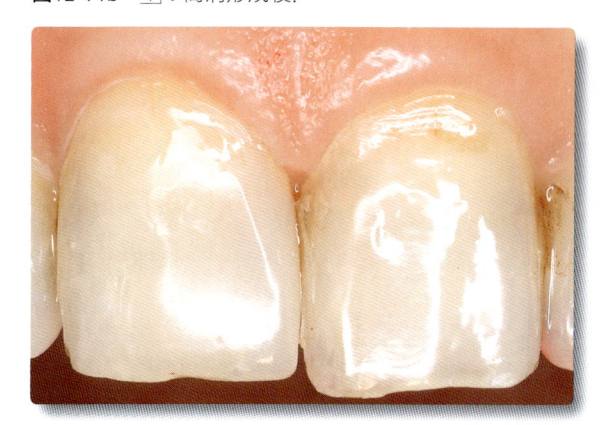

図12-71c　1|の4級充填.
　クリアフィルAP-X(XL：クラレノリタケデンタル)で口蓋側を切縁まで裏打ちし，唇面にパルフィークエステライトΣ(A2：トクヤマデンタル)を充填しました．

症例2

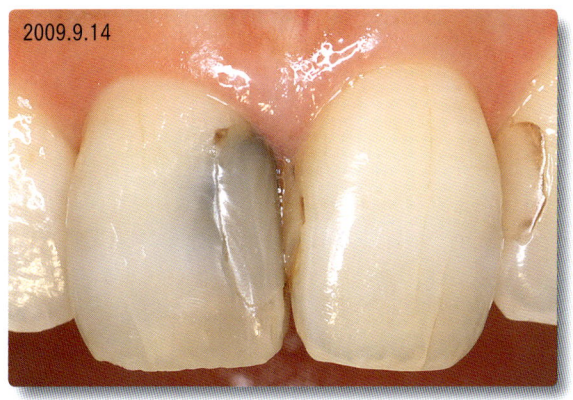

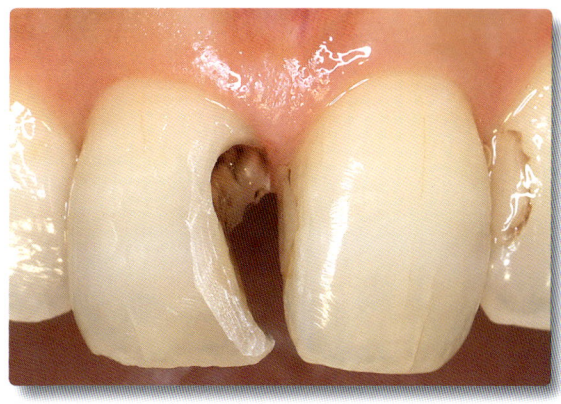

図12-72a　1|の術前.

図12-72b　1|の窩洞形成後.

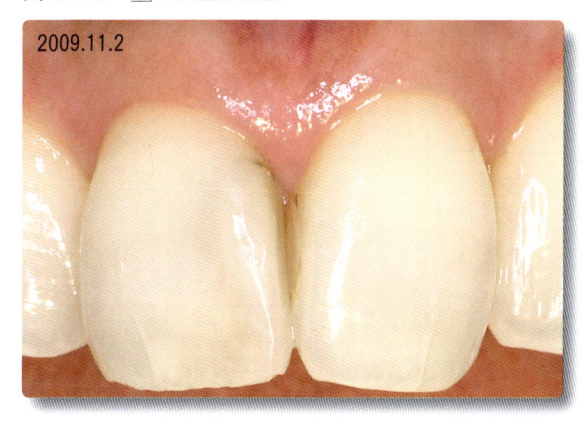

図12-72c　1|の4級充填.
パルフィークエステライトΣ(A2：トクヤマデンタル)

コンポジットレジンの充填修復

症例3

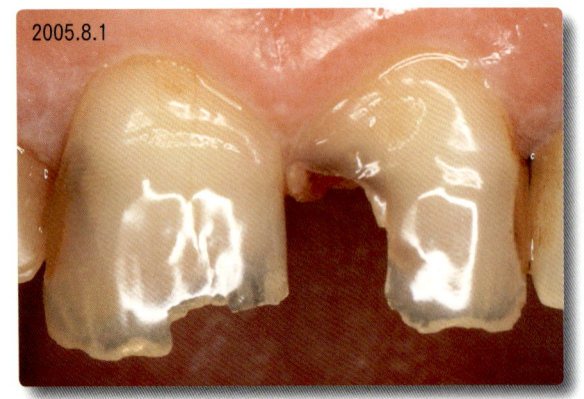

図12-73a　1|1の術前．

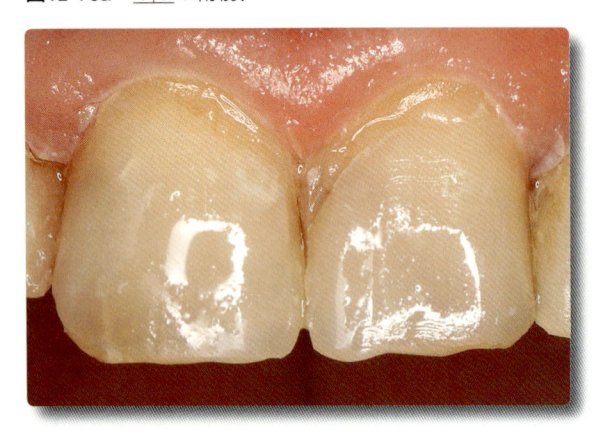

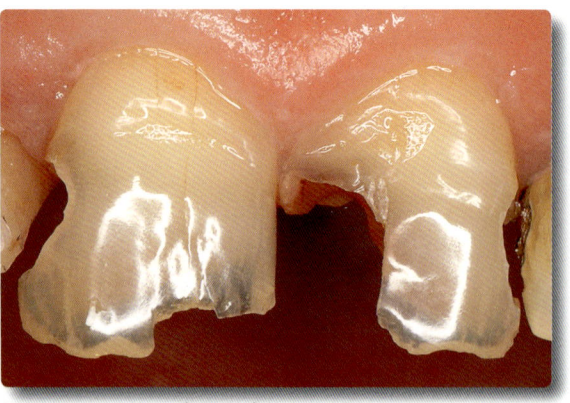

図12-73b　1|1の窩洞形成後．

図12-73c　1|1の4級充填．
　クリアフィルAP-X(XL：クラレノリタケデンタル)で口蓋側を切縁まで裏打ちし，唇面にクリアフィルマジェスティ(A3.5：クラレノリタケデンタル)を充填しました

フロアブルレジンのノズルの動かし方

　フロアブルコンポジットレジンを使うことで，ペースト型コンポジットレジンを填入したときに起こりやすい隅角部への気泡の巻き込みを防ぐことができます．しかし『フロアブルを使うとき，気泡が入ってしまうが，どうしたらよいですか？』という質問をよく受けます．

　基本は，ノズルの先端を窩底部に届かせて，少しずつレジンをだしながら，窩洞面に沿わせてノズルを動かしていくことで気泡を防ぐことができます．一気に注入すると気泡を巻き込みますので，フロアブルコンポジットレジンの意義さえも失われてしまいます．

　図12-74は，透明な窩洞模型で実際にフロアブルコンポジットレジンを流しながら充填した様子を撮影したものです．少しずつレジンをだしながら，ノズルを動かしていくことで気泡を巻き込まずに填入できることが確認できます．

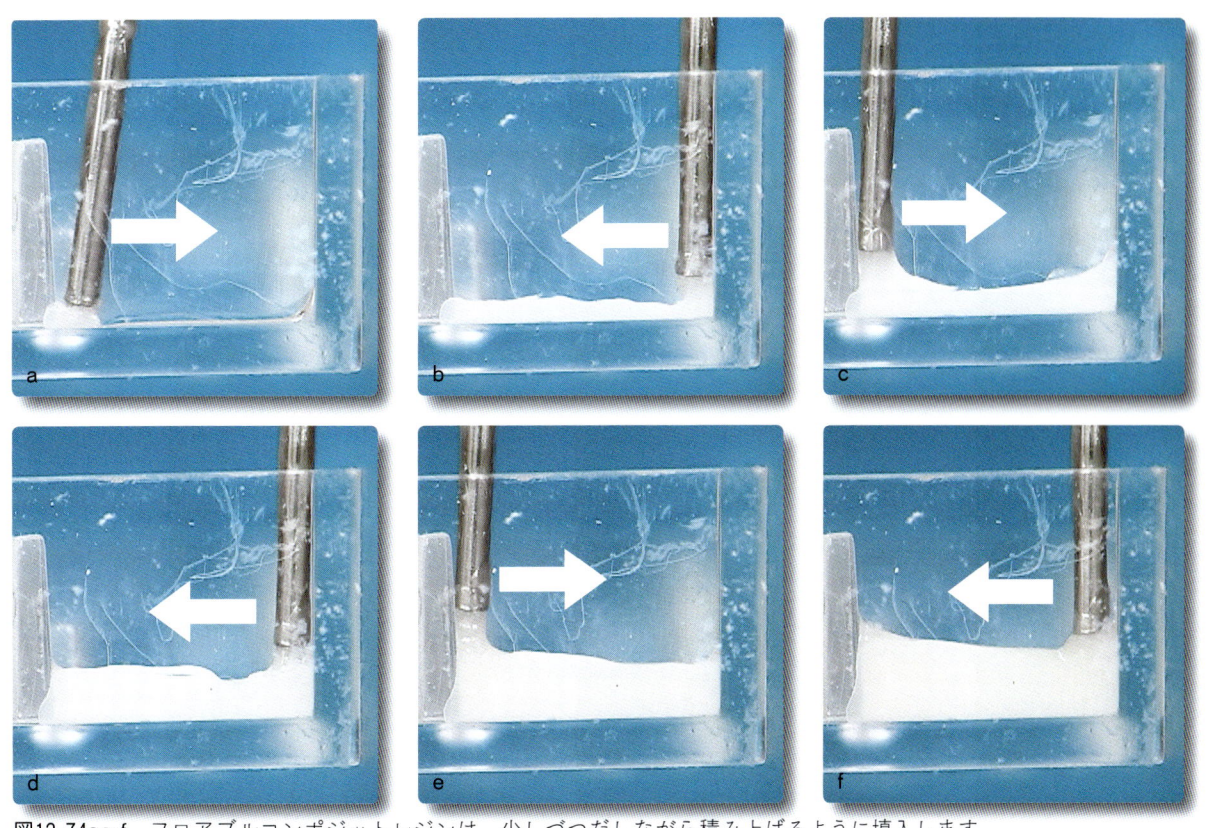

図12-74a〜f　フロアブルコンポジットレジンは，少しづつだしながら積み上げるように填入します．

2級窩洞

　実際の窩洞の場合，2級窩洞では，ノズル先端を歯頸側マージン部において（図12-75a），レジンを流しながら頬舌方向に動かし（図12-75a, b），さらに流れでたレジンを窩壁の方になするようにして壁面全体をレジンで覆います（図12-75c, d）．

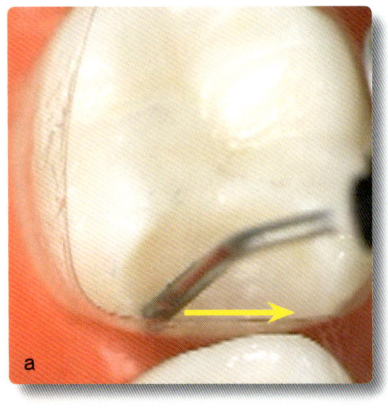

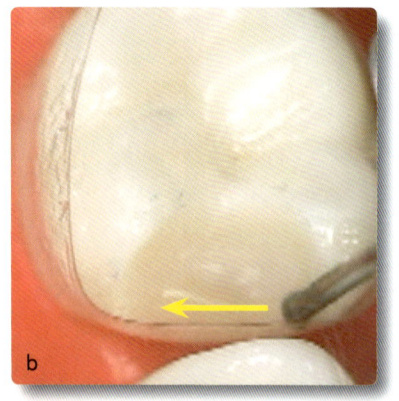

図12-75a　ノズル先端を歯頸側マージン部に置きます．
図12-75b　レジンを流しながら頬舌方向に動かします．

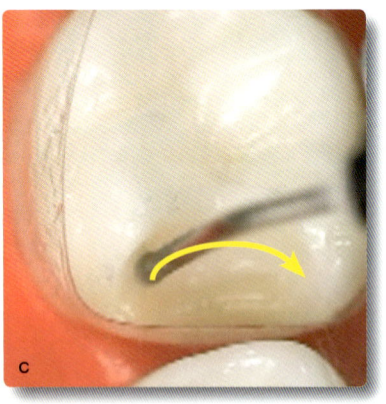

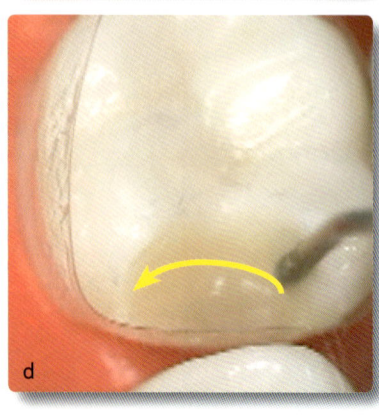

図12-75c, d　流れでたレジンを窩壁の方になするようにして壁面全体をレジンで覆います．

3級窩洞

　3級窩洞では，ノズルの先端を窩洞の口蓋側（舌側）歯頸部の奥まった部分に置いて（図12-76a），少しずつレジンをだしながら口蓋側壁に沿って切縁方向に動かします（図12-76a）．さらに流れでたレジンで窩壁を覆うように歯頸側方向へ動かします（図12-76b）．フロアブルコンポジットレジンで窩洞の口蓋側（舌側）部分と窩壁が覆われるようにします（図12-76c）．

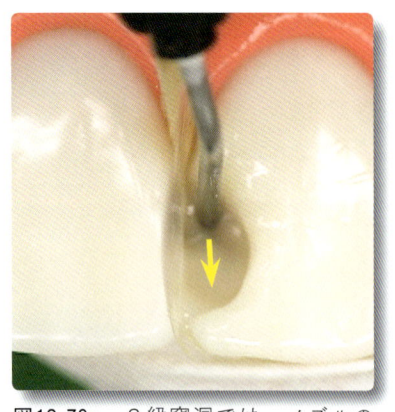

図12-76a　3級窩洞では，ノズルの先端を窩洞の口蓋側（舌側）歯頸部の奥まった部分に置き，少しずつレジンをだしながら口蓋側壁に沿って切縁方向に動かします．

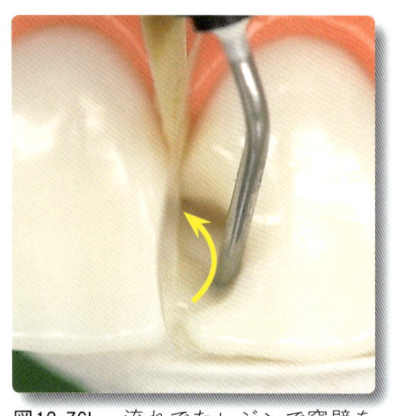

図12-76b　流れでたレジンで窩壁を覆うように歯頸側方向へ動かします．

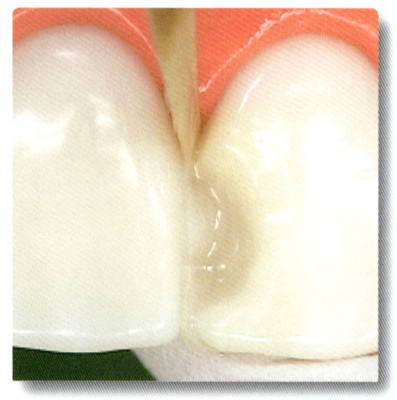

図12-76c　フロアブルコンポジットレジンで窩洞の口蓋側（舌側）部分と窩壁が覆われるようにします．

4級窩洞

　　4級窩洞では，2級窩洞と3級窩洞を併せたやり方になります．ノズルの先端を口蓋側（舌側）歯頸部の奥まった部分に置いて，少しずつレジンをだしながら歯頸側マージン部にレジンを流します（図12-77a）．ノズルを口蓋側（舌側）に戻しながら，口蓋側（舌側）壁に沿って切縁方向に動かします（図12-77b），さらに，流れでたレジンで窩壁を覆うように歯頸側方向へ動かします（図12-77b）．フロアブルコンポジットレジンで窩洞の口蓋側（舌側）部分と窩壁が覆われるようにします（図12-77c）．

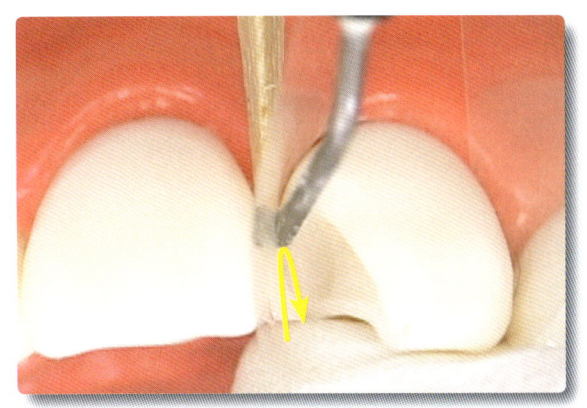

図12-77a　ノズルの先端を口蓋側（舌側）歯頸部の奥まった部分に置いて，少しずつレジンをだしながら歯頸側マージン部にレジンを流します．

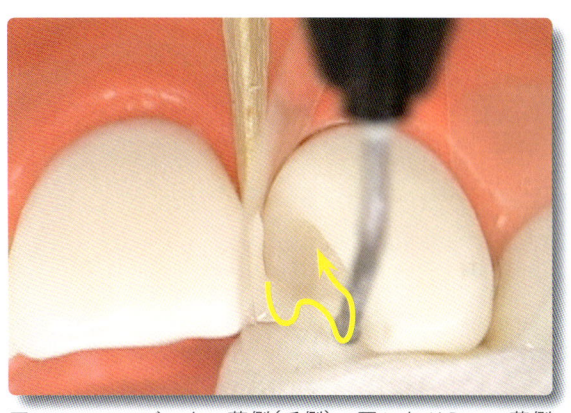

図12-77b　ノズルを口蓋側（舌側）に戻しながら，口蓋側（舌側）壁に沿って切縁方向に動かします．さらに，流れでたレジンで窩壁を覆うように歯頸側方向へ動かします．

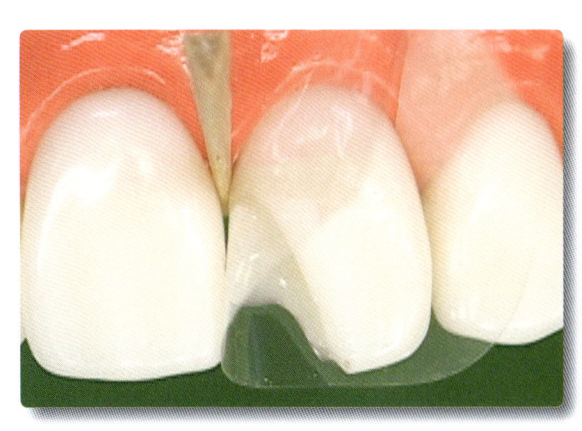

図12-77c　フロアブルコンポジットレジンで窩洞の口蓋側（舌側）部分と窩壁が覆われるようにします．

歯頸部の充填

歯頸部の窩洞形成法

　歯頸部の充填では，う蝕と磨耗によるくさび状欠損が対象となります．う蝕の場合の窩洞形成法はう窩の開拡と感染象牙質の除去のみになります．くさび状欠損の修復では，欠損面に軟化した象牙質がある場合や，充填材で隠しきれない強い着色がある場合はこれを除去しますが，光沢のある磨耗面であれば，最表層を軽くダイヤモンドバーでなでるのみとします．意図的にアンダーカットを形成する必要はありません．

　歯頸部のくさび状欠損（図12-78a）で，欠損部のみを充填しようとすると，歯頂側の残存歯面との間に起伏ができてしまい，その後の形態修正や仕上げ研磨がやりにくくなります．したがって，歯頂側の辺縁は充填物表面が残存歯面になだらかに移行するようにエナメル質部分まで伸ばします．このエナメル質の部分は非切削になりますから，リン酸で10秒間エッチングしてもよいのですが，最近では，筆者はセルフエッチングのみで試みています．

　また欠損部の近遠心歯頸部はプラークが残っていると，充填後帯状褐線の原因となるので，小さめのポリッシングブラシ（図12-78b）で表面を清掃します．

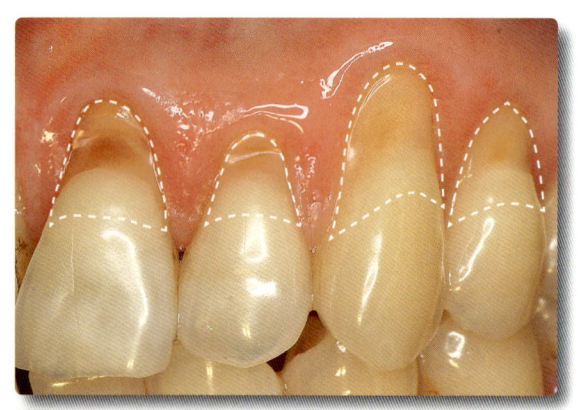

図12-78a くさび状欠損の修復では，修復物が歯面となだらかに移行するようイメージして充填範囲を決めます．歯頂側では欠損範囲を超えてエナメル質表面まで充填範囲を伸ばします．

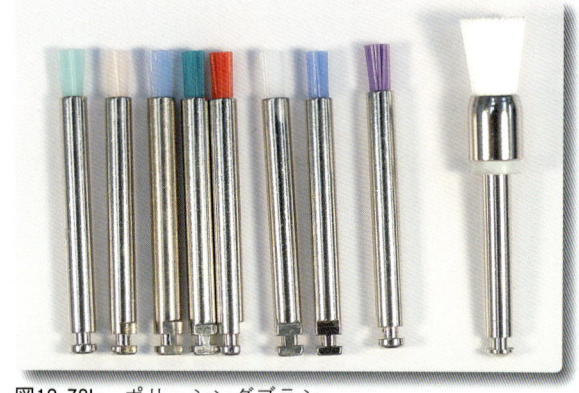

図12-78b ポリッシングブラシ．右端の通常のブラシコーンと比較するとブラシの小ささがわかります（CIメディカル，Feed通販）．

接着・充填操作と形態修正・仕上げ研磨

　接着操作は他の場合と同様ですが，ボンディング処理後，くさび状欠損面では充填するペーストが滑りやすいので，まずフロアブルコンポジットレジンでライニングしてから，ペーストを充填します．

　欠損が浅い場合は，1ステップボンドとフロアブルコンポジットレジンのみで充填できることもあります．以下，その手順を説明します．

①3|歯頸部の小さな窩洞という想定です(図12-79a).
②1ステップボンドを塗布します(図12-79b).
③所定の時間経過後,ボンドレジンをバキュームで吸引しながら,エアブローします(図12-79c).
④所定の時間,光重合します(図12-79d).
⑤フロアブルコンポジットレジンを窩洞に填入します(図12-79e).窩洞が小さい場合は,探針の先に採取して塗布してもよいでしょう.
⑥探針で付形します(図12-79f).
⑦所定時間,光重合します(図12-79g).
⑧スーパーファインのダイヤモンドポイント(FO-40EF,FO-42EF,図12-59a)で形態修正します(図12-79h).
⑨ディスクで面仕上げをします(図12-79i).
⑩ラバーポイントで艶だしをします(図12-79j).

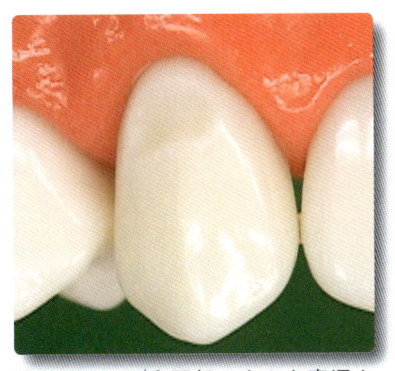

図12-79a 3|歯頸部の小さな窩洞という想定です.

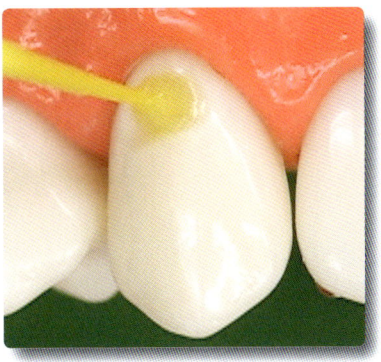

図12-79b 1ステップボンドを塗布します.

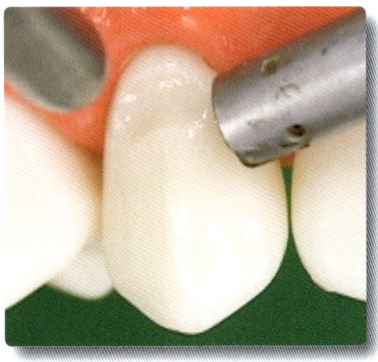

図12-79c 所定の時間経過後,ボンドレジンをバキュームで吸引しながら,エアブローします.

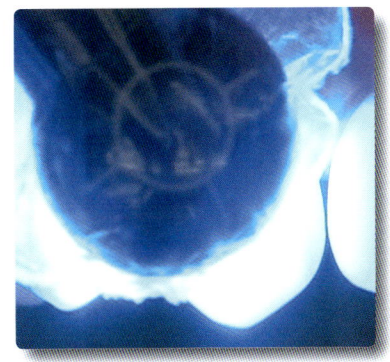

図12-79d 所定の時間,光重合します.

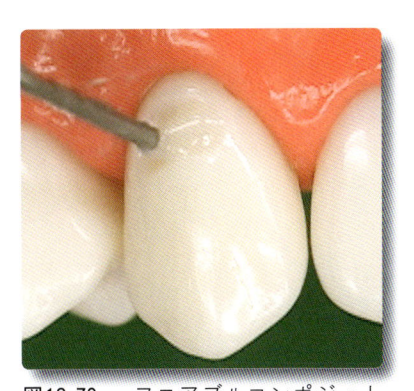

図12-79e フロアブルコンポジットレジンを窩洞に填入します.

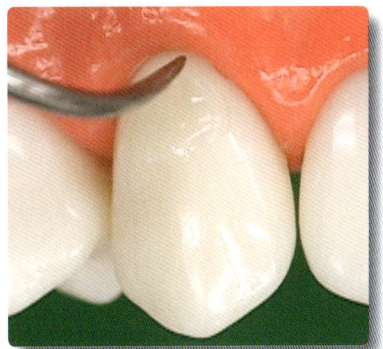

図12-79f 探針で付形します.

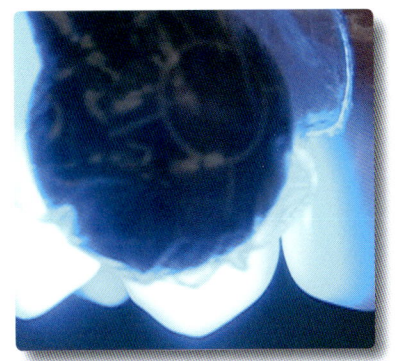

図12-79g 所定時間光重合します.

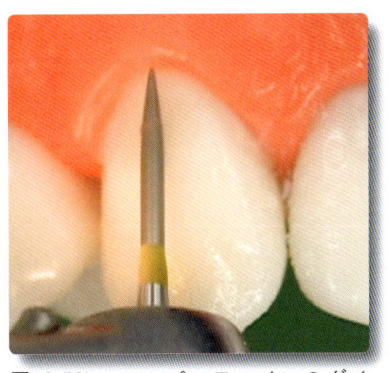

図12-79h スーパーファインのダイヤモンドポイントで形態修正します.

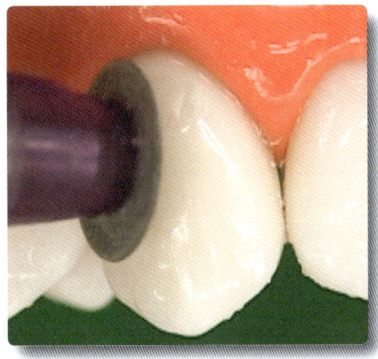

図12-79i ディスクで面仕上げをします.

12 コンポジットレジンの充填修復

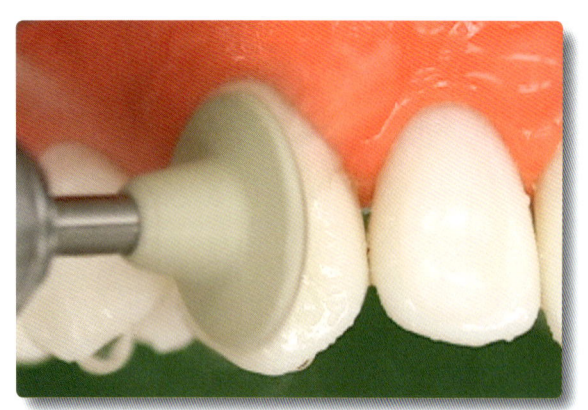

図12-79j　ラバーポイントで艶だしをします．

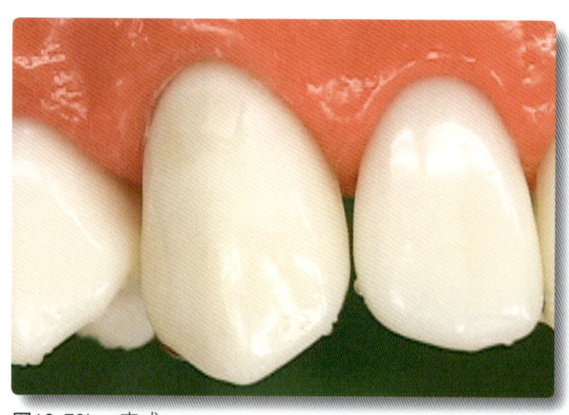

図12-79k　完成．

浅い歯頸部窩洞の充填イメージ図

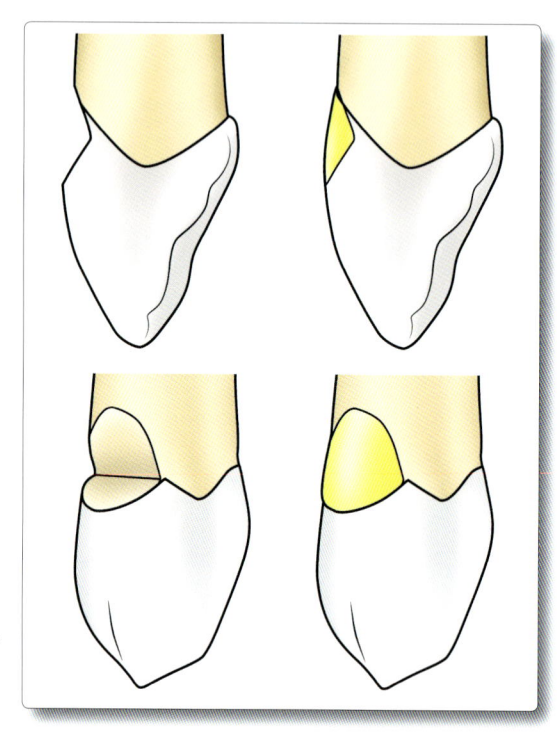

図12-80a　窩洞が浅い場合は，フロアブルのみで充填する方が容易です．
黄色：フロアブルコンポジットレジン

大きな歯頸部窩洞の充填イメージ図

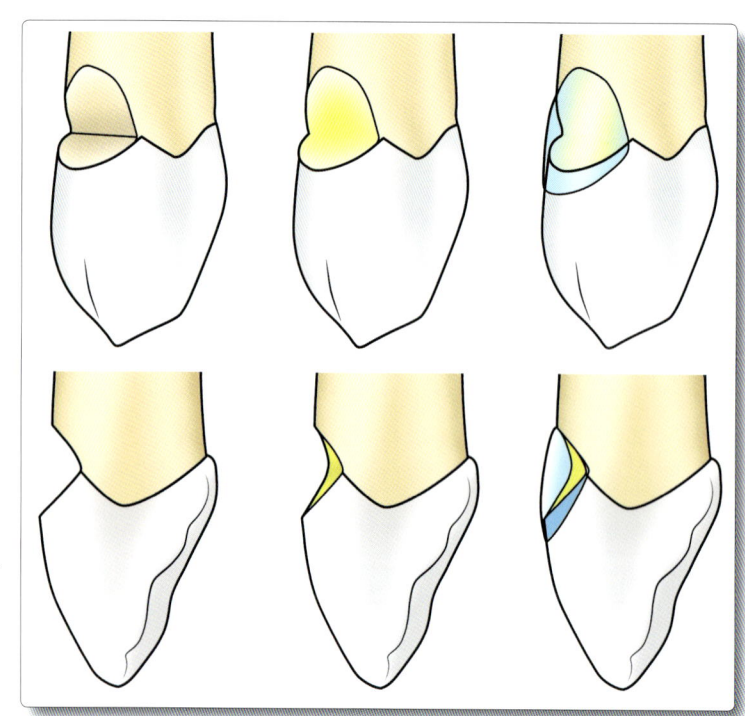

図12-80b　ボンディング処理後，フロアブルでライニングしてから，ペースト型のコンポジットレジンを充填します．
黄色：フロアブルコンポジットレジン
青色：ペースト型コンポジットレジン

くさび状欠損の臨床例

症例1　浅いくさび状欠損のフロアブルコンポジットレジンによる修復例

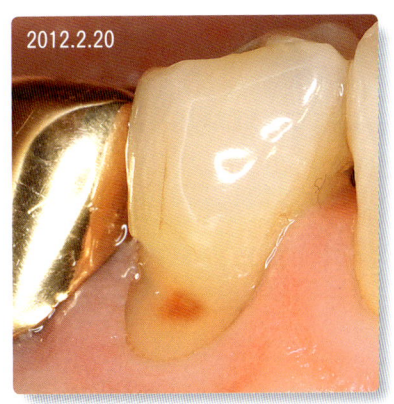

図12-81a　術前．4|の頬側歯頸部のくさび状欠損は浅い．

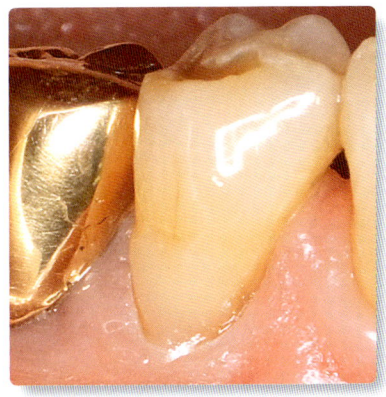

図12-81b　充填直後．欠損部表面を球形ダイヤモンドバーで軽く削除し，イージーボンド，ウルトラフロー（A3.5，3Mエスペ）で充填しました．

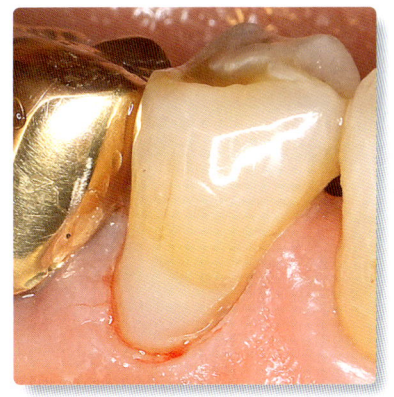

図12-81c　形態修正と仕上げ研磨後．

症例2　オペークシェードのコンポジットレジンによる修復例

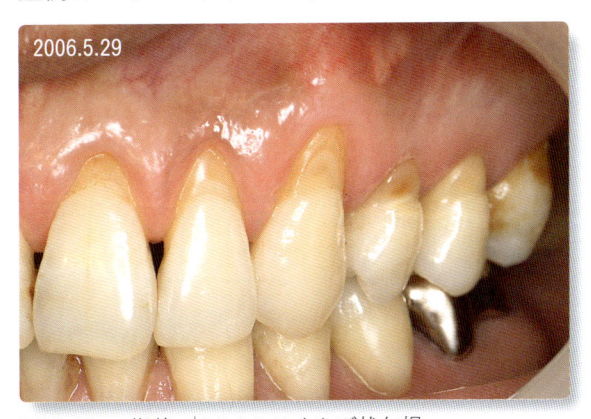

図12-82a　術前．|2345のくさび状欠損．窩壁の色調が暗め．

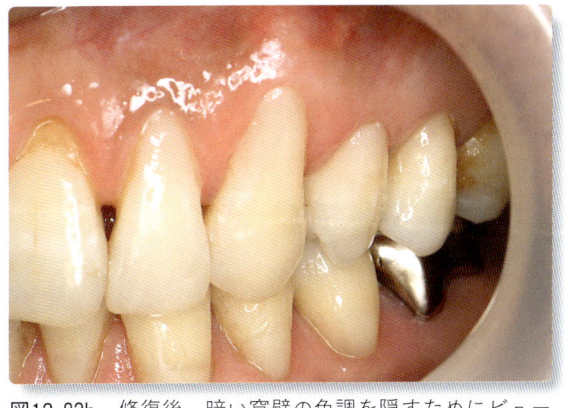

図12-82b　修復後．暗い窩壁の色調を隠すためにビューティフィルⅡ（松風）のオペークシェードのA3Oを選択しました．

症例3　フロアブルとペーストタイプコンポジットレジンによる修復例

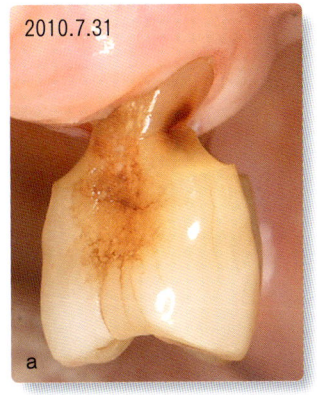

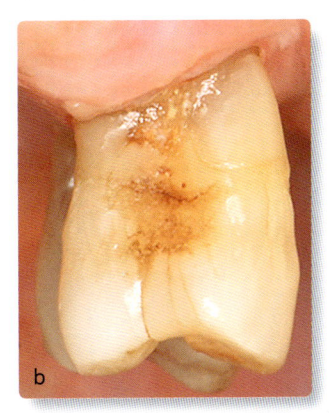

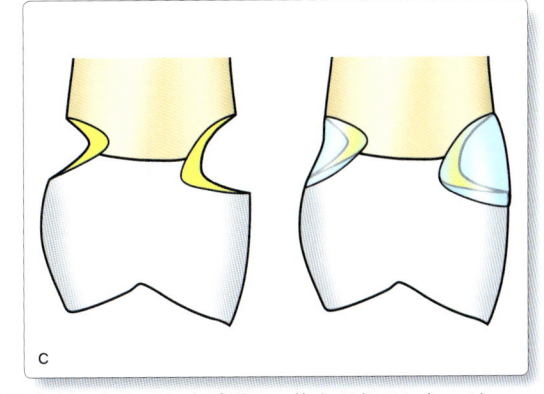

図12-83a〜c　高齢者の色調の濃い症例だったので，A4を選択しましたが，それでもまだ明るい仕上がりでした．ビューティフィルフローF02（A4）とビューティフィルⅡ（A4：ともに松風）を使用しました．欠損が大きかったのと充填しにくい口蓋側歯頸部にも欠損があったので，ボンディング操作後，ミドルフローのフロアブル（図12-83c，黄色）を窩壁に一層充填し，その上にペーストを充填しました（図12-83c，青色）．硬化したフロアブルの上ではペーストが滑りにくいので充填しやすいからです．

12　コンポジットレジンの充填修復

歯頸部象牙質の着色が強い場合

着色を除去しきれない場合は，窩壁の着色の程度によって2つの対応法があります．窩壁の色調が周囲の歯質と明らかに異なっているが，その色の差が顕著でない場合は，不透明性の高いオペークシェードのフロアブルコンポジットレジンもしくはペースト型のコンポジットレジンを使用します（図12-84）．

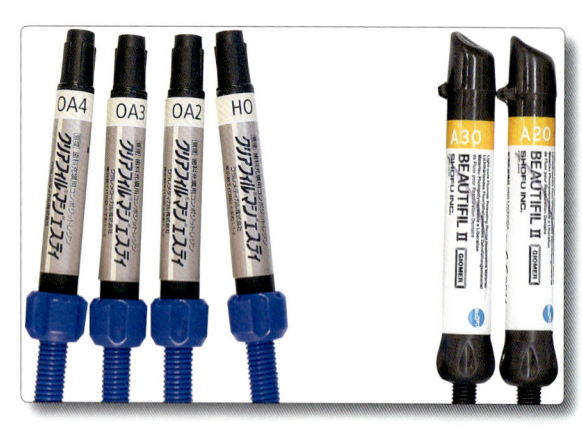

図12-84　オペークシェードのコンポジットレジン．
クリアフィルマジェスティ（クラレノリタケデンタル）とビューティフィルⅡ（松風）．
通常の充填用コンポジットレジンより不透明に仕上げてあり，背景に色むらがある場合に使用します．

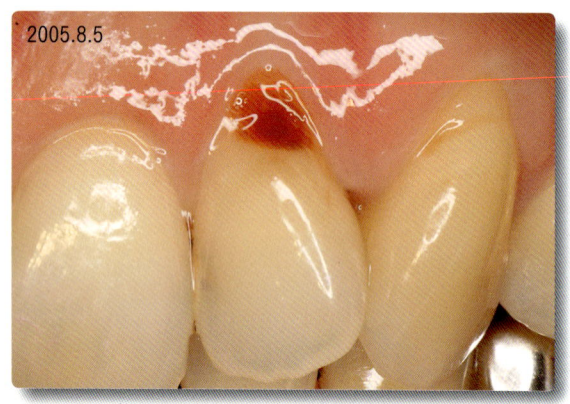

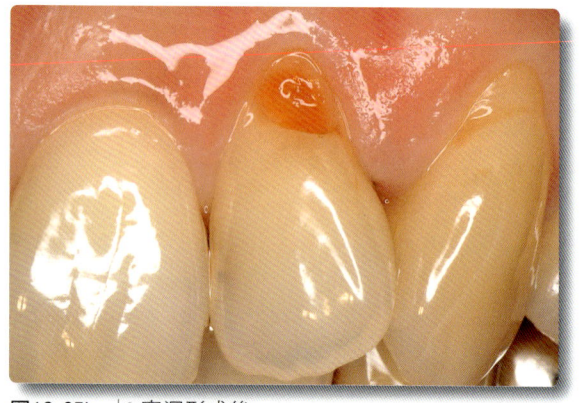

図12-85a　2術前．

図12-85b　2窩洞形成後．

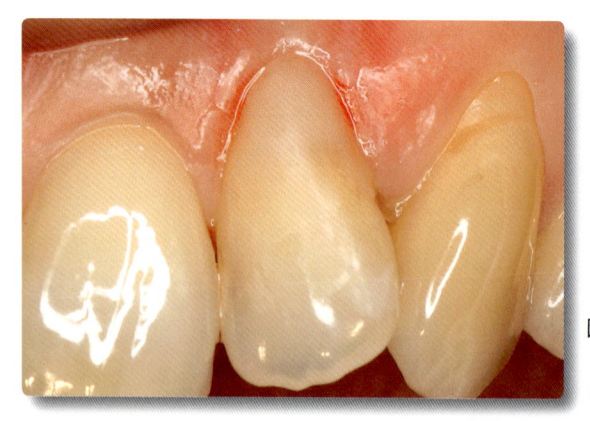

図12-85c　2修復後．
クリアフィルマジェスティ（OA3：クラレノリタケデンタル）使用．

図12-85の症例では，標準シェードを用いると窩壁の色調が充填物を通して浮きでてくるため，歯頸部が暗く仕上がってしまいます．このような窩洞内と周囲歯質に色調差（色むら）がある場合にはオペークシェードが有効です．

オペークシェードでも隠しきれないほど窩壁の色調が濃い場合は，オペーカーを使用します（図12-86a）．オペーカーの目的は背景色を隠すことです．ボンディング処理後，オペーカーを探針の先にとって濃い着色部に塗布します（図12-86b）．前装冠用の金属色を隠すオペーカーは，色調遮蔽力は強いのですが，硬化深度が浅く（せいぜい0.5mm程度です）充填には不向きです．内側性窩洞の多い充填修復では，場合によってオペーカーに厚みがでてしまいます．そこで充填用のオペーカーは，背景を遮蔽する力を犠牲にして光硬化深度を1mm程度確保しています．

　オペーカーは色味の濃いものでも明度が高く，明るい色をしているので，残存歯面との色調差を隠すために，その上にオペークシェードのコンポジットレジンを充填します．

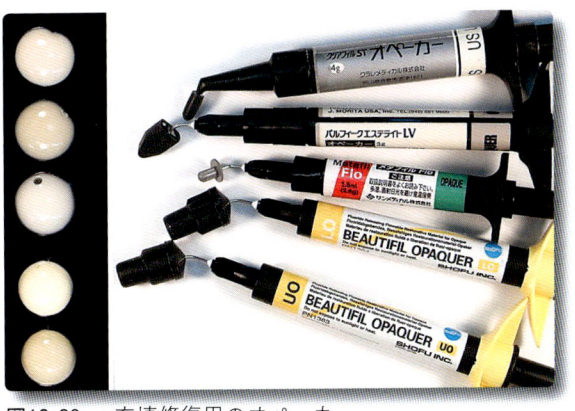

図12-86a 充填修復用のオペーカー．
　上から，クリアフィルSTオペーカー（US，クラレノリタケデンタル），パルフィークエステライトLVオペーカー（トクヤマデンタル），メタフィルフローオペーク（サンメディカル），ビューティフィルオペーカー（LOとUO，松風）．
　充填修復用のオペーカーの色調は，色味の濃いものがあるのが特徴で，パルフィークエステライトLVオペーカーが最も色味が濃く，ビューティフィルオペーカー（UO）とクリアフィルSTオペーカー（US）がこれに続きます．メタフィルフローオペークやビューティフィルオペーカー（LO）は白っぽい色をしています．

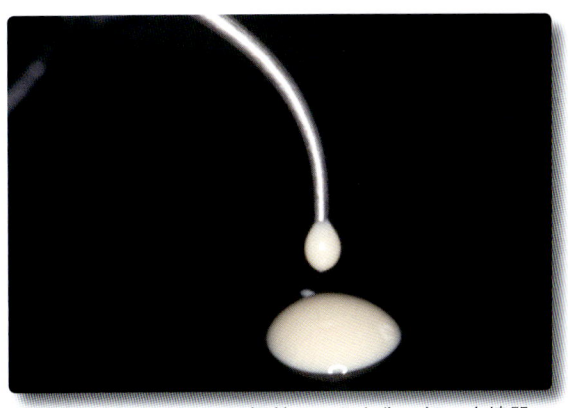

図12-86b オペーカーは探針のような先の細い充填器で採取して，必要な部位に塗布します．

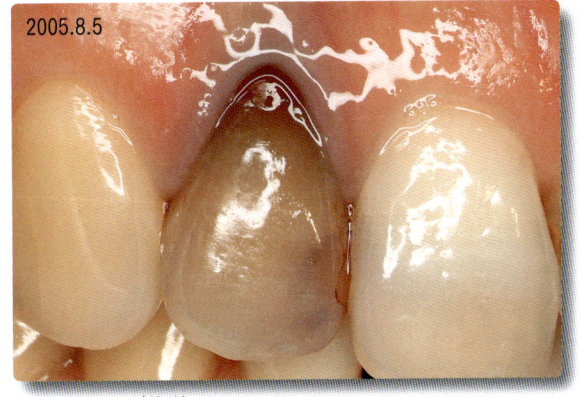

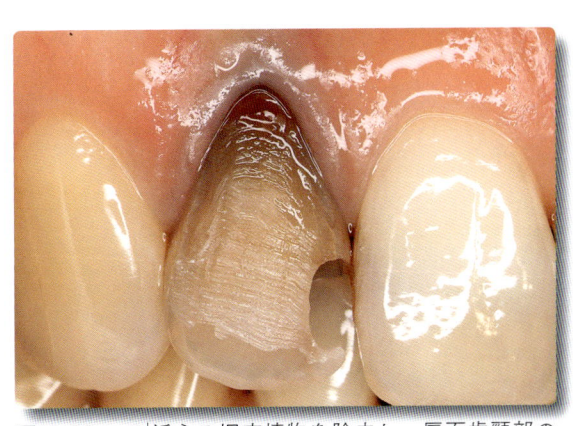

図12-87a 2│術前．

図12-87b 2│近心の旧充填物を除去し，唇面歯頸部のエナメル質の豊隆を削除しました．

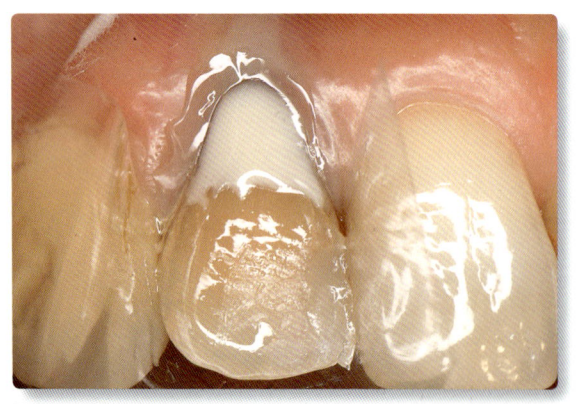

図12-87c ②接着操作後，近心にはクリアフィルマジェスティ(C3)を充填し，歯頸部の変色の濃い部分にはクリアフィルSTオペーカー(US)を塗布し，光硬化させました．

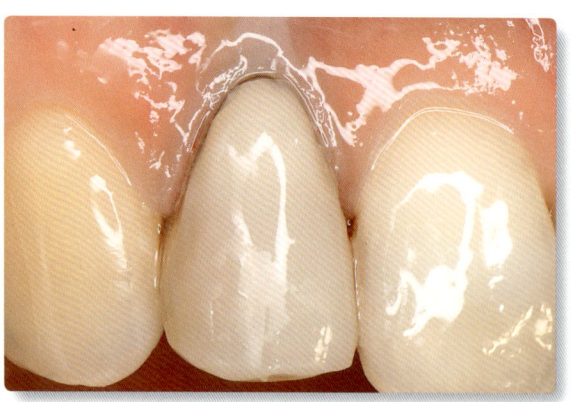

図12-87d ②歯頸側のオペーカーと歯頂側の歯質には色調差があるので，オペークシェードのコンポジットレジン（クリアフィルマジェスティ：OA2）を充填しました．

歯肉縁下に欠損部が入っている場合

う窩や欠損面が歯肉縁下に大きく入っている場合は，歯肉切除をしない限り充填の適応症とはなりません．しかし，わずかに歯肉縁下に入っている程度であれば，マトリックスを歯肉溝内に入れて止血と防湿ができれば充填可能です（サービカルフェンスといいます）．

以下に手順を示します（図12-88a）．

①一方の隣接面にマトリックスを通し，唇側を回して他方にも通します．
②マトリックス下端が歯肉に届くまで下げてから，舌側から引いて唇面に密着させます．
③唇面のマトリックスの切縁端を歯肉側に押し下げて，マトリックス下端が歯肉溝にはいるようにします．

わずかに歯肉縁下に入った窩洞なら，マトリックスがうまく入れば，きれいに充填できますし，歯肉からの軽度の出血ならブロックできます．接着操作時に酸処理後の水洗を伴うような接着システムでは，強く水洗するとマトリックスがはずれることもあるので，水洗不要の接着システムを使用することをお勧めします．

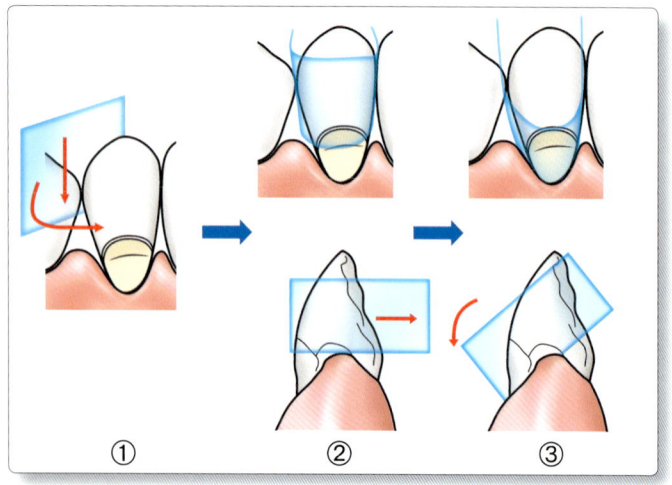

図12-88a サービカルフェンスのかけ方．

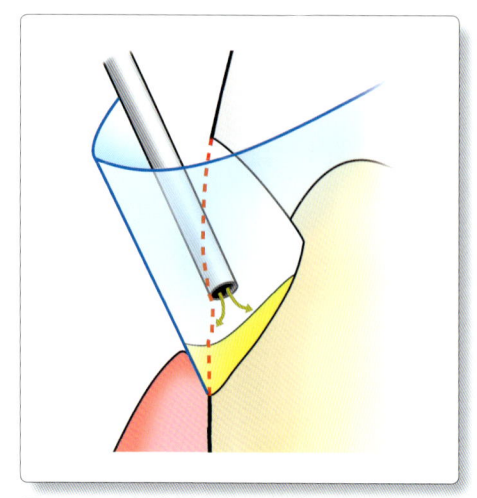

図12-88b 接着操作後，まずフロアブルを填入します．

またコンポジットレジンの充填は，まず窩洞の歯肉側にフロアブルコンポジットレジンを流して光硬化させ，マトリックスを固定させてから，ペーストを填入するとよいでしょう（図12-88b）．症例を図12-89に示します．

　しかしこの方法でも，唇面の歯肉の退縮が強く歯間乳頭との距離が大きな症例では，マトリックスがうまくかかりませんし，コンタクトがきつすぎる歯列では両隣接面にマトリックスを通せないこともあります．また，隣在歯が欠如した症例では使えません．

　透明マトリックスの代わりに，2級窩洞の項で紹介したスチールマトリックス（123頁）を使う方法があります．スチールマトリックスを2～3cm程度に切って，その中央部をピンセットで軽くしごいて丸め，これを上記の手順にしたがって歯肉溝に差し込みます（図12-90）．

　サービカルフェンスを使用した場合は，歯頸側ははみだしもなく，きれいに仕上がりますが，歯頂側は多目に充填することになるので，マトリックス除去後バーで形態を整えます．

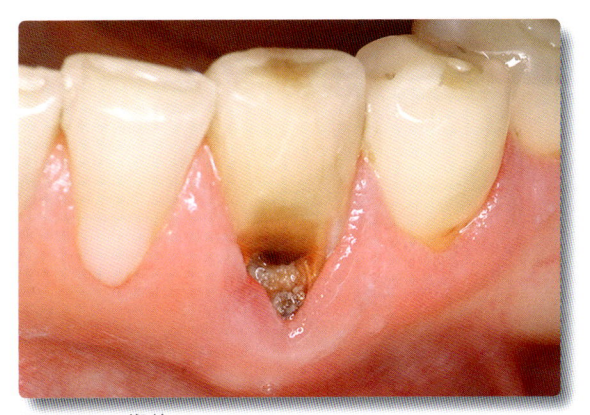

図12-89a　術前．

図12-89b　窩洞形成・透明マトリックスによるサービカルフェンス．

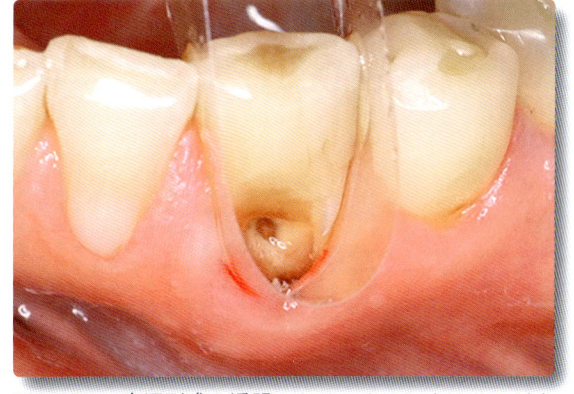

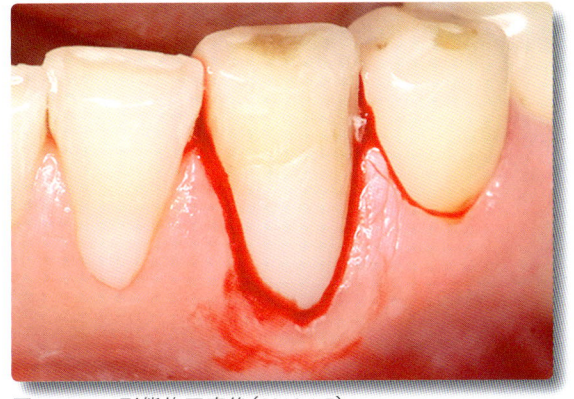

図12-89c　形態修正直後（2012.1.7）．

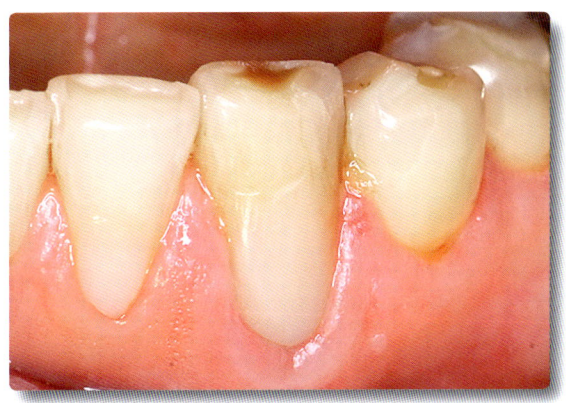

図12-89d　後日の仕上げ研磨後（2012.2.6）．
イージーボンド
ウルトラフロー（A3）
（ともに3M エスペ）

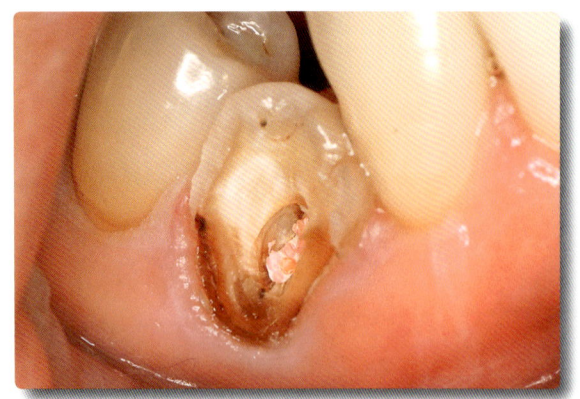

図12-90a　窩洞形成後.

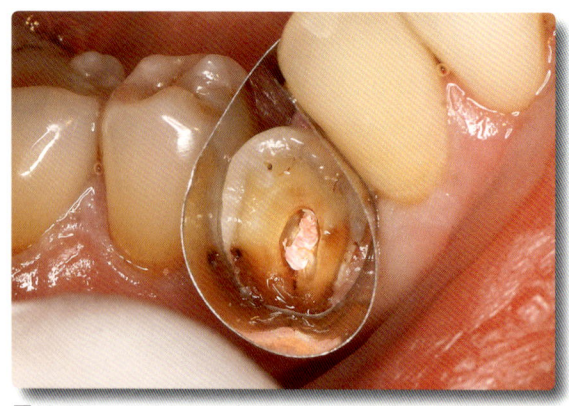

図12-90b　スチールマトリックスによるサービカルフェンス.

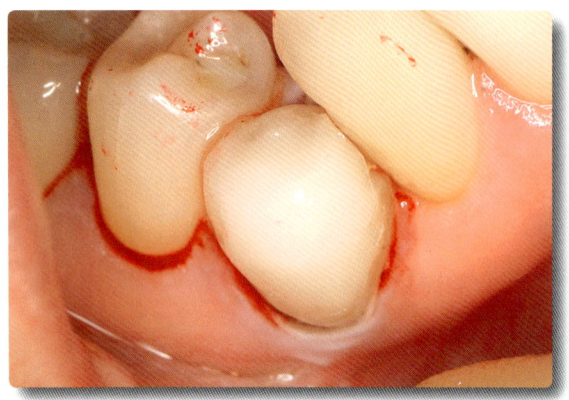

図12-90c　充填直後(2011.6.3).
クリアフィルメガボンド FA(クラレノリタケデンタル)
MI フロー(A2：ジーシー)
クリアフィル AP-X(XL，クラレノリタケデンタル)

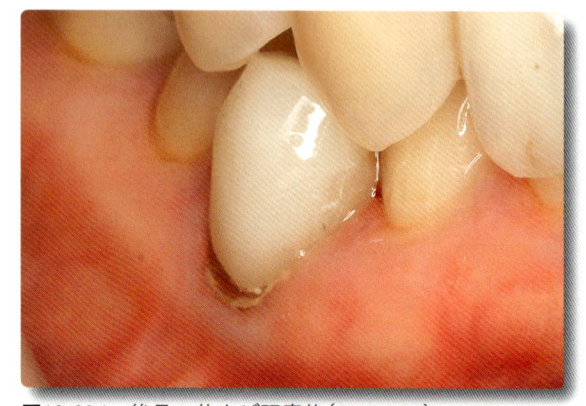

図12-90d　後日の仕上げ研磨後(2011.6.28).

コンポジットレジンの色合わせ

失敗例

コンポジットレジン充填で色合わせがうまくいかなかった症例を提示します．

症例1

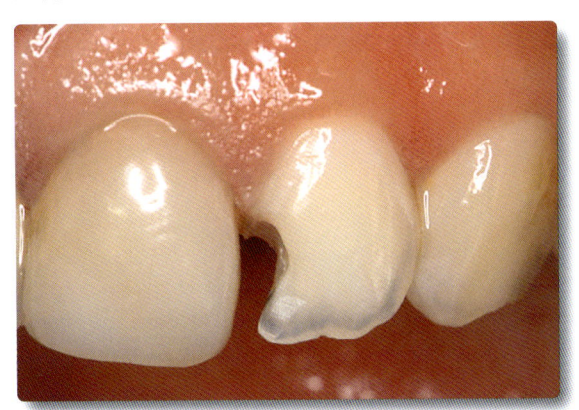

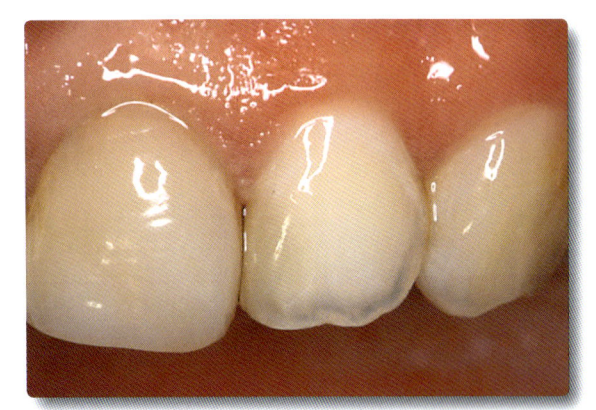

図12-91a, b 4級窩洞でクリアフィルAP-X(シェード：A2)を充填したものですが，口蓋側の歯質がないために口腔内の暗い色調の影響で充填物が暗くみえます．

|2 近心隣接面の4級窩洞でクリアフィルAP-X(シェード：A2，C=0.52)を充填したものです．口蓋側の歯質がないために透明性の高いこの製品では口腔内の暗い色調の影響で充填物が暗くみえます．

症例2

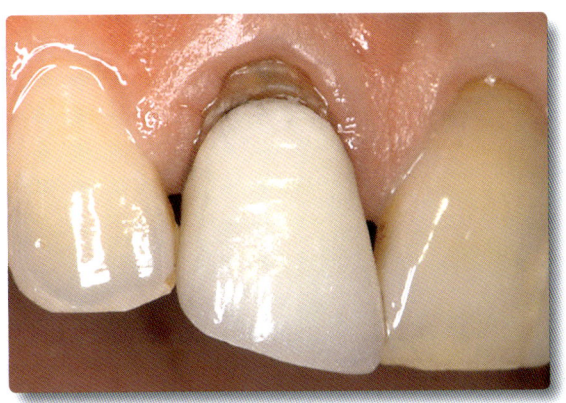

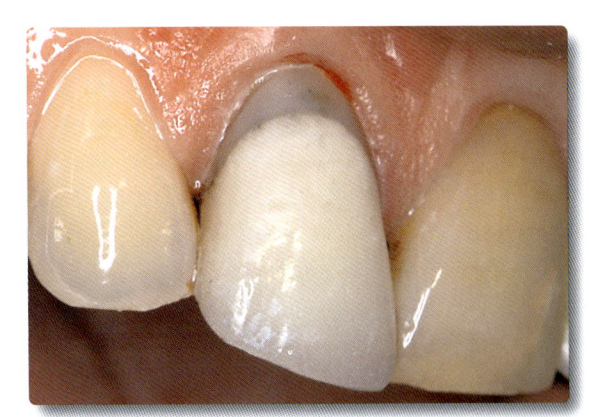

図12-92a, b 歯頸部の変色歯質をコンポジットレジンで隠そうとしました．コンポジットレジンには当時，不透明性が最も高かったクリアフィルAP-X(シェード：HO，C=0.63)を使用しましたが，背景の暗い色調を遮蔽しきれていません．

1|に前装冠を装着した失活前歯歯頸部の変色歯質をコンポジットレジンで隠そうとしました．コンポジットレジンは当時，不透明性が最も高かったクリアフィルAP-X(シェード：HO，C=0.63)を使用しました．それでも，背景の暗い色調を遮蔽しきれていません．

症例3

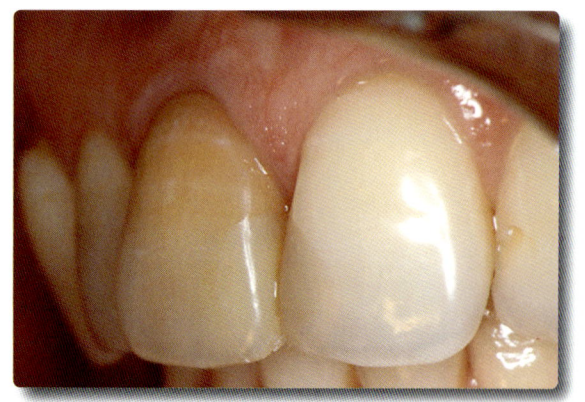

図12-93a 1|MのAP-Xは，図12-93bのように歯質が背景になる方向からみると，充填物はさほど目立ちませんが，図12-93aのように背景に歯質の裏打ちがなくなると暗く沈んでしまいます．

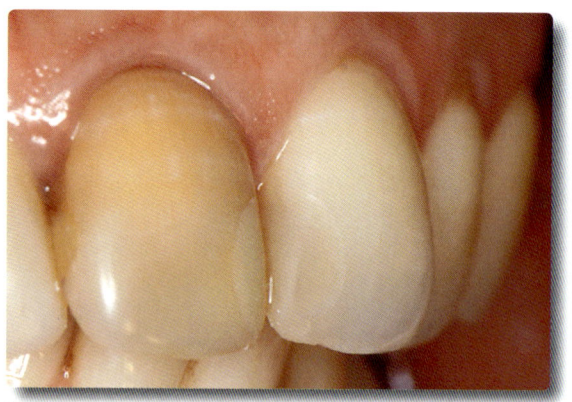

図12-93b |1Mの充填物は，図12-93aのような方向からみると，充填物の背景が歯質になるために色調が馴染んでみえますが，図12-93bのような背景に歯質の裏打ちがない方向からみると，不透明な充填物が白っぽく浮き立っています．

　1|1近心の3級窩洞の充填例です．|1は失活歯特有の色調だったので，その当時最も色味が濃かったSilux（シェード：YBO，$b^*=15$，$C=0.63$）を使用し，1|は生活歯で標準的な色調だったので，AP-X（シェード：A2，$C=0.52$）を充填しました．|1の充填物に関しては，図12-93aのような方向からみると，充填物の背景が歯質になるために色調が馴染んでみえますが，図12-93bのような背景に歯質の裏打ちがない方向からみると，不透明な充填物が白っぽく浮き立っています．

　1|のAP-Xに関しては，図12-93bのように歯質が背景になる方向からみると，充填物はさほど目立ちませんが，図12-93aのように背景に歯質の裏打ちがなくなると暗く沈んでしまいます．このようにみる方向によって背景が変わる場合，色の合い具合も大きく変わります．

うまくいかない原因はなんだろう？

　上記3症例の色合わせがうまくいかなかった原因には，コンポジットレジンの透明性が関係しています．

　症例1では，A2というシェードを使用したのですが，AP-Xの透明性が高いために暗い口腔内の背景色を隠しきれず，暗く明度の下がった充填物になってしまいました．

　症例2では，歯頸部の暗い色調を不透明性の高いオペークシェードのコンポジットレジンで隠そうとしましたが，不透明性が不十分なことと，厚みが十分に確保できなかったために，その暗い色調を隠しきれていません．このような症例ではオペーカーで色調を遮蔽しなければうまくいきません．

　症例3では，みる方向によって充填物の印象がまったく異なります．充填物の背景に歯質があると，それぞれの製品は馴染んでみえますが，背景に歯質の裏打ちがない方向からみると，不透明性の高い製品では明度が高く，白っぽく浮き立ち，透明性の高い製品では明度が低く，暗く沈んでみえます．また，いかに色味が濃いシェードでも不透明性が高い

製品では，背景に歯質の裏打ちがないとコンポジットレジン自体が不透明であるために白っぽく浮き立ってしまいます．

コンポジットレジンの透明性とは

　コンポジットレジンは半透明です．その半透明の度合いは製品によって，また同一製品でもシェードによってさまざまで，また使用する充填物の厚みによって変化します．透明性が高い製品でも低い製品でも厚みがなければ透明に近くみえますが，厚みがでてくると透明・不透明の差がはっきりしてきます（図12-94）．

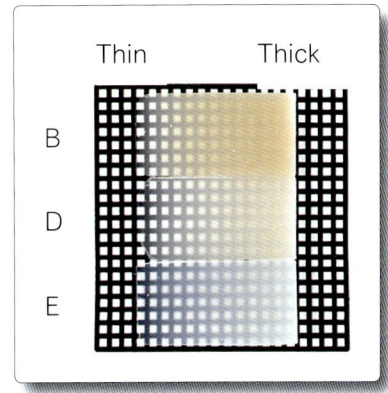

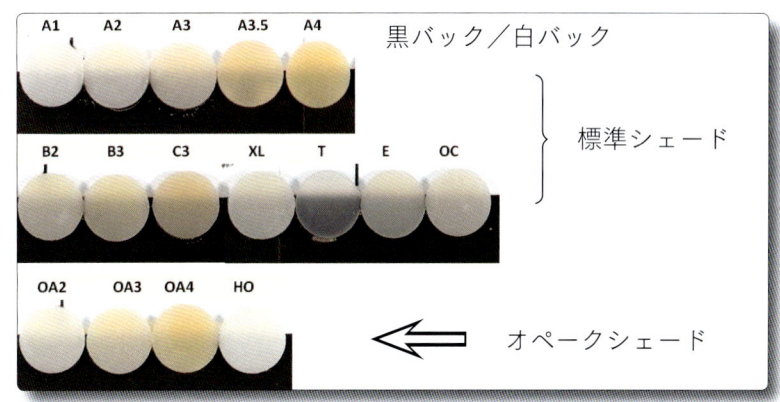

図12-94a, b　コンポジットレジンの半透明性は，黒と白を背景にするとよくわかります．その半透明性の度合いは，製品やシェードによって異なり，また厚みによって変わります．

　コンポジットレジンの透明性は，通常「オパシティー：Opacity」で表現されるため，以降その訳語である「不透明度」に言葉を統一します．この不透明度は充填後の色調を左右する重要な因子です．不透明度を表す尺度は，白と黒の背景の上に一定の厚さの硬化体を置いたときの明度の差（TP値），もしくは明度の比（コントラスト比）で表されます．いずれの尺度を用いるにしろ，重要なことはこれらのラボで測定される数値を臨床でのみえ方と対応させることです．筆者は，コントラスト比に慣れているので，これを使用してオパシティーの説明を続けます．

　コントラスト比は，図12-95のように厚さ1 mmのコンポジットレジン硬化体を黒と白の背景上に置き，それぞれの明るさの比で表します．コントラスト比（Cで表します）は，黒が背景のときの明るさY_bを，白が背景のときの明るさY_wで除した値で，完全に透明であれば「0」になり，完全に不透明であれば「1」になります（図12-95）．

　したがって，コントラスト比は0から1までの値をとりますが，標準的なコンポジットレジンでは，0.55ないし0.60の範囲内に入ります．オペークシェードでは，0.60から0.70の範囲に，充填用のオペーカーでは，0.98近くになります．また，切縁色のような透明性の高いものでは，0.30ないし0.40付近の製品もあります．

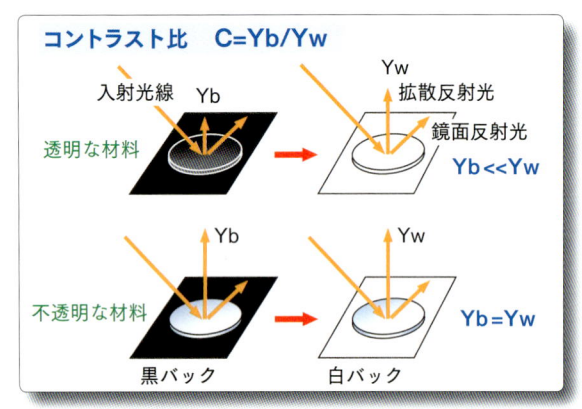

図12-95 コンポジットレジンのコントラスト比.

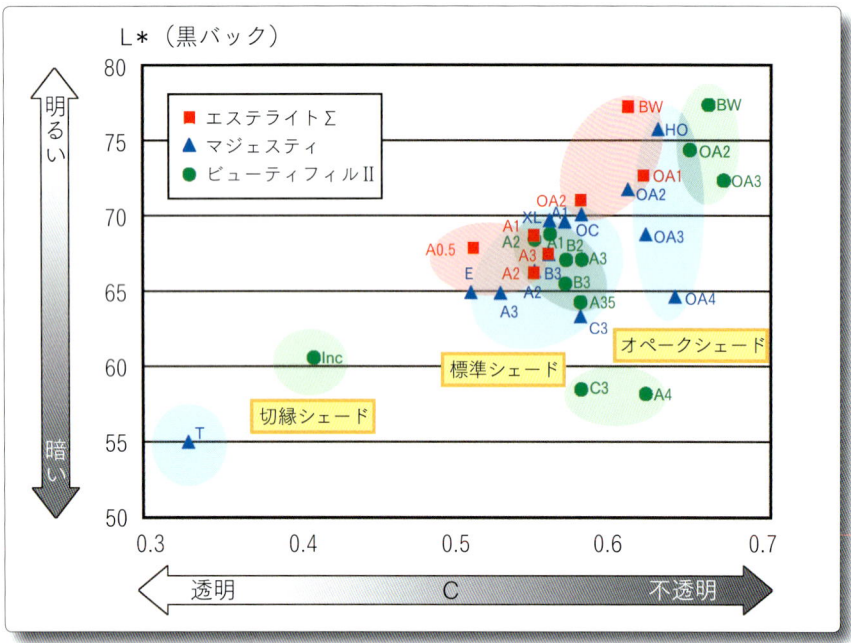

図12-96 市販3製品の明度（黒バック）とコントラスト比の関係.
　切縁シェード，標準シェード，オペークシェードの順に不透明性が増します．標準シェードは，その多くはコントラスト比が0.55～0.60の範囲にあります．同一のコントラスト比であれば，色味が濃いシェードの明度が低い傾向にあります．

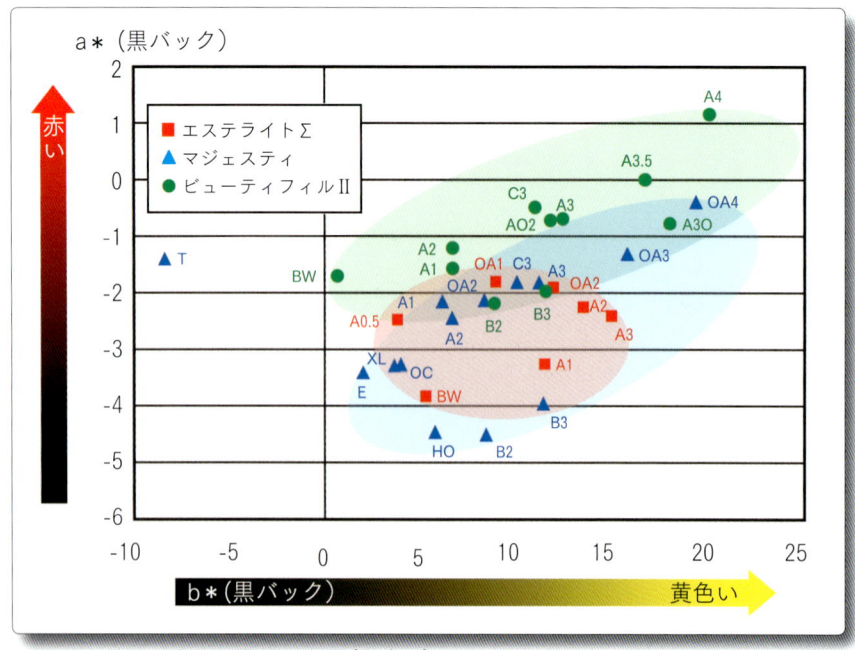

図12-97 市販3製品の色調の分布（色度図）.
　同じヴィタシェードに準拠しているといっても，色調は同一ではありません．ビューティフィルIIはマジェスティやエステライトΣより赤みが強い傾向があります．

図12-96は市販されている3製品のL*(明度)とコントラスト比(C)の関係を示しています．切縁シェードは最も透明性が高く，黒バックでは背景の影響で明度が低くなります．これに対してオペークシェードは最も不透明で，明度も高くなります．標準シェードは，いずれの製品でもコントラスト比が0.55ないし0.60に集中しています．この図は，製品のオパシティーを知るよい手がかりになります．

　図12-97に3製品の色調の分布(色度図)を示します．これは全体的にみると製品としてまとまりがみられ，ビューティフィルIIは，エステライトΣより若干赤みが強めに仕上がっています．マジェスティはエステライトΣと類似の範囲にあります．この図をみて臨床での色調を予測することは無理ですが，製品の大まかな傾向を知ることができます．色味に関しては，広くばらついているようにみえますが，色立体のなかでみると，歯科で使用される充填用コンポジットレジンはいずれの製品も限られた狭い範囲に色調が集中しています．

　上記製品は，基本的に単色で充填することを前提に組み立てられた製品ですが，これに対して積層多色充填を前提とした製品では，同一メーカーの単色充填の製品(図中の赤で表示)と比較(図12-98)すると，切縁シェード，エナメルシェード，デンティンシェード(ボディーシェード)，そしてオペークシェードと明らかに異なる不透明度のシェード群に分けられます(図中の緑で表示)．また，色調も単色充填の製品(図中の赤で表示)と比較(図12-99)すると，幅広く分布しています(図中の緑色で表示)．積層法は，積み重ねるシェードによってその都度背景の色調が変化してくるために，慣れるまでには試行錯誤が必要になります．

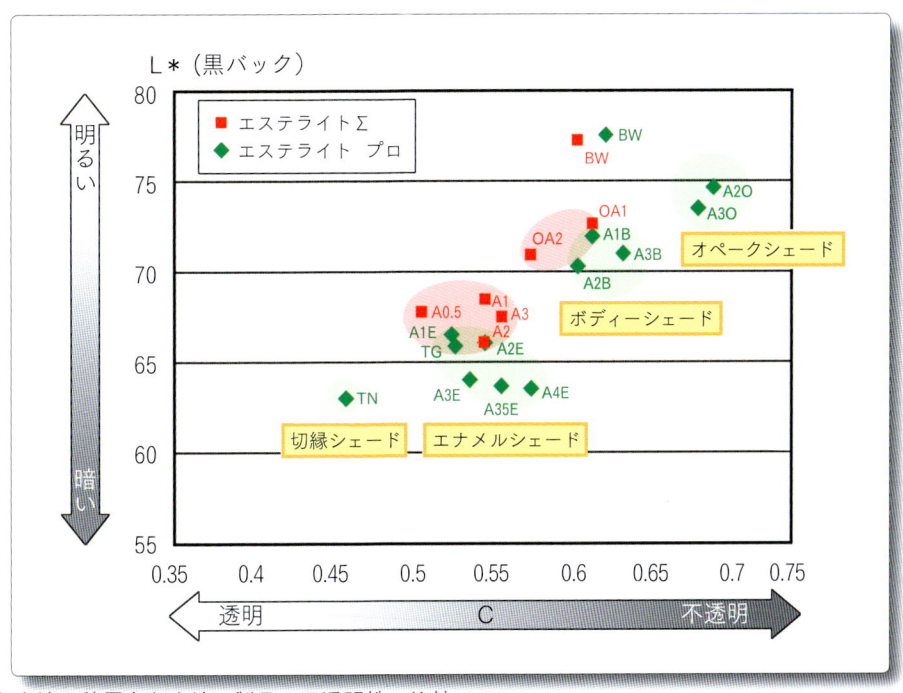

図12-98 単色充填と積層多色充填の製品の不透明性の比較．
　積層多色充填用の製品は，不透明性の異なるシェード群に分かれています．エステライトプロは，エナメルシェードがエステライトΣの標準シェードに近く，ボディシェードがΣのオペークシェードに近く，プロのオペークシェードは，非常に不透明性が高く作られています．

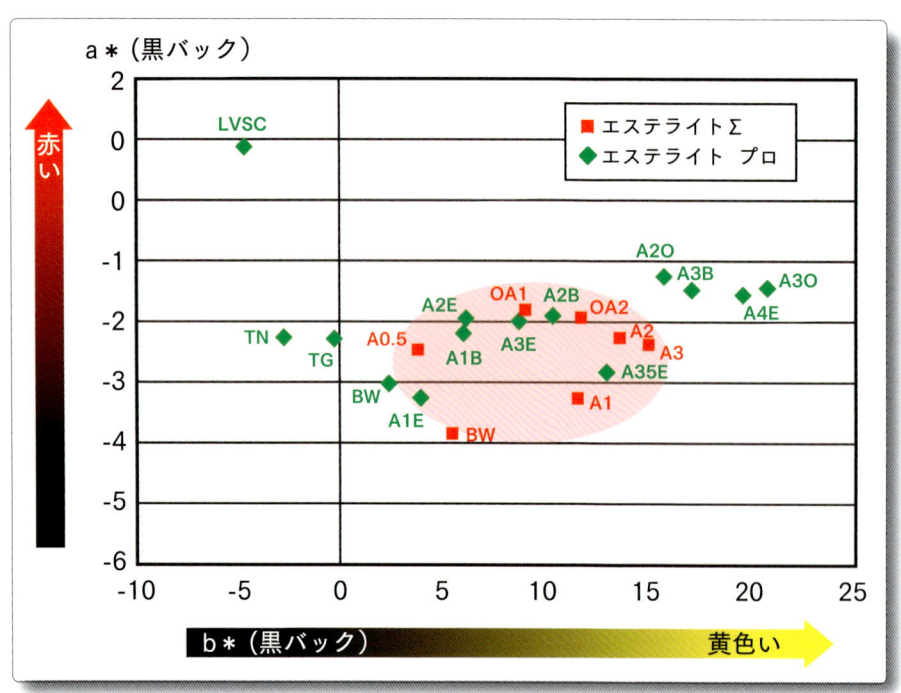

図12-99　単色充填と積層多色充填の製品の色調の分布（色度図）の比較．積層多色充填用の製品は，色調に幅がみられます．

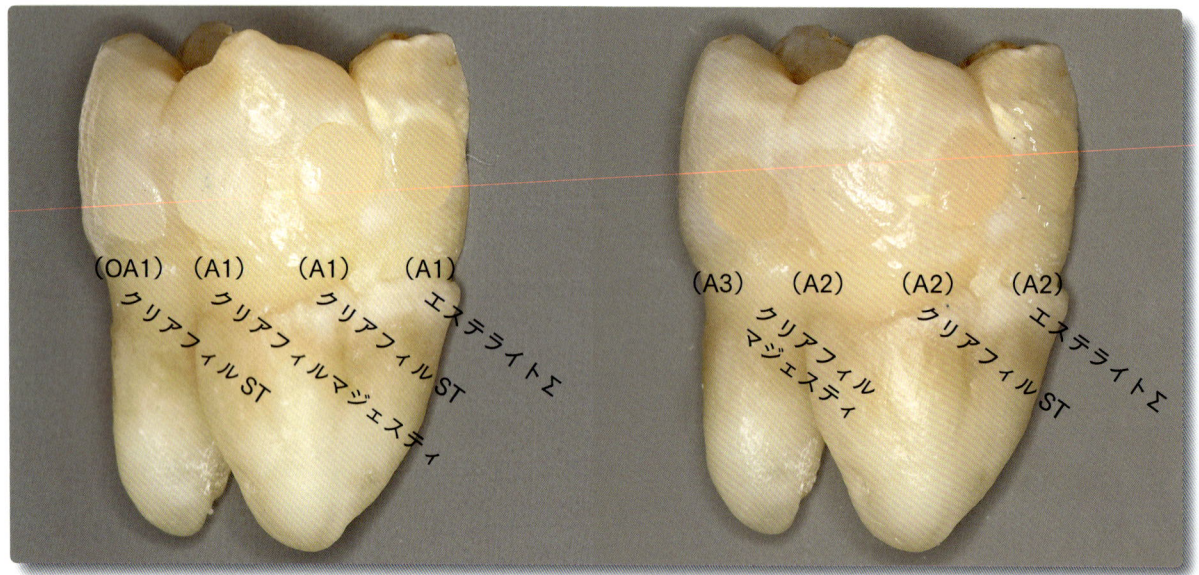

図12-100　天然歯に円柱形の窩洞を形成し，各製品の同一シェードを充填したもの．

　図12-100は，天然歯の歯冠部に円柱形の窩洞を形成し，各製品の同一シェードを充填したものです．現在のシェード表示は，いわゆるヴィタシェードに準拠しているとはいっていますが，異なる製品の同一シェードを充填してみると，製品によって色調が異なります．クリアフィルST（クラレノリタケデンタル：販売中止）は，エステライトΣと近い色調ですが，クリアフィルマジェスティはエステライトΣより明らかに明度が高くなっています．クリアフィルマジェスティのA1はクリアフィルSTのOA1に近く（図左），クリアフィルマジェスティのA3はエステライトΣのA2に近い色調をしています．したがって，臨床での色合わせには試行錯誤が不可欠になります．

コンポジットレジンの光拡散性とは

　コンポジットレジンのような半透明材料では，透過した光はまっすぐに抜けるだけでなく，さまざまな方向に拡散されます（図12-101）．その拡散性は，製品によって大きく異なり，拡散性の高い製品は，背景色が抜けにくく，周囲の色調と馴染みやすいと考えています．

　この拡散はマトリックスレジンとフィラー粒子界面での多重屈折反射が主因で，そのため光の波長より大きな粒子（有機複合フィラーを含む）を含有する製品でみられます．メーカーが光拡散性を高めることを意図して作った製品では，パルフィークエステライトΣ（トクヤマデンタル），ビューティフィルⅡ（松風），そしてクリアフィルマジェスティ（クラレノリタケデンタル）です．

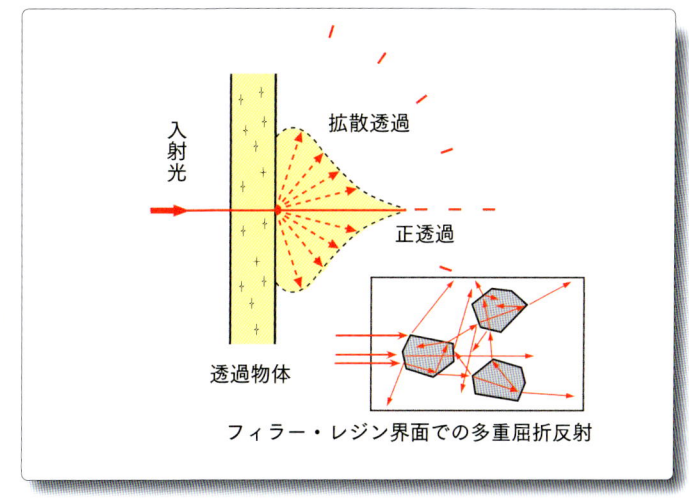

図12-101 コンポジットレジンの光の拡散性．
　コンポジットレジンの光拡散性は，屈折率の異なるフィラーとマトリックスレジン間の多重屈折反射で起こります．

　半透明のディスクを透過する光は，まっすぐ進む正透過光と広がる拡散透過光からなります．拡散性の高いコンポジットレジンでは透過光が丸く広がり，透過性の高い製品では鋭いピークを持ちます（図12-102）．

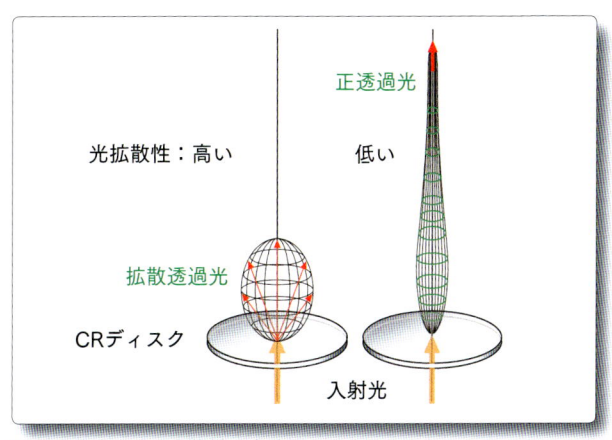

図12-102 光の拡散性の把握．
　光拡散性の高いコンポジットレジンは，透過光が広がり，光拡散性の低い製品は，まっすぐに抜けます．ほぼ同一の不透明性を持つマジェスティ（シェードA1）とクリアフィルST（シェードA1）は，印刷物上に直接置くと違いはわかりませんが（右図上段），少し離してみると，光拡散性の高いマジェスティでは文字がみえなくなり，光拡散性の低いクリアフィルSTでは文字が透けてみえます（右図下段）．

その製品の光拡散性を簡単に把握する方法として，厚さ0.3mm程度の薄い硬化体ディスクを作成し，これを印刷された文字の上に置くと，拡散性の高い製品(図12-102右のマジェスティ)では，文字から少しディスクを離すと文字がみえなくなるのに対して，拡散性の低い製品(図12-102右のST)では同じ距離だけ離しても，文字が透けて確認できます(図12-102).

臨床での工夫

　窩洞形態によって，色の合いやすい窩洞とそうでないものがあります．西川と小野寺は，白が背景の場合(裏打ちがある場合)と黒が背景の場合(裏打ちがない場合)を分けて色合わせを解説していますが，まさにそのとおりです．色合わせが容易な窩洞は，窩壁の色調を充填物に反映できる窩洞です．具体的には，内側性の浅い窩洞で，しかも窩壁と周囲の歯質の色調差がない場合です．唇面の浅い5級や3級窩洞がよい例で，多少色調の選択を誤っても，あまり問題となることはありません(症例1〜3).

　これに対し色が合いにくい窩洞とは，コンポジットレジンの色調や透明性の影響が強くでる窩洞で，たとえば大きな3級や4級窩洞で口蓋側や舌側に歯質の裏打ちがない場合や，窩洞の開放面が広く，みる方向によって背景の色調が変化する場合などです(症例4〜8).窩壁の色調が周囲歯面の色調よりもずっと暗い場合などは，窩壁の色調を隠すのに苦労します(156頁の図12-85，157頁の図12-87).また歯自体が変色して明度が低い歯の場合，その色調に適合したシェードはみあたりません．

　こういう場合でも，限られた色調で対応しなければなりませんので，現時点でできる対応策としては，コンポジットレジンの色調が歯質と漸次移行するように，前歯部では窩縁にベベルを付与することです．

　窩洞周囲にベベルを付与することで，窩縁部でコンポジットレジンの色調が歯質に馴染むだけでなく，窩壁の色調がコンポジットレジン内に拡散して，その色調が反映されやすくなります(図12-103).

　周囲に厚いエナメル質がある歯冠部の窩洞では，窩縁部エナメル質にベベルを付与することで光は半透明のコンポジットレジンから周囲のエナメル質に拡散し，またその逆も起こりますから，いわゆるカメレオン効果が期待できます．コンポジットレジンのシェードには限りがありますから，その色調が歯質の色調と多少ずれても，色が馴染んだようにみ

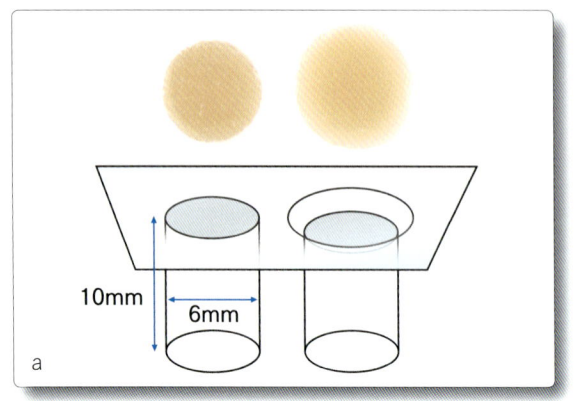

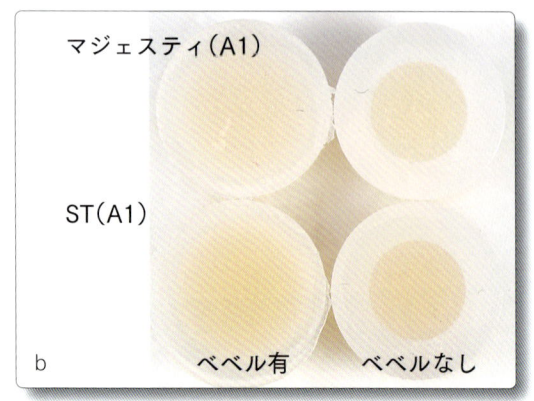

図12-103　窩洞周囲にベベルを付与することで，窩縁部でコンポジットレジンの色調が歯質に馴染むだけでなく，窩壁の色調がコンポジットレジン内に拡散して，その色調が反映されやすくなります．

せることができます.

　しかしエナメル質の少ない歯頸部の充填では，コンポジットレジンの色調を周囲に馴染ませるのは難しくなります．透明すぎれば背景の象牙質の色が浮きでて暗くなり，不透明すぎれば白っぽく仕上がります．製品のシェードは決まっていますから，色合わせには自ずと限界があります．

　図12-103aは，直径6mm，深さ10mmの円柱形窩洞を白板に形成し，右側の窩洞には窩縁部に幅1mmのストレートベベルを付与した場合です．同一のコンポジットレジンを充填しましたが，ベベルのある窩洞の方が，背景色の影響がでて明度が高くみえます．

　図12-103bは，上記ベベルのある場合(左)とない場合(右)について，光拡散性の高いマジェスティと光拡散性の低いクリアフィルSTを充填したものです．拡散性の高い製品の方が，ベベルによる色の馴染みがいいようにみえます．

臨床例

症例1

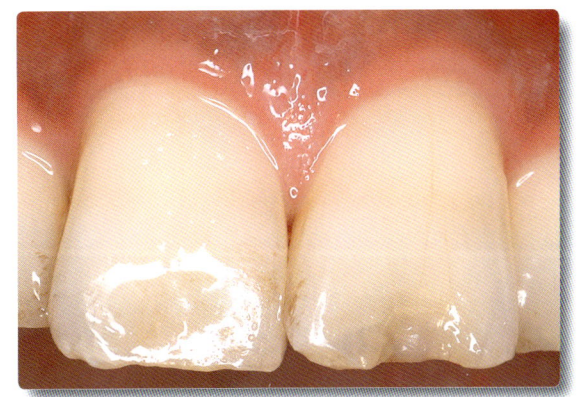

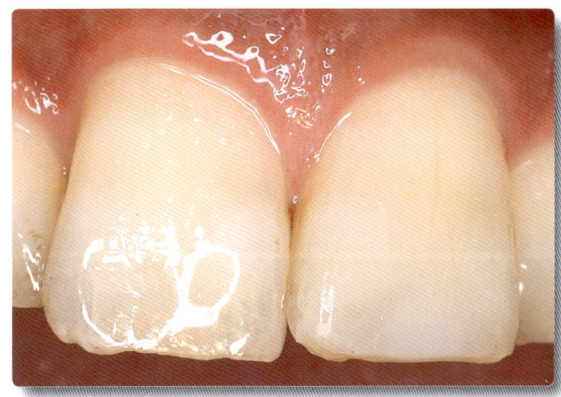

図12-104a, b　|1の切縁破折をコントラスト比0.58のマジェスティ(A1)で充填(2006.1.14).

　この症例は，背景に歯質の裏打ちがあり，欠損部も浅く，窩洞内と周囲歯面の色調差も少ないので，色合わせは容易です．A1でもA2でも切縁シェードでも結果はあまり大きく変わらないと思います．

症例2

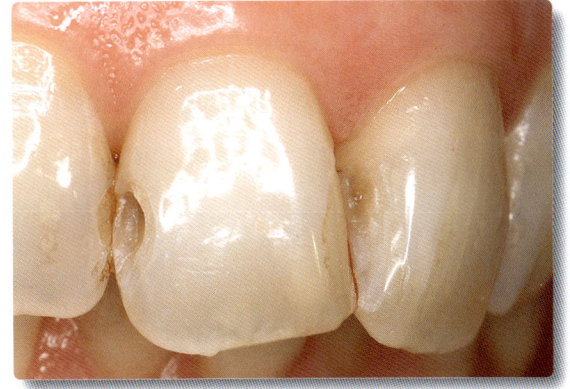

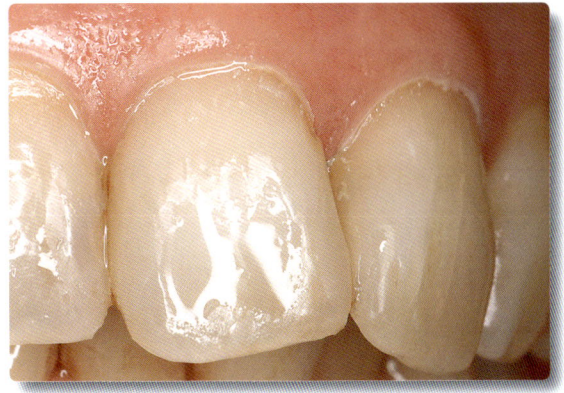

図12-105a, b　1|遠心，|1の近心隣接面の小さな窩洞をコントラスト比0.54のマジェスティ(A3)で充填(2006.5.6).

この症例も症例1と同様に窩洞が浅く，背景に歯質があり，窩洞内の色調も周囲歯面と類似しているので，色合わせは容易です．A2もしくはA3の標準シェードで対応できます．

症例3

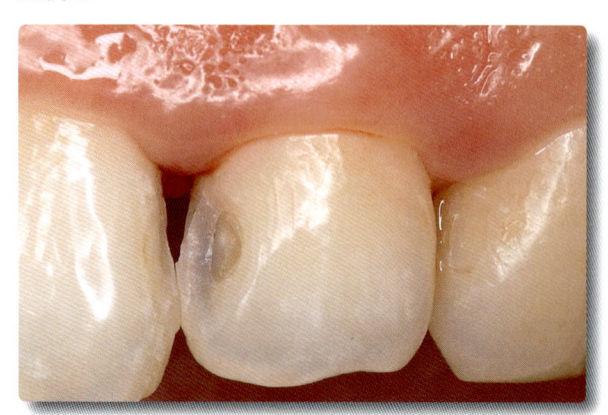

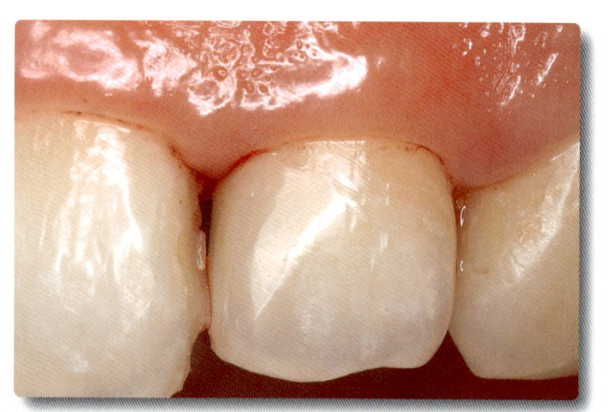

図12-106a, b　2̲の近心隣接面の3級窩洞をコントラスト比0.54のマジェスティ（A3）で充填（2006.1.21）．

標準的な大きさの3級窩洞ですが，背景に歯質があり，窩洞内の色調も周囲歯面と類似しているので，色合わせは容易です．A2もしくはA3の標準シェードで対応できます．

症例4

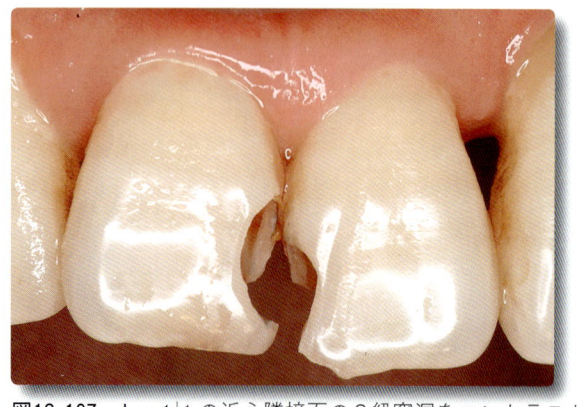

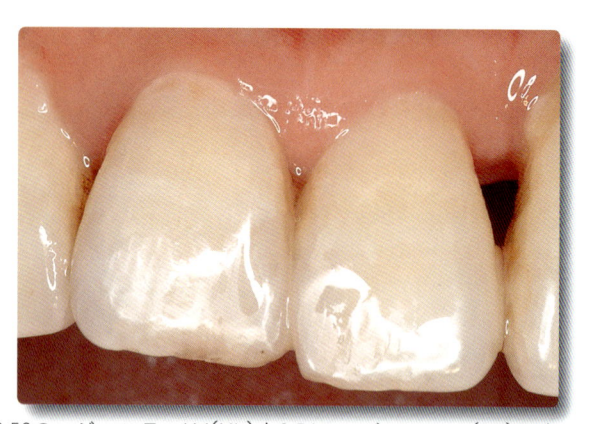

図12-107a, b　1̲|1̲の近心隣接面の3級窩洞をコントラスト比0.52のマジェスティLV（XL）と0.54のマジェスティ（A3）で充填（2006.1.14）．

背景に歯質のない3級の打ち抜き窩洞ですが，口蓋側をフロアブルコンポジットレジンのマジェスティLV（XL）で充填し，唇面をマジェスティ（A3）で充填しました．背景は，透けてみえません．

症例5

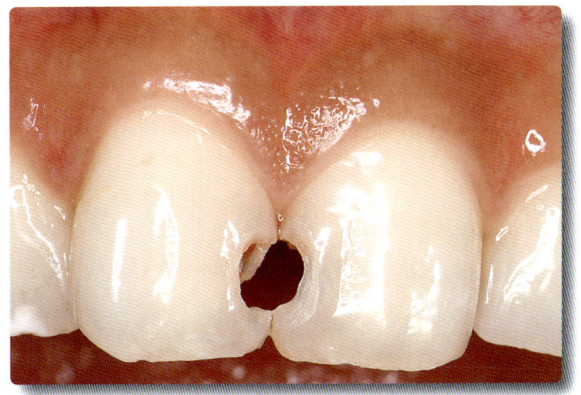

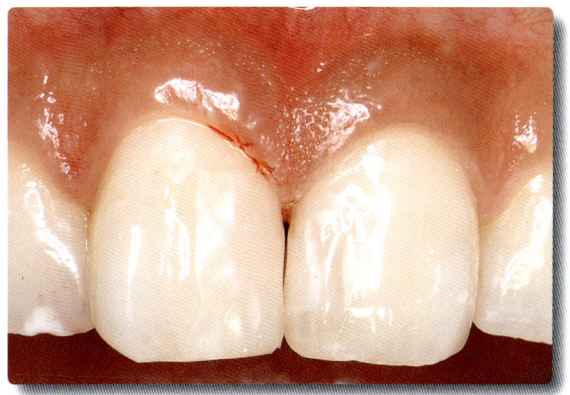

図12-108a, b　1|1 の近心隣接面の3級窩洞をコントラスト比0.60のビューティフィルフロー F02（A2）と0.55のビューティフィルⅡ（A2）で充填（2008.8.27）.

　　この症例も，口蓋側に抜けた3級窩洞ですが，コントラスト比が0.60のビューティフィルフロー F02（A2）で口蓋側を充填し，唇面を0.55のビューティフィルⅡ（A2）で充填しました．背景は，透けていません．

症例6

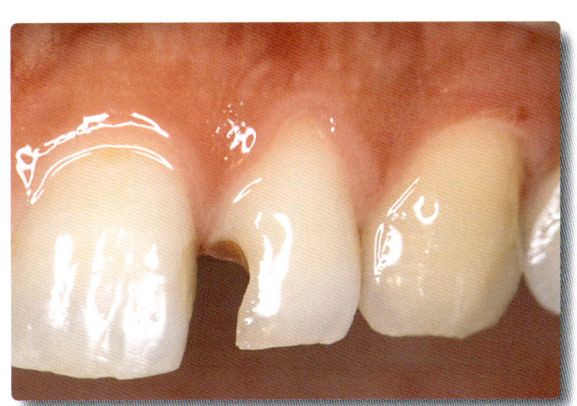

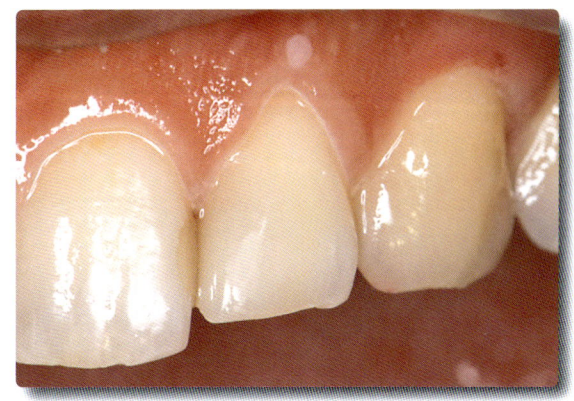

図12-109a, b　|2 の近心隣接面の口蓋側に抜けた4級窩洞をコントラスト比0.60のビューティフィルフロー F02（A2）と0.55のビューティフィル（A2）で充填（2003.9.8）.

　　この症例は，近心の歯質が大きく欠損した4級窩洞で，口蓋側に歯質の裏打ちがまったくありません．コントラスト比が0.60のビューティフィルフロー F02（A2）で口蓋側を充填し，唇面を0.55のビューティフィル（A2）で充填しました．背景は透けていません．

症例7

　　この症例は，一部口蓋側に抜けた4級窩洞ですが，コントラスト比が0.54のマジェスティ（A3）でうまく充填できました．5年経過後（図12-110c）も大きな変化はみられません．

12

コンポジットレジンの充填修復

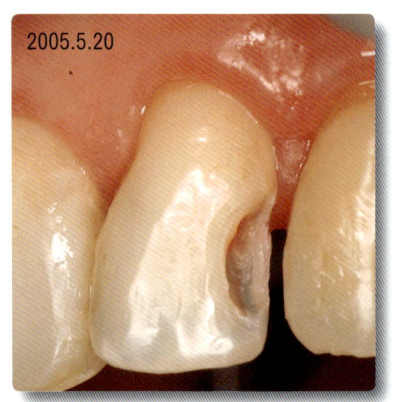

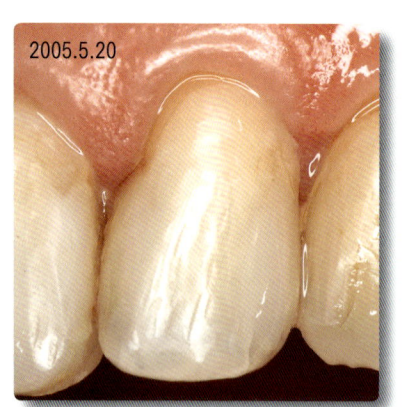

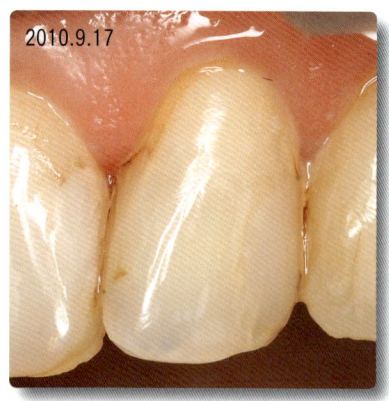

図12-110a〜c　一部口蓋側に抜けた|2 の遠心隣接面の4級窩洞をコントラスト比0.54のマジェスティ（A3）で充填.

症例8

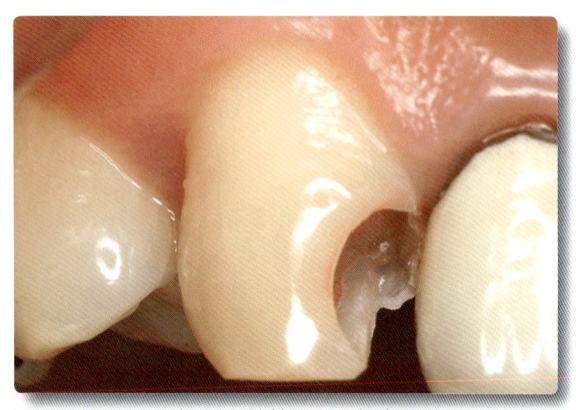

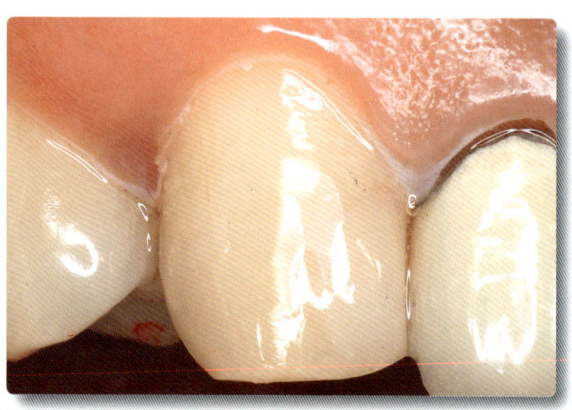

図12-111a, b　3|の近心隣接面の4級窩洞をコントラスト比0.60のビューティフィルフロー F02（A2）と0.58のビューティフィルⅡ（A3）で充填（2006.6.27）.

　　　この症例は裏打ちのない大きな4級窩洞ですが，背景が抜けて暗くなることなく充填できました．犬歯自体が少し色味が濃いので，A3.5を唇面に使用してもよかったかもしれません．

まとめ

　　　コンポジットレジンのみえ方には，色調や表面の光沢だけでなく，製品のオパシティーが大きく関与しています．光拡散性に関しては，まだまだわからないことが多いのですが，拡散性の高い製品が色を合わせやすいと考えています．

　　　限られたシェードでさまざまな色調の歯に対応しなければならないコンポジットレジン充填では，その色合わせに試行錯誤と臨床例でのフィードバックによる経験の積み重ねが大切になります．その試行錯誤を少なくするために，オパシティーに関して各メーカーが協力して規格化し，製品に表示されればよいと望んでいます．そうすれば，臨床家が充填に際して，オパシティーのデータがあるだけで，背景の透け方のおおよその見当がつきますし，充填に失敗しても，次の改善に繋げることが容易になると思います．歯科材料メーカーには是非とも検討してほしいと思います．

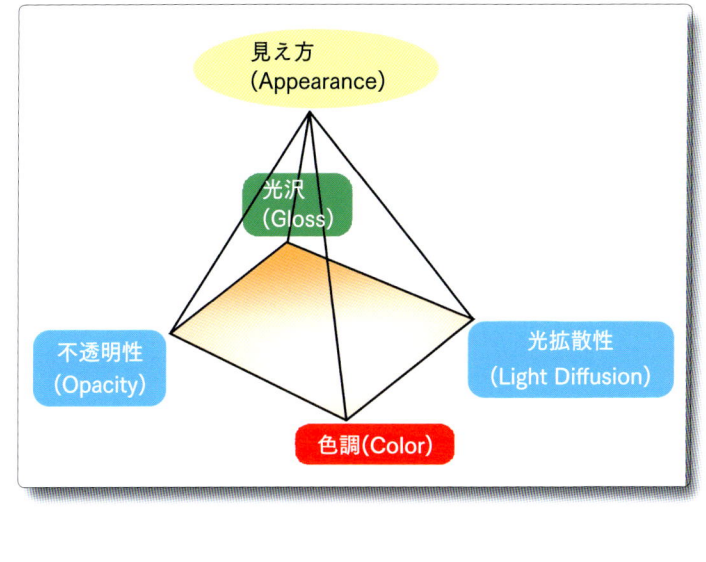

図12-112 コンポジットレジンのみえ方．

参考文献

猪越重久．各種市販コンポジットレジンの透過光線の空間分布とヘイズ．歯科の色彩．1995；2（1）：24-32．

猪越重久．歯冠色充填材料の色合わせを追求する，歯界展望．1996；88（4）：785-821．

猪越重久．猪越重久のMI臨床．東京：デンタルダイヤモンド社，2005．

西川義昌，小野寺保夫．少ない色でスピーディーに仕上げるためのコンポジットレジン充填テクニック．クインテッセンス出版，東京，2011．

12 コンポジットレジンの充填修復

リペア

リペアに必要なことは何か？

　メタルボンドクラウンの前装部の破折は，その場で対処できると患者さんには非常に喜んでいただけます．図12-113は，50歳代の女性ですが，オートバイで転倒して前歯部を打撲し，前装冠が破損しました．その足で来院されたので，コンポジットレジンで直ちに修復しました（セラミックプライマー，メガボンド，マジェスティOA2：クラレノリタケデンタル使用）．

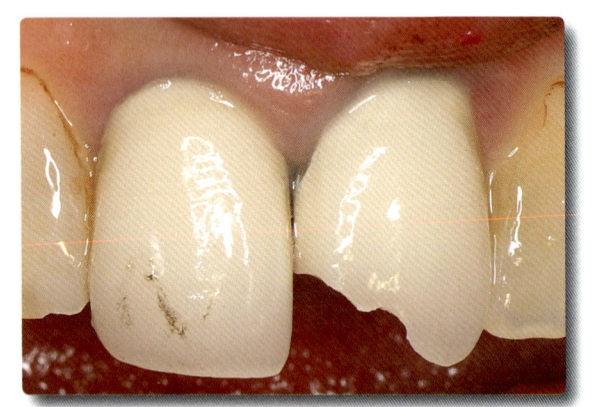

図12-113a　メタルボンドクラウンの破折（2009.9.25）．

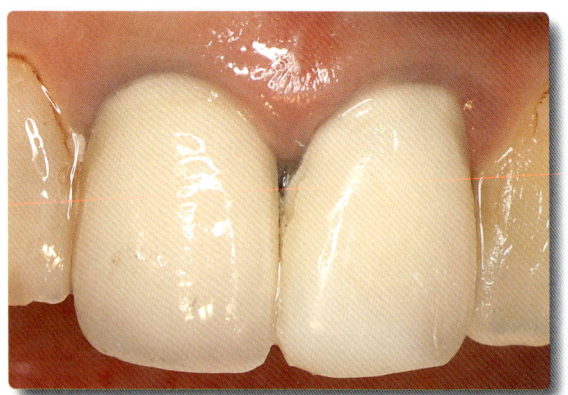

図12-113b　コンポジットレジンで修復（セラミックプライマー，メガボンド，マジェスティOA2：クラレノリタケデンタル使用）．

　この症例では金属は露出していないため，ポーセレン（セラミック）に対する接着を考えればよいわけです．

　金属やセラミックに対する接着では，金属やセラミック表面と化学的に反応するモノマーが必要です．しかもこのモノマーはその上にくるレジンと重合することで，両者を橋渡ししなければなりません．金属プライマーは，一方で金属と反応して他方でレジンと重合するモノマーを含み，セラミックプライマーは，一方でセラミックと反応して他方でレジンと重合するモノマーを含んでいます．コンポジットレジンに含まれるフィラー表面の処理と同じですが，それを口腔内という環境で行わなければなりません．

　この金属プライマーやセラミックプライマーをしっかり機能させるためには，いかにして金属やセラミックの新鮮面を露出させ，そこに化学的に接着させるかがポイントになります．そのためには，口腔内サンドブラスターによる表面処理が有効です．

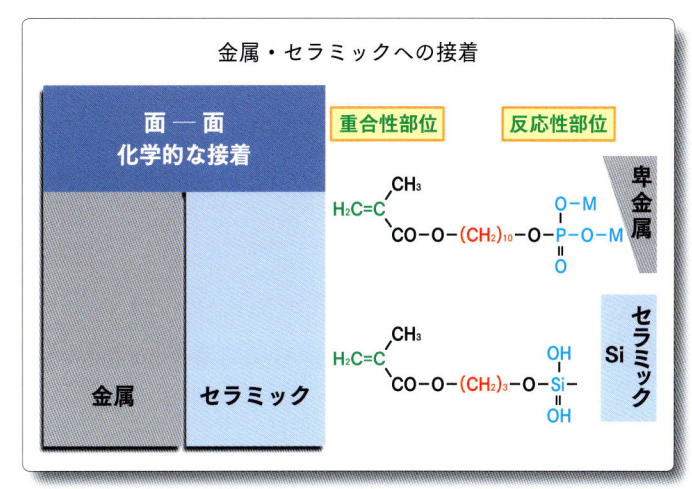

図12-114 金属・セラミックへの接着.
金属とレジン，セラミックとレジンをカップリングする金属プライマーやセラミックプライマーが必要です．

口腔内サンドブラスター

　口腔内で使用できるサンドブラスターは限られています．そのなかで，最も手頃なのが「マイクロエッチャーⅡ」(モリムラ)です(図12-115)．歯科用ユニットのエア差し込みアダプターに接続すれば使用できますが，もしその差し込み口がない場合は，ハンディタイプの液化ガスボンベ(マイクロエッチブロー：モリムラ)に接続します(図12-116)．サンドブラスティングに使用する研磨材は粒径50μmの酸化アルミナです．

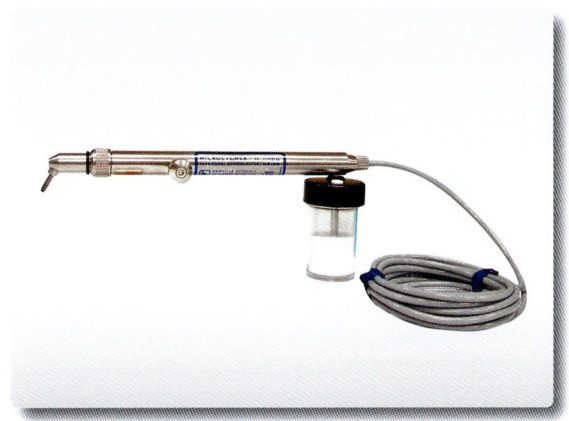

図12-115　口腔内サンドブラスター(アルミナ：50μm使用)．

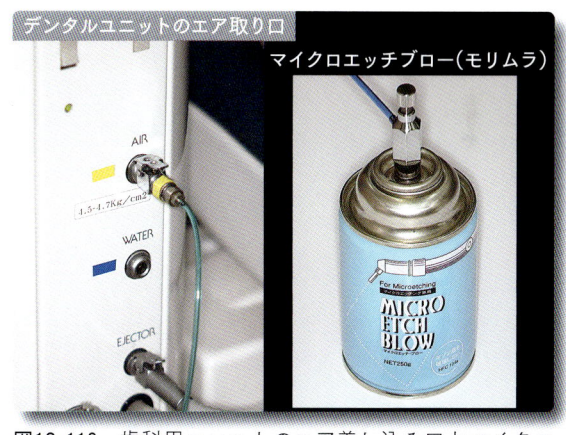

図12-116　歯科用ユニットのエア差し込み口とマイクロエッチブロー(モリムラ)．

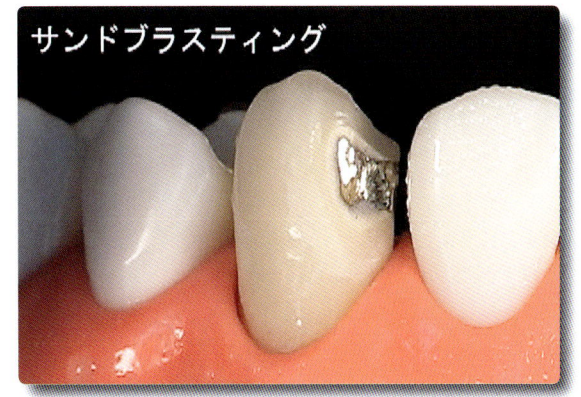

図12-117a, b　ブラスティング時には，バキュームを極力患歯の近くにおきます．

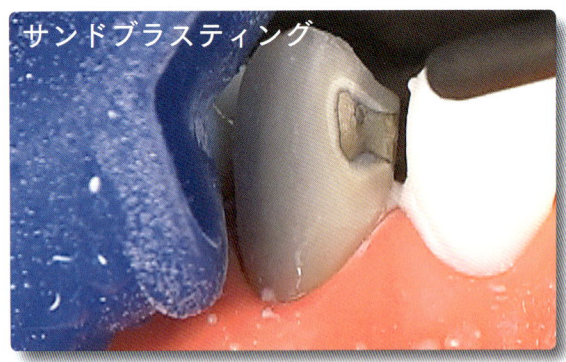

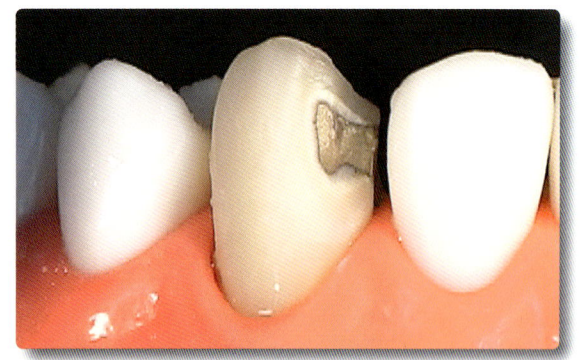

図12-117c, d　ブラスティング時は，研磨材を飛散させないよう吸引します．ブラスティングできると，ポーセレンでは光沢が消失してフロスト状に曇り，金属では灰色に色調が変化します．

　　ブラスティング時には，バキュームをできるだけ患歯の近くにおき，研磨材を飛散させないよう吸引します（図12-117b, c）．口腔外バキュームが装備されていれば，それを口元におければ，粉体が飛散せず非常にいいです．通常，飛散する研磨材の量を抑えるため作用時間は，0.5ないし1秒ほど軽く「シュッ」と吹き，これを2～3回繰り返します．ブラスティングできると，ポーセレンでは光沢が消失してフロスト状に曇り，金属では灰色に色調が変化します（図12-117d）．

　　ブラスティングは極力短い時間で行い，飛散するアルミナの量を極力減らします．患歯周囲や口腔内に飛散した研磨材は，シリンジで十分洗い流します．ブラスティングした面の唾液による汚染をさける意味で洗口はひかえ，水洗乾燥後，直ちに接着操作に入ります．

金属プライマーとセラミックプライマー

　　歯質接着性レジンと併せて使用する金属プライマーやセラミックプライマーが各種市販されています．金属プライマーはアセトンを溶媒としており，採取皿に滴下しようとすると多くですぎてしまうので，アプリケーターでノズルから直接採取すると無駄がでません．

　　セラミックプライマーは2液混合タイプがありましたが，1液タイプの方が塗り分けができ，扱いやすいです．この製品はアルコールを溶媒としているので，金属プライマーと同様に，アプリケーターでノズルから直接採取して使用します．

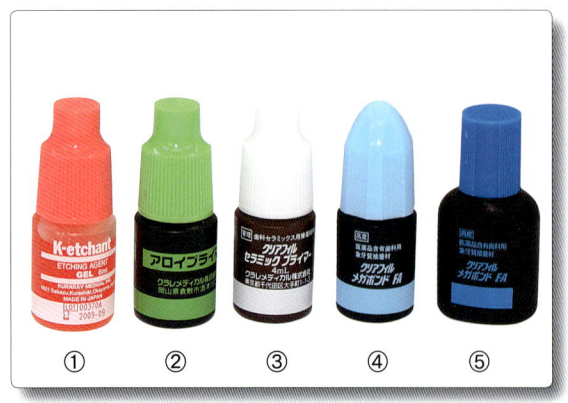

図12-118a　リペアに必要な接着関連材料．リン酸ゲル（①），金属プライマー（②）とセラミックプライマー（③）セルフエッチングプライマー（④），ボンドレジン（⑤）．

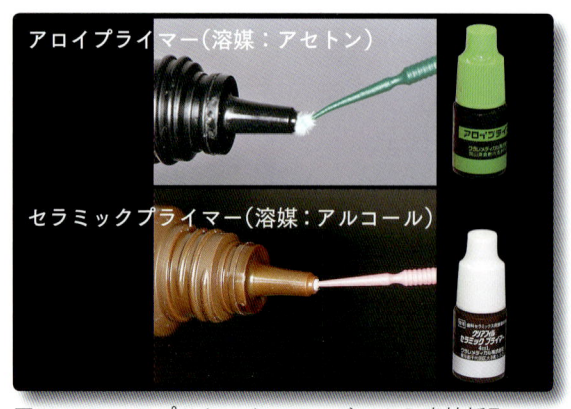

図12-118b　アプリケーターでノズルから直接採取して使用します．

接着操作までの手順

メタルボンドクラウンの前装部破折（金属露出，図12-119a）を例にとって，接着操作を説明します．

① 唇面の前装部に広めのベベルを付与します（図12-119b）．これにより被着面積が確保されると同時に，色合わせが容易になります．
② 被着面をサンドブラストし，水洗乾燥します（図12-119c）．
③ セラミックプライマーのシランカップリング処理が促進されるよう，被着面をリン酸でクリーニングします．水洗乾燥します（図12-119d）．

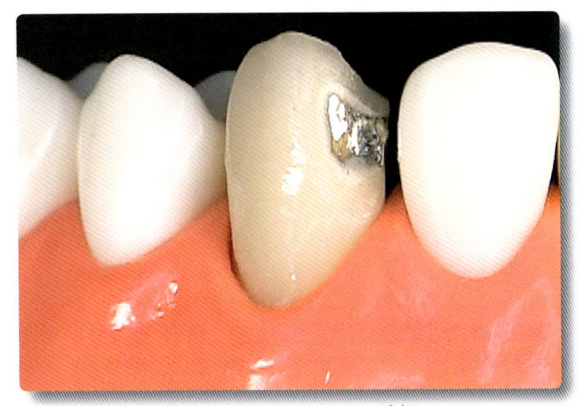

図12-119a　メタルボンドクラウンの破折．

図12-119b　広めのベベルを付与します．

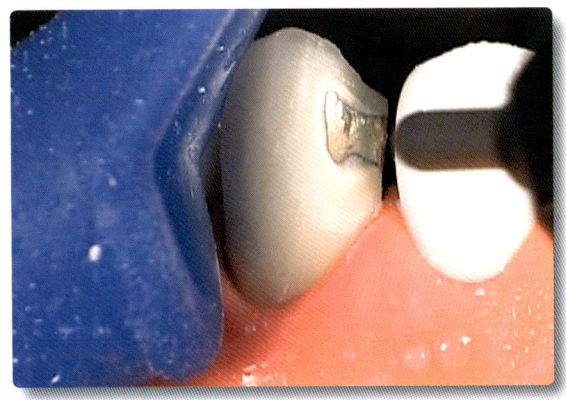

図12-119c　被着面をサンドブラストし，水洗乾燥します．

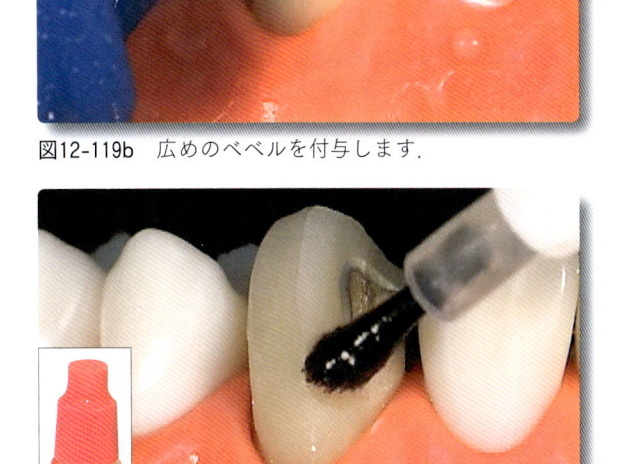

図12-119d　セラミックプライマーのシランカップリング処理が促進されるよう，被着面をリン酸でクリーニングします．水洗乾燥します．

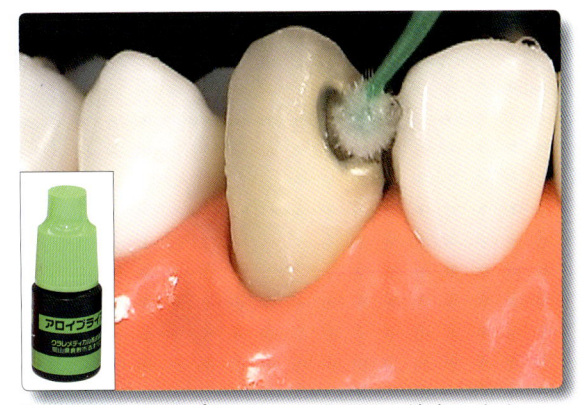

図12-119e　金属プライマーを金属面に塗布します．エア乾燥します．

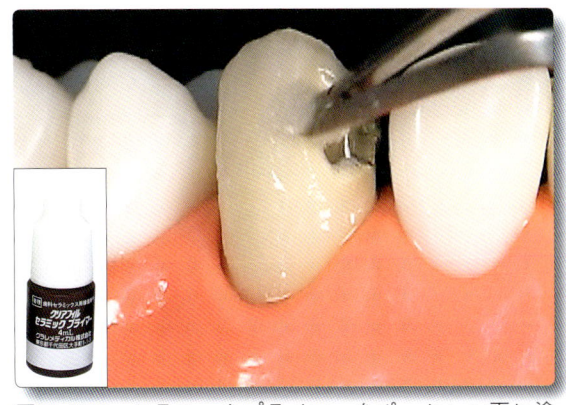

図12-119f　セラミックプライマーをポーセレン面に塗布します．エア乾燥します．

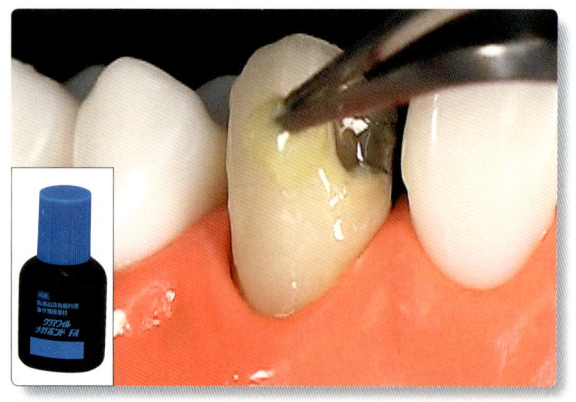

図12-119g　ボンドレジンを塗布し，エアで薄層化します．

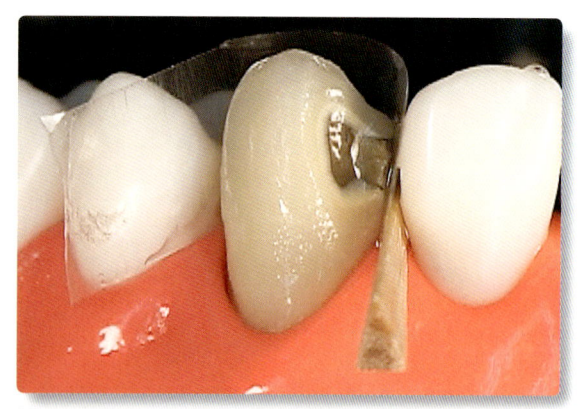

図12-119h　マトリックスを装着し，ボンドレジンを光硬化させます．

④金属プライマーを金属面に塗布します．エア乾燥します（図12-119e）．
⑤セラミックプライマーをポーセレン面に塗布します．エア乾燥します（図12-119f）．
⑥ボンドレジンを塗布し，エアで薄層化後，マトリックスを装着します．金属プライマーやセラミックプライマーを塗布しただけでは，その上にくるオペーカーやコンポジットレジンの濡れ（馴染み）が悪いので，粘性の低いボンドレジンを塗布して硬化させることで，オペーカーやコンポジットレジンの馴染みをよくします（図12-119g）．
⑦ボンドレジンを光硬化させます（図12-119h）．

オペーカーとオペークシェードのコンポジットレジン

　　メタルボンドクラウンの前装部が破折して前装冠の金属が露出していたり，歯頸部の変色歯質が存在する場合には，通常のコンポジットレジンでは，歯質や金属の暗い色調を隠すことはできません（161頁，図12-92参照）．そこで，隠したい背景色の上に薄く塗布をして，これを遮蔽するオペーカーが必要となります．ボンドレジンを硬化させた面に，探針で塗り拡げていきます（図12-120a〜e）．オペーカーの上に充填するコンポジットレジンは，修復部位の色むらを隠すために，不透明なオペークシェードを選択します（図12-120f）．色むらがない場合は，標準シェードのコンポジットレジンでもいいと思います．
　　オペーカー硬化後，ペーストを填入付形して光硬化させます．その後，マトリックスを除去して形態修正し，仕上げ研磨を行います（図12-120g〜j）．

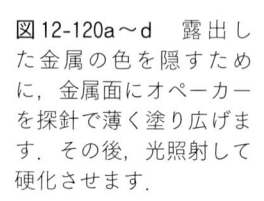

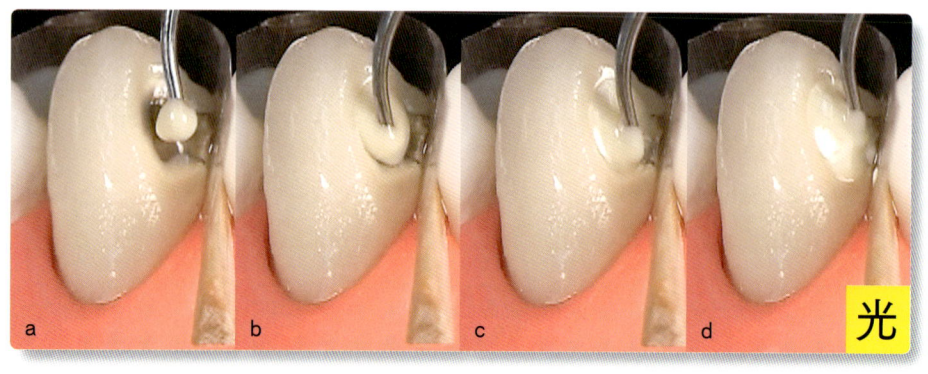

図12-120a〜d　露出した金属の色を隠すために，金属面にオペーカーを探針で薄く塗り広げます．その後，光照射して硬化させます．

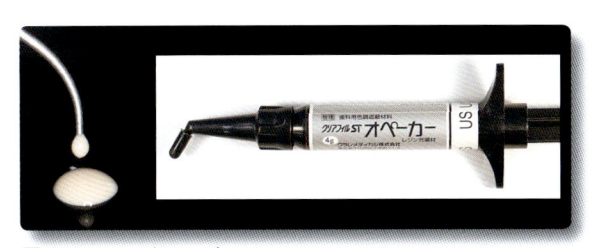

図12-120e　オペーカー.

図12-120f　オペークシェード.

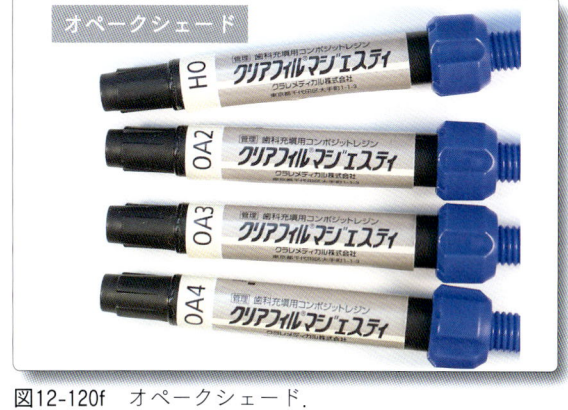

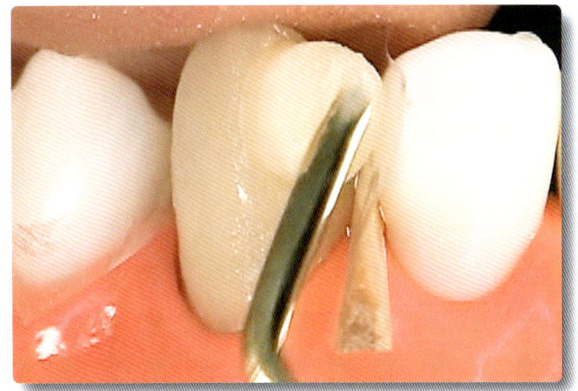

図12-120g　ペースト填入.

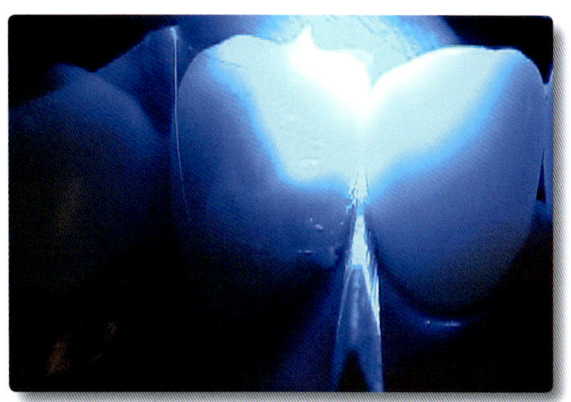

図12-120h　光硬化．マトリックス除去.

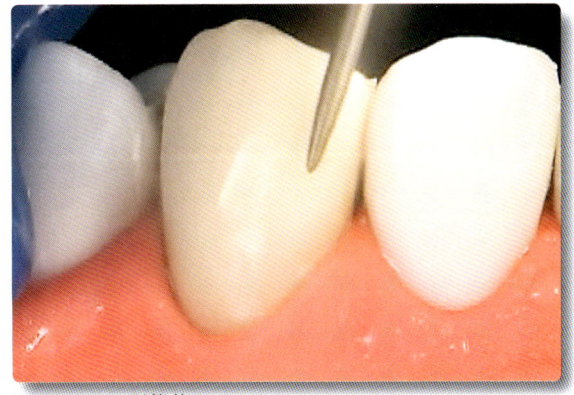

図12-120i　形態修正.

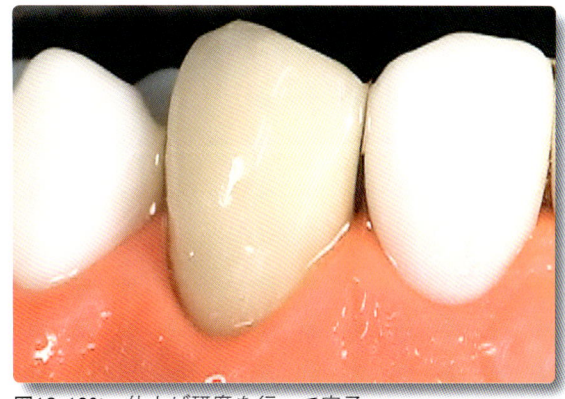

図12-120j　仕上げ研磨を行って完了.

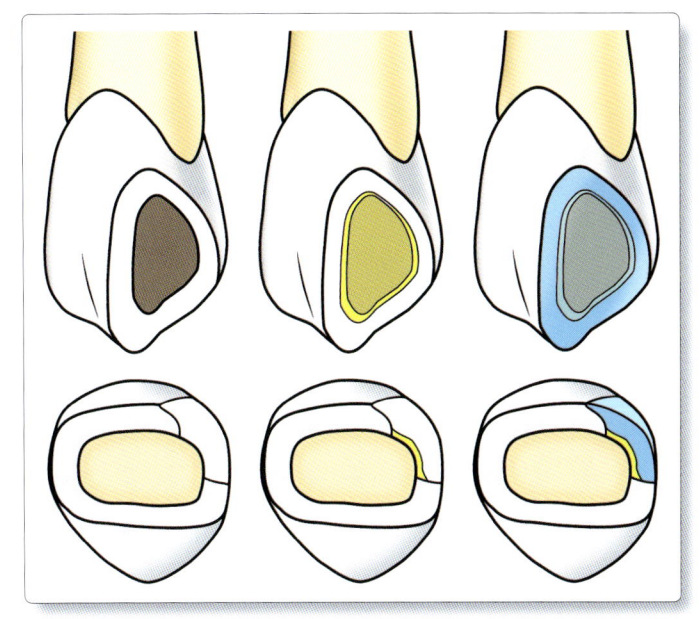

図12-121　リペア修復のイメージ図.
　黄色：オペーカー
　青色：オペークシェードのコンポジットレジン
　金属色をオペーカーで隠し，オペーカーと前装部との色むらをオペークシェードのコンポジットレジンで隠します．

12 コンポジットレジンの充填修復

臨床例

症例1

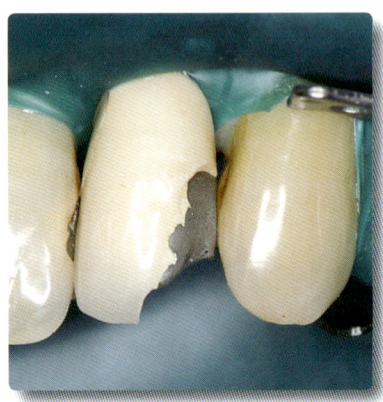

図12-122a　72歳，男性．メタルボンドクラウン前装部破折(1999.12.24)．

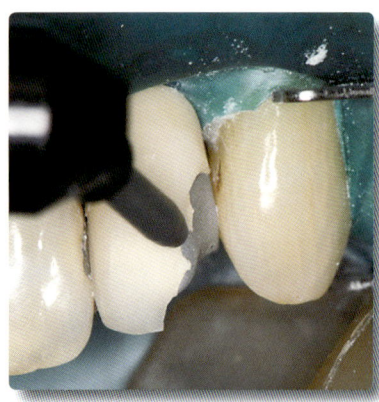

図12-122b　破折部周囲のポーセレンを削除してベベルを付与し，サンドブラスト．

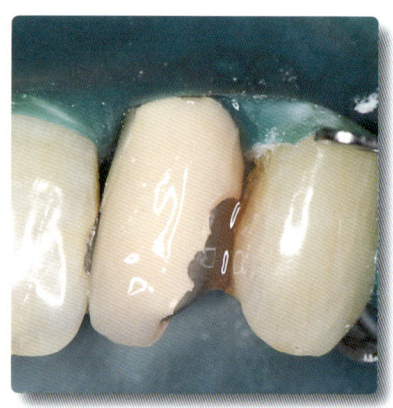

図12-122c　リン酸でクリーニング（シラン処理促進効果を期待）．

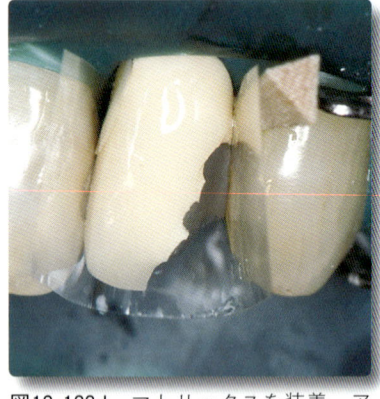

図12-122d　マトリックスを装着．アロイプライマー，メガボンドプライマー＋ポーセレンアクチベーター（現在ではセレラミックプライマーでもよい），ボンドレジンを塗布し，光硬化．

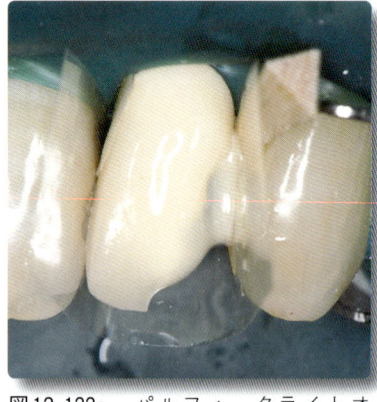

図12-122e　パルフィークライトオペーカー（トクヤマデンタル：現在は販売中止）で金属部を遮蔽．

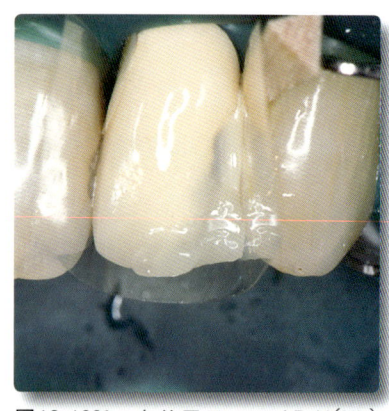

図12-122f　クリアフィル AP-X（XL）で，舌側を切縁部まで築盛．

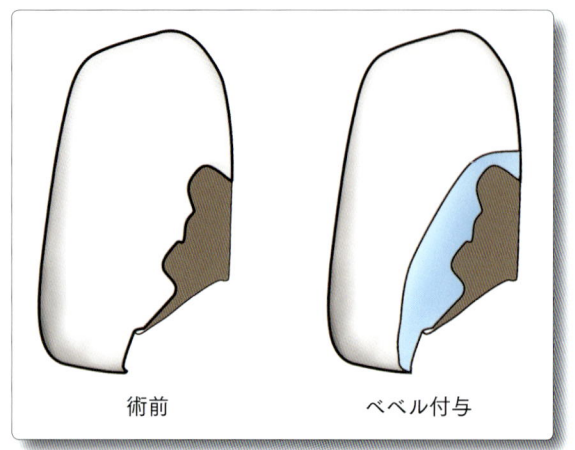

術前　　　ベベル付与　　　オペーカー塗布　　　充填

図12-122g, h　同症例のリペアのイメージ図
　　　黄色：オペーカー　　　青色：オペークシェードのコンポジットレジン

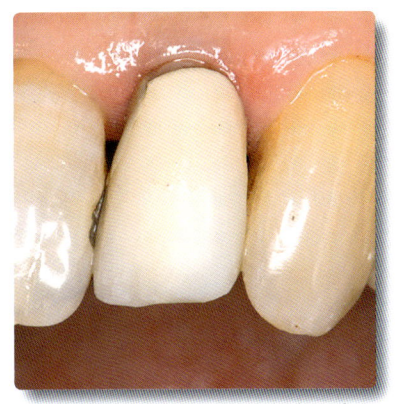

図12-122i クリアフィルST(OA1)を唇面に充填,仕上げ研磨後(1999.12.24).

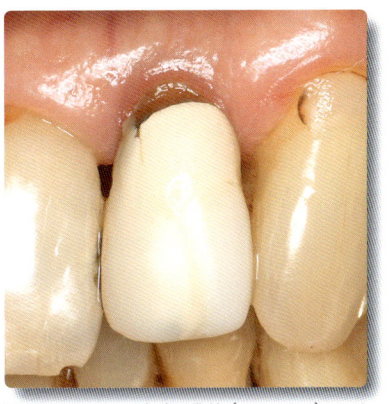

図12-122j 10年経過後(2009.2.2).ボンドレジンが黄色く変色している.近心部のポーセレンは,5年経過時に破折したためリペアしました.

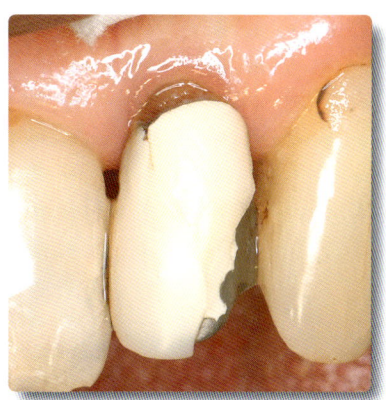

図12-122k 11年経過時に破折しました.(2010.1.8).

症例2

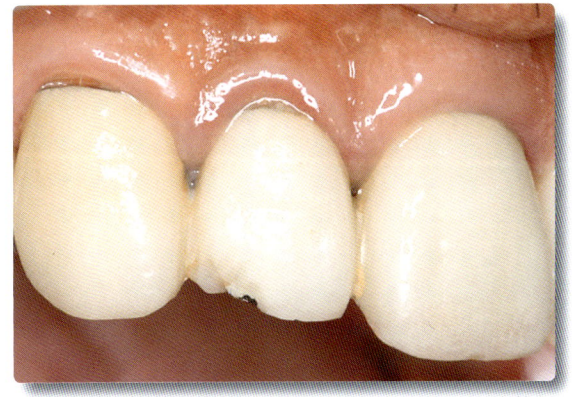

図12-123a 38歳,男性.メタルボンドクラウン前装部の破折.2|に連結冠が装着されています.装着後早い時期に破折し,前医に修理してもらったが直ぐに脱落してしまったとのことで,転院してきました.

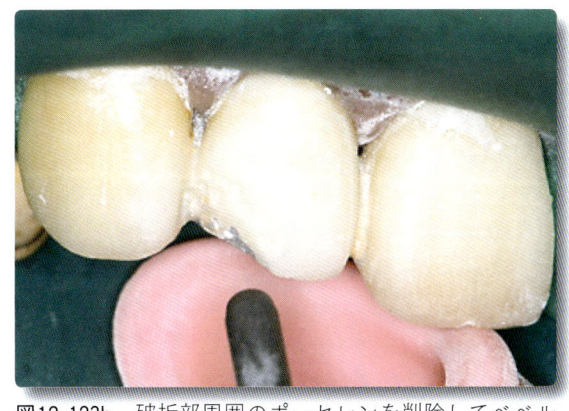

図12-123b 破折部周囲のポーセレンを削除してベベルを形成し,保持を強めるために球型のダイヤモンドバーでディンプルを形成しました.サンドブラスト時はバキュームチップを近づけて,研磨材をしっかり吸引します.

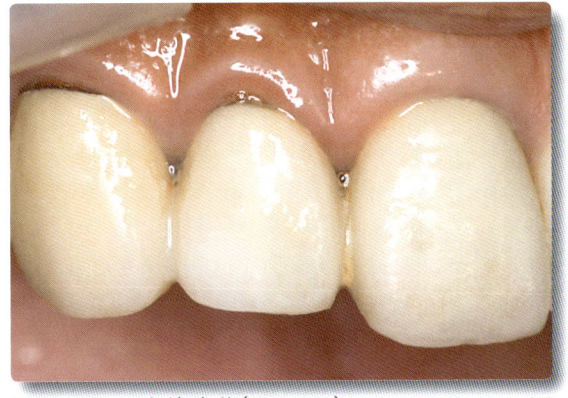

図12-123c 充填直後(2003.9.22).クリアフィルST(シェードOA1のみ)で修復.2|舌側面での咬合接触が強かったので,削除して調整しました.オペーカーを使用しない場合は,A1,A2といった標準シェードでもいいです.

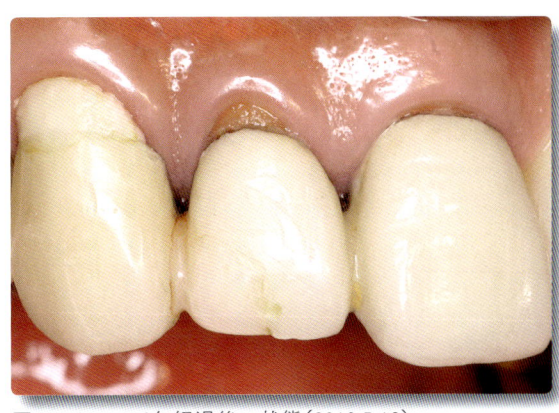

図12-123d 16年経過後の状態(2019.5.13).

12 コンポジットレジンの充填修復

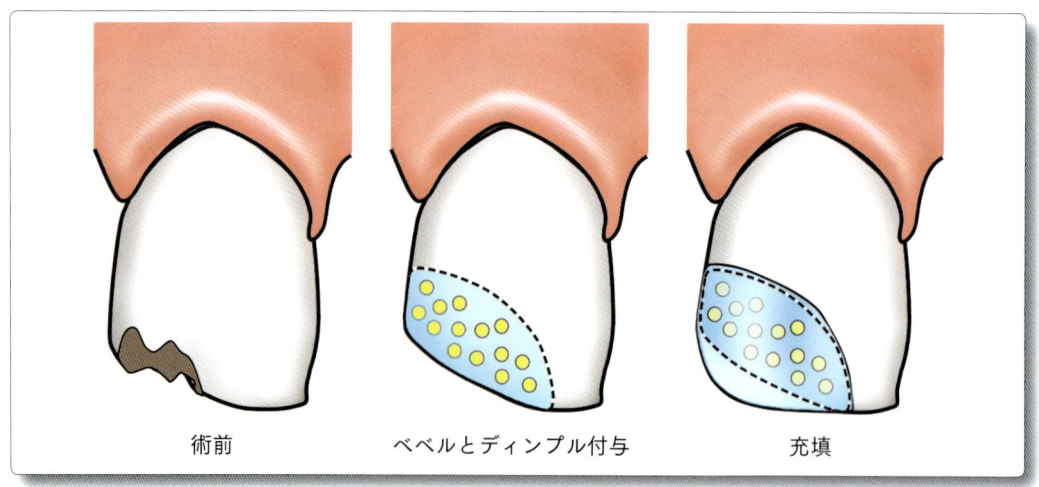

図12-123e　同症例のリペアのイメージ図.
　　　　　青　：オペークシェードのコンポジットレジン

術前　　　　　　ベベルとディンプル付与　　　　　　充填

症例3　２|歯頸部の変色歯質の修復症例

この症例はリペアとは異なりますが，歯頸部の変色歯質のマスキングで，手順はリペアと同様なのでここで解説します．

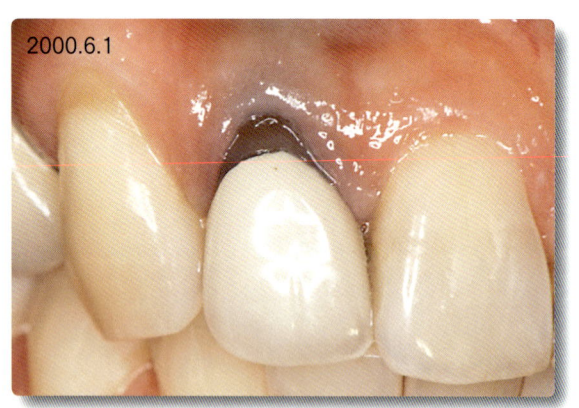

図12-124a　47歳，女性．２|にはメタルボンドクラウンが装着されていて，露出した歯根は黒く変色していました．

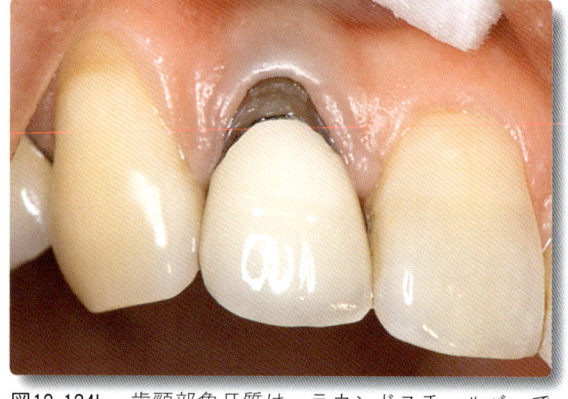

図12-124b　歯頸部象牙質は，ラウンドスチールバーで表層を1層除去します．前装部ポーセレンは，口腔内サンドブラスターで唇面中央部付近まで光沢がなくなるまでブラスティングします．

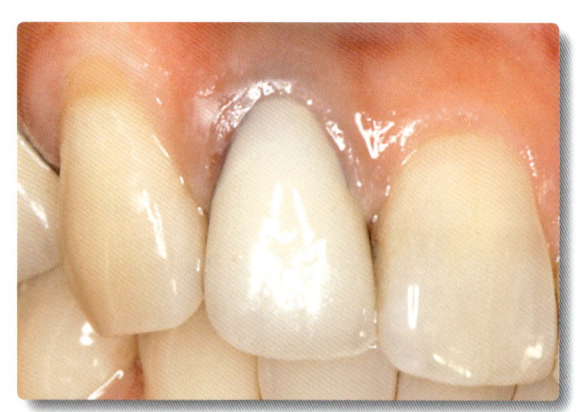

図12-124c　オペーカーは探針で採取し，注意深く変色部に塗布し，光硬化させます．コンポジットレジン(OA1，もしくはOA2)をポーセレン部にかぶるように充填します．仕上げ用のダイヤモンドポイントとディスクで形態修正し仕上げを行います．仕上げ研磨後．クリアフィルSTオペーカー(US)，クリアフィルST(シェードOA1)を使用しました(2000.6.1)．

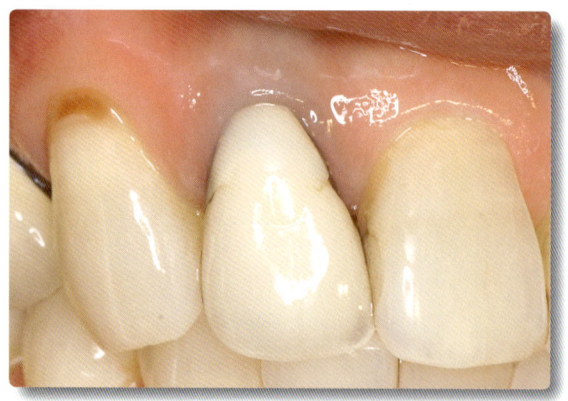

図12-124d　10年経過後の状態(2010.5.25)．

術前　　　　　オペーカー塗布　　　　充填

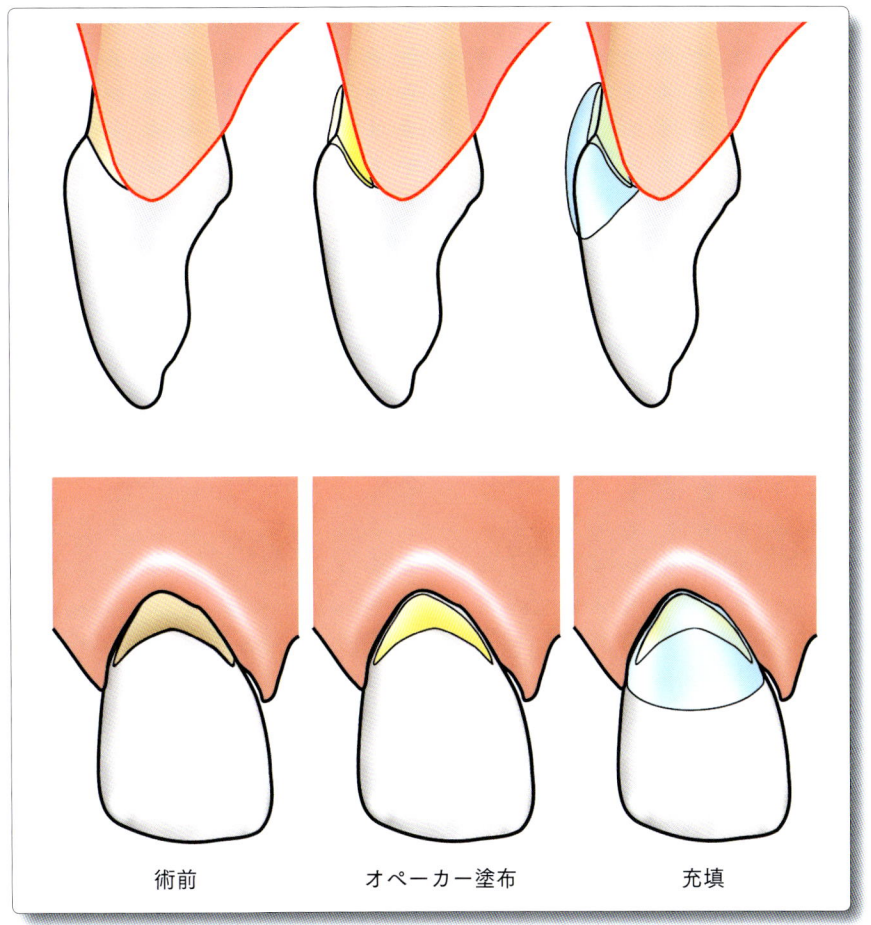

図12-124e　同症例のリペアのイメージ図.
　黄色：オペーカー　　　　青色：オペークシェードのコンポジットレジン

参考文献

1. 猪越重久. 猪越重久のMI臨床, コンポジットレジン充填修復. 東京：デンタルダイヤモンド社, 2005.
2. 猪越重久. 新・臨床に役立つすぐれモノ 透明マトリックステープ「Skystriproll」. デンタルダイヤモンド. 2012；5：146-149.
3. 加藤均. クラウンの咬合面形態を考える, 主機能部位とは. 日本歯科医師会雑誌. 2008；60：1121-1130.
4. 加藤均. 主機能部位に基づく実践咬合論, 第1大臼歯のミステリー, 咀嚼のランドマークを探せ. 東京：デンタルダイヤモンド社, 2010.
5. 田上順次. フロアブルコンポジットレジンの基礎と臨床. 日本歯科医師会雑誌. 2009；62：800-807.
6. 貴美島哲, 柵木寿男, 奈良陽一郎. マトリックスとクサビの使い方を教えてください. 歯界展望別冊. 使いこなそうコンポジットレジン, 東京：医歯薬出版, 2004；46-49.

13 光硬化型グラスアイオノマーセメントを活かそう

コンポジットレジンとグラスアイオノマーは車の両輪

　歯冠色充填材料の代表格はコンポジットレジンですが，グラスアイオノマーセメント（以下アイオノマーと略します）も忘れてはいけません．いずれも，無数に分散した無機質の微粒子を核として，その間を有機質のマトリックスが埋めるコア構造をしていますが，その性質は大きく異なります（図13-1）．しばしば，「コンポジットレジン対アイオノマー」という表現を聞きますが，両者は相補的なものであって，競合するものではありません．

　コンポジットレジンは，前歯部の4級や6級窩洞，臼歯部の咬合面のような力のかかる部位の修復にも使用できますが，アイオノマーにはその強度はありません．ダイレクトベニアのような滑沢な唇面に仕上げなければならない症例にもアイオノマーは使えません．しかし色調安定性，強度，研磨性に優れたコンポジットレジンも，それ単体では機能できず，歯質接着性レジンの助けが必要です．また，ほとんどのコンポジットレジンや接着性レジンは光重合型であり，接着操作が難しい症例や光の届きにくい部位では，使うことができません．

　これに対してアイオノマーは，充填材であると同時に歯質接着性を有しています．硬化反応は，酸塩基反応によるもので，光硬化性を併せ持つ製品でも必ずしも光を必要としません．したがってコンポジットレジンが，唇面や咬合面などの表舞台の修復に使われるのに対して，アイオノマーは歯頸部や根面や窩洞の内部といった，みえにくい部位の修復が適応となります．まさに縁の下の力持ちです．後に提示する症例も根面や隣接面深部のコンポジットレジンでは修復が難しく，必ずしも見栄えがよくないことはご容赦ください．

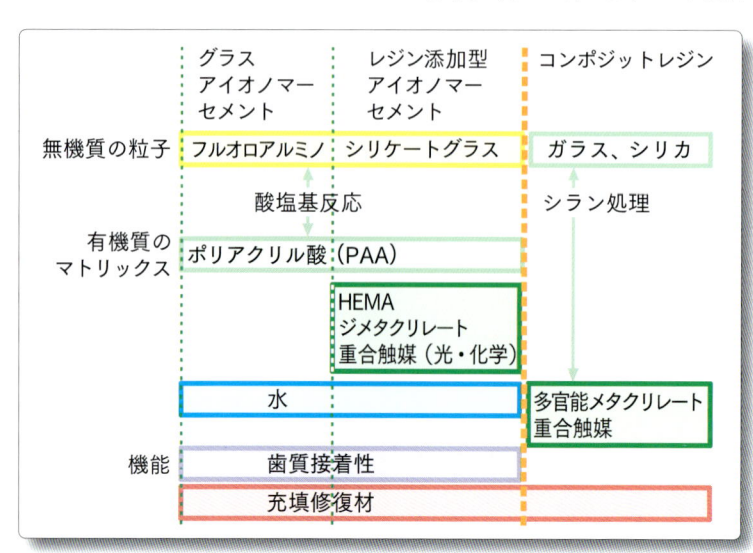

図13-1a　グラスアイオノマーセメントとコンポジットレジンの比較1．
　コンポジットレジンは充填材としての機能（強度や審美性）は優れていますが，接着性がありません．グラスアイオノマーセメントは，成分として水を含むため充填材としての強度や審美性は劣りますが，接着性を有した充填材です．

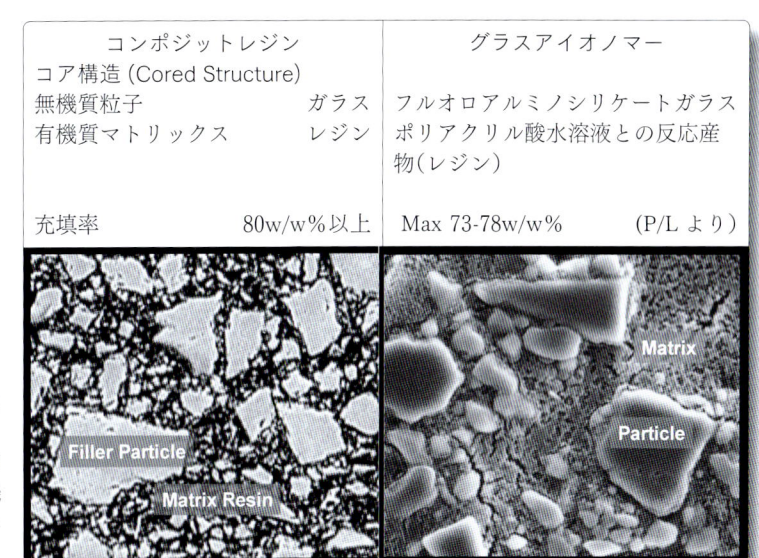

コンポジットレジン	グラスアイオノマー
コア構造 (Cored Structure)	
無機質粒子　　　　　　　　ガラス	フルオロアルミノシリケートガラス
有機質マトリックス　　　　　レジン	ポリアクリル酸水溶液との反応産物（レジン）
充填率　　　　　　　　80w/w%以上	Max 73-78w/w%　　（P/Lより）

図13-1b グラスアイオノマーセメントとコンポジットレジンの比較２．
　グラスアイオノマーセメントもコンポジットレジンも，ともに無機質粒子と有機質マトリックスからなるコア構造をしています．

　さらに特筆すべきは，フッ素徐放性とフッ素リチャージ能(再吸収再放出能)です．充填後に放出するフッ素は経時的に減少してしまいますが，経口的に摂取されたフッ素をアイオノマーが取り込んで再度放出する機能は，コンポジットレジンにはありません(**図13-2**)．フッ素入り歯磨剤を使う機会が多いなか，歯間隣接面や歯頸部根面に用いる充填材料には，とても好ましい機能です．

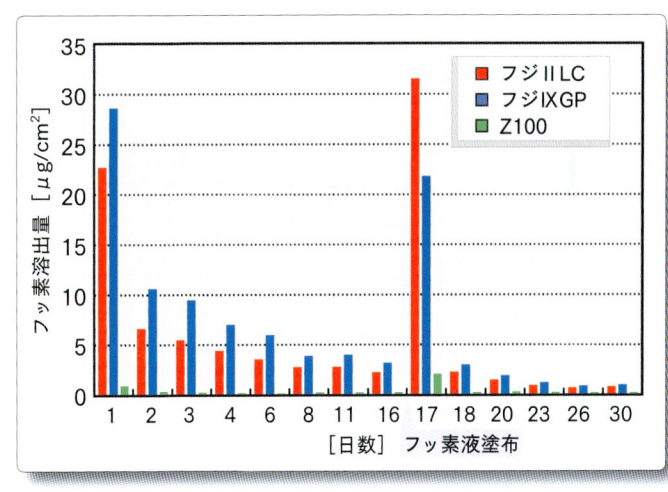

図13-2 初回とフッ素液作用後のフッ素溶出量（ジーシー提供）．
　約２週間フッ素溶出量を測定したサンプルを，1.0% NaF水溶液に３分間浸漬した後，再度約２週間フッ素溶出量を測定しました．コンポジットレジン(Z100)と比べて従来型アイオノマー(フジIX GP)と光硬化型アイオノマー(フジII LC)のフッ素放出量は高い．

レジン添加型アイオノマー（光硬化型アイオノマー）

　フジアイオノマータイプIIやフジIX(**図13-3a**)のような酸塩基反応でのみで硬化する従来型のアイオノマーは，硬化してからしばらくの間，水分と接すると硬化が阻害され，表面が白濁し，粗造となる性質があります．『感水する』と表現されるこの現象を避けるために，初期硬化完了後，表面にバーニッシュを塗布する必要がありました．また硬化体の強度が高くないため，窩洞の深部を埋め立てるベース材として使用した場合，その上に充填する接着性レジンと強く接着することはありません．

しかしアイオノマーの感水性や強度は，レジンを添加することで大きく改善し，歯質接着性もアイオノマーが持っている本来の性能が発揮できるようになりました．レジン添加型アイオノマーセメント（Resin Modified Glass Ionomer Cement, RMGICと略される）は，光硬化型アイオノマー（ジーシーは光重合型充填用レジン強化グラスアイオノマーと命名しています，図13-3b）とも呼ばれ，従来型のアイオノマーにレジン系成分と光重合触媒と化学重合触媒を混ぜたものです．酸塩基反応による硬化に加えて，光重合反応と化学重合反応による硬化も加わるため，光をあてなくても光をあてても硬化する形式のものです．その最大の利点は，歯質に対する接着性が高く，しかもレジン系成分を含むので，レジン系材料との接着も良好です（図13-4）．これが，後に説明するサンドイッチテクニックで有利に使用できる根拠です．しかしながら，耐磨耗性がないので永久歯の咬合面には使用できません．

フジⅡLCはその代表的な製品です（図13-3b）．歯面処理には，ポリアクリル酸によるコンディショニング（脱灰）が必要ですが，水洗乾燥後，そのまま注入器で填入できます．歯質に対する接着を得るために，接着性レジンを別途必要とするコンポジットレジンやコンポマーと大きく異なります．ただし，歯質接着性を獲得するため練和したペーストは流動性があるので，充填器による付形は困難です．

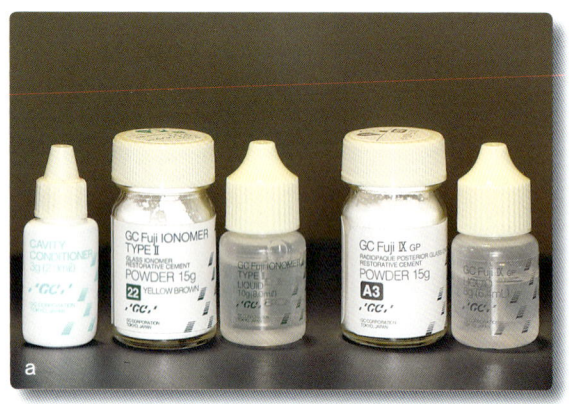

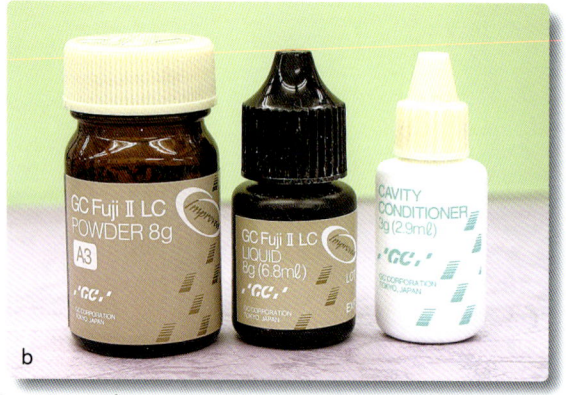

図13-3a, b　従来型アイオノマー（フジアイオノマータイプⅡとフジⅨ GP）とレジン添加型アイオノマー（フジⅡ LC, ジーシー）．ともに粉液タイプで歯面処理材としてキャビティコンディショナーを使用します．

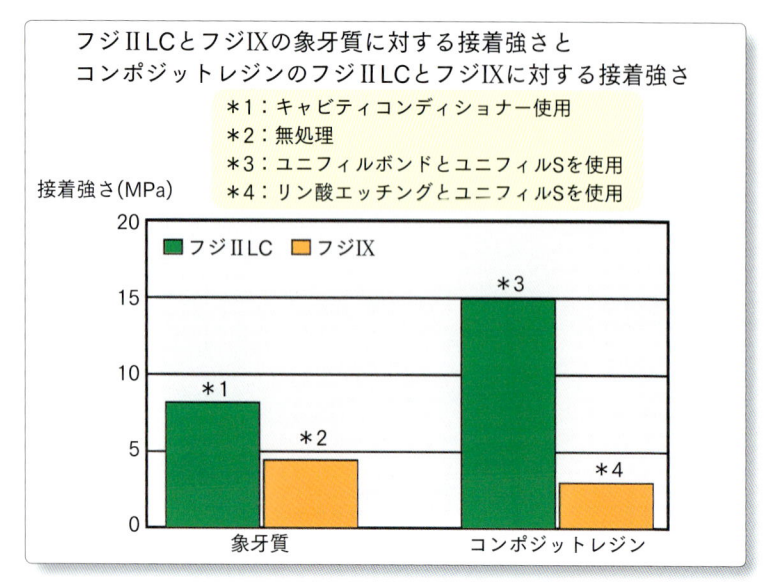

図13-4　従来型とレジン添加型の比較（ジーシー提供）．

フジⅡ LC からフジフィルへ

製品構成

　粉液タイプのフジⅡ LC は，ペースト・ペーストタイプのフジフィル LC に改良されました(図13-5)．目的は，採取・練和を容易にして操作時間の短縮をはかり，さらに練和ペーストへの気泡混入の防止と稠度のバラツキをなくすことです．逆に従来の粉液タイプでは，練和ペーストの稠度を粉液比で調整できましたが，ペースト・ペーストタイプではそれができないので，稠度の異なる2種類を用意しました．標準の稠度のペーストは，フジフィル LC で，より流れのよいペーストはフジフィル LC フローです．

　歯面処理材は，従来は塩化アルミニウムを含むポリアクリル酸水溶液(キャビティコンディショナー)でしたが，フジフィル LC には，水洗不要のセルフエッチングタイプのコンディショナー(セルフコンディショナー)が付属します．セルフコンディショナーは4-MET，HEMA，水，アルコール，触媒が成分です．

　ペーストは，ユニフィルコアやフジルーティング S で採用された CD システムタイプのカートリッジに入れられ，専用の CD ディスペンサーに装着して使用します(図13-5)．

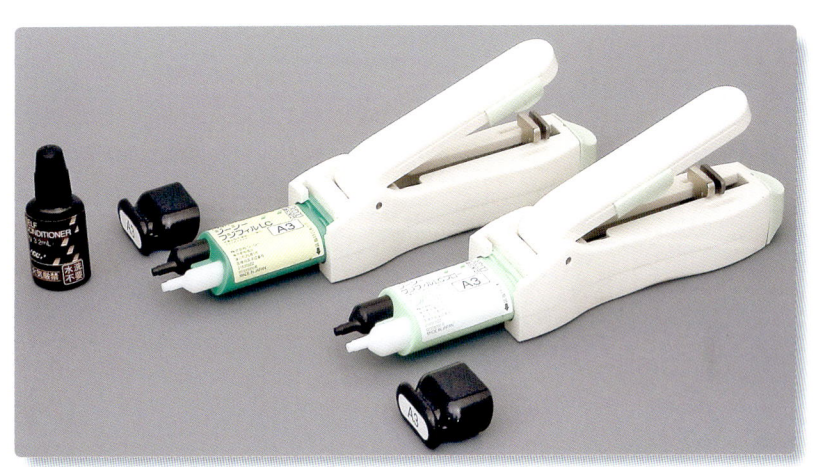

図13-5　専用の CD ディスペンサーに装着した状態(ジーシー提供)．

性能

稠度

　フジフィル LC の稠度は従来のフジⅡ LC より少し硬く，フロータイプのフジフィル LC フローは，ユニフィルローフローとほぼ同程度です(図13-6)．

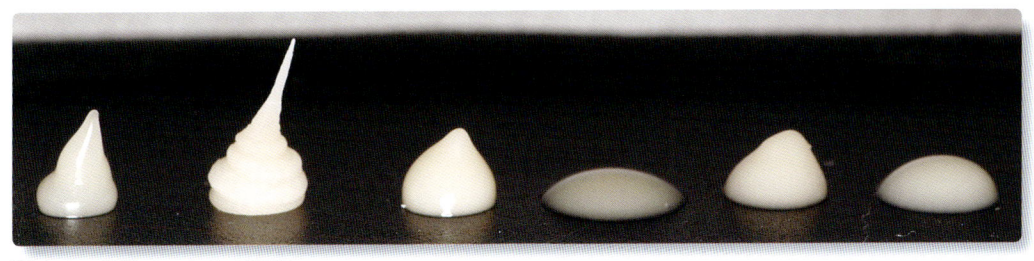

図13-6　各種ペーストの稠度．
　左からフジⅡ LC，フジフィル LC，フジフィル LC フロー，ユニフィルフロー，ユニフィルローフロー，ユニフィルローフロープラス．

引っ張り接着強さ

　フジフィルLCは，光照射を行っても行わなくても，フジⅡLCより高い接着性を確保しています．セルフコンディショナーを使用しなくても6 MPaの接着強さはありますが，練和ペーストの壁面への濡れを向上させて，より安定した接着を確保するためには，セルフコンディショナーは是非とも必要です（図13-7）．

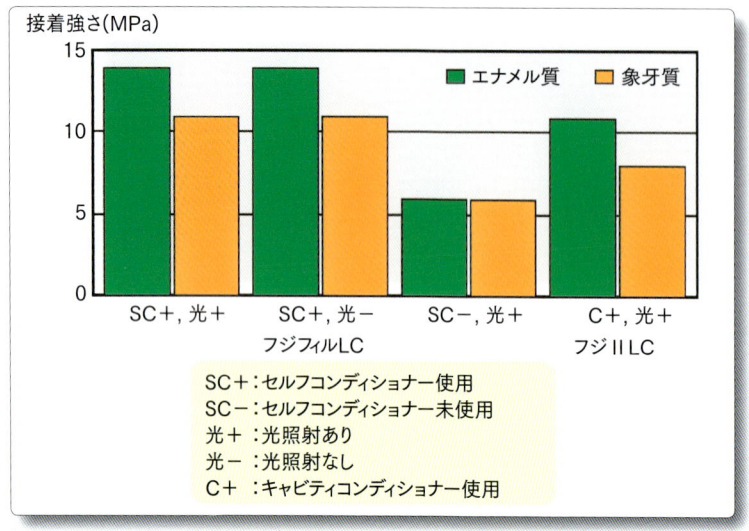

図13-7　引っ張り接着強さ（1日後，ジーシー提供）．
　耐水研磨紙#600で研磨した歯面に対しての引っ張り接着強さを測定しました．接着面積：φ3 mm，クロスヘッドスピード：1 mm/min（島津製作所，オートグラフ）．フジフィルLCでは，セルフコンディショナー10秒間処理，フジⅡLCでは，キャビティーコンディショナー10秒間処理を行った．

フッ素徐放性

　フジフィルLCとフジフィルLCフローには，フジⅡLCと同等もしくはそれ以上のフッ素徐放性があります（図13-8）．

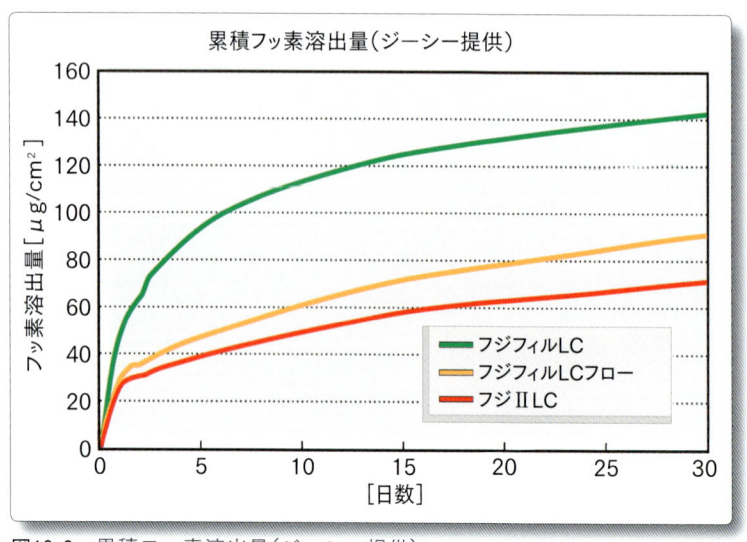

図13-8　累積フッ素溶出量（ジーシー提供）．

使い方

コンディショナー採取，塗布，エア乾燥

コンディショナーを付属の皿に採取し，アプリケーターで窩洞面に塗布します．10秒間放置後，エア乾燥します．

ペーストの採取・練和

カートリッジを CD ディスペンサーに装着し，レバーを握ることでペーストを採取できます．レギュラータイプのフジフィル LC では，練和紙に採取するペーストは等量ではなく，茶：白が 2：1 で，フロータイプのフジフィル LC フローでは，等量です（図13-9）．1 回に採取するペーストの量は，レバーについているアジャスターで調整できます．

練和は，10秒間，ペーストが均一になるようにしっかり行います．

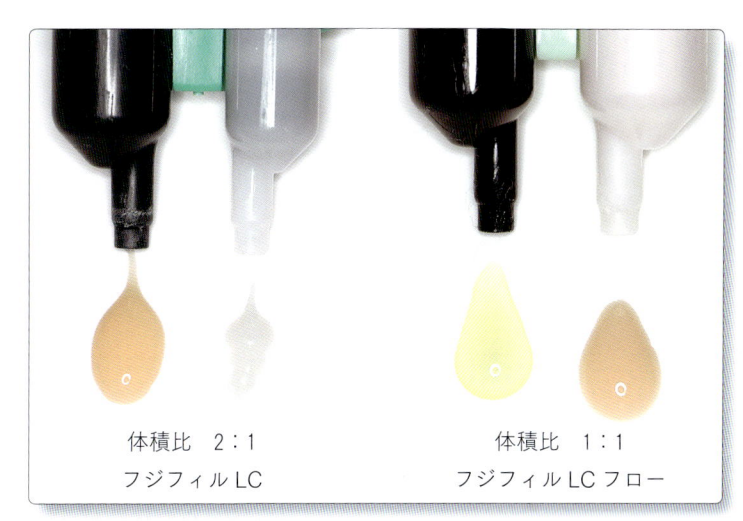

図13-9 採取されたペースト．

填塞

フジフィル LC では，ペーストを CR シリンジチップに填入し，コンディショニングのすんだ窩洞内に注入します（図13-10a）．フジフィル LC フローでは，専用のフィリングインスツルメント（No.00）もしくは探針で，窩洞壁面に塗りつけるように塗布します（図13-10b）．

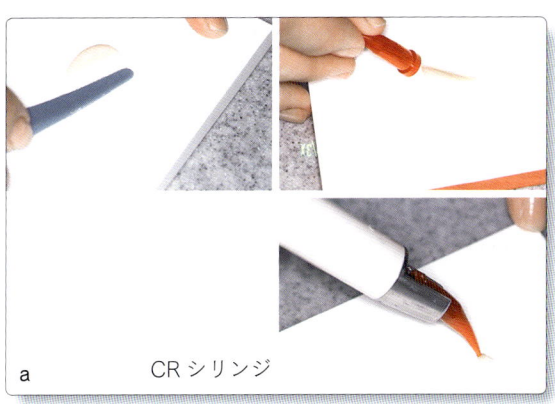

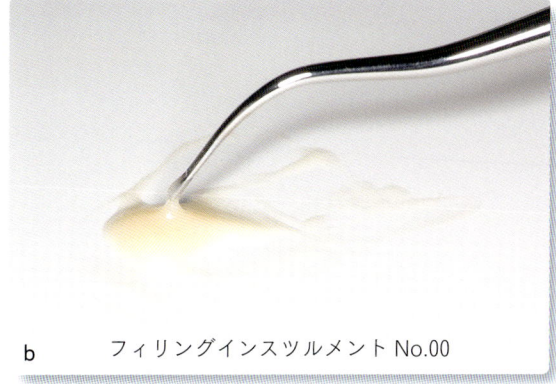

図13-10a, b フジフィル LC にはシリンジを，フジフィル LC フローには専用インスツルメントまたは短針を使用します．

13 光硬化型グラスアイオノマーセメントを活かそう

◆塗布充填とは

　フジアイオノマータイプⅡのような従来型のグラスアイオノマーセメントは，標準で練和した場合はフジフィルLCフローに近似した稠度をしています(図13-11)．そのゆるい練和泥を細い充填器もしくは探針の先に採取し，歯面に器具の先でなするように塗布して充填します(図13-12)．充填物の形態は，練和泥の表面張力で緩やかなカーブを持った形になります．

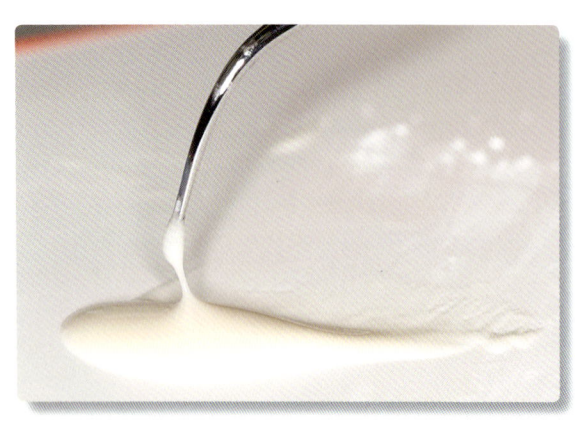

図13-11　フジアイオノマータイプⅡの標準稠度．
　探針の先で採取できるくらいが本来の稠度です．

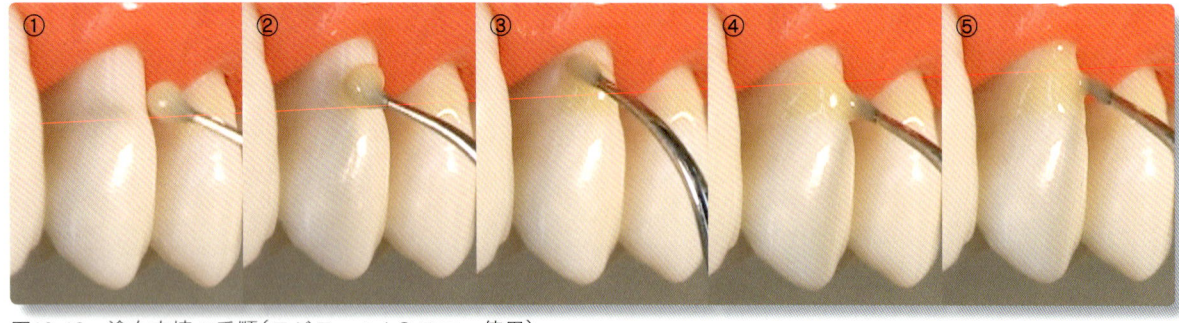

図13-12　塗布充填の手順(フジフィルLCフロー使用)．
　フィリングインスツルメントNo.00の先に練和泥を採取し，①〜⑤のように目的とする歯面に塗布するように拡げていきます．フジフィルLCフローは垂れにくく，器具を離すときの糸引きが少ないので，表面張力できれいなカーブができます．

光照射

　通常のハロゲンランプ照射器やLED照射器では20秒間光照射を行います．
光照射をしなくても1日後には同等の強度になりますが，充填初期の表面の硬化を確実にするために，光照射は十分に行うべきです．

仕上げ研磨

　注水下にてスーパーファインの仕上げ用ダイヤモンドバーを用いて形態修正を行い，シリコンポイントで研磨を行います．光沢はでません．

バーニッシュ塗布

　バーニッシュの塗布は，行わなくても臨床上とくに大きな影響はありませんが，長期的な表面安定性において有効性があるため，塗布することが推奨されています．

光硬化型グラスアイオノマーセメントの適応症

光硬化型アイオノマーの適応症は，コンポジットレジンでは充塡が難しい症例です．

単一充塡

症例1　4̲|根面修復例（フジフィルLC使用）

　患者は，現在，定期的に通院中です．4̲|の近心根面のう窩が明瞭となったため，充塡処置を行いました．う窩は一部歯肉縁下に入っていたため，ボンディング操作が難しいと判断してフジフィルLCを選択しました．窩洞形成後，透明マトリックスを歯肉溝に差し込んで，セルフコンディショナーで処理後，乾燥してフジフィルLCをシリンジで注入しました．光硬化型アイオノマーセメントは，充塡後1か月程度の短期間で明度が低下して暗い色調になります．この修復後の変色はこの材料に固有のものなので，修復にあたっては心得ておくべきです．

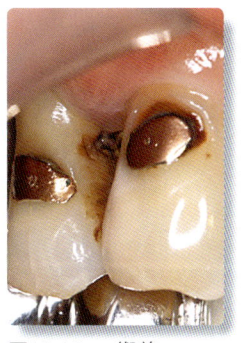

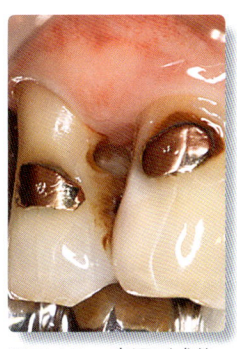

図13-13a　術前．

図13-13b　窩洞形成後．

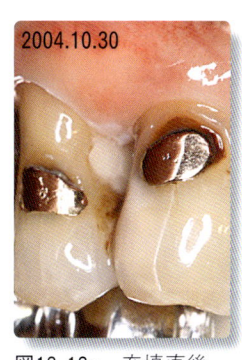

図13-13c　充塡直後．フジフィルLC（シェードA3）．

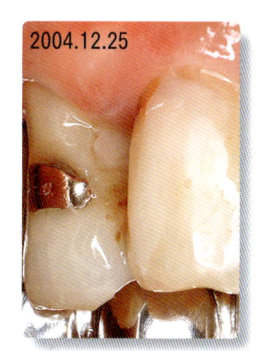

図13-13d　術後2か月．充塡物の明度が落ちて色調が周囲歯質に馴染んでいます．

症例2　|1̲舌側の根面う蝕修復例（フジフィルLCフロー使用）

　患者は下顎に部分床義歯を装着しており，下顎前歯部は舌側面が床によって被覆されて

図13-14a　窩洞形成後（2004.12.20）．

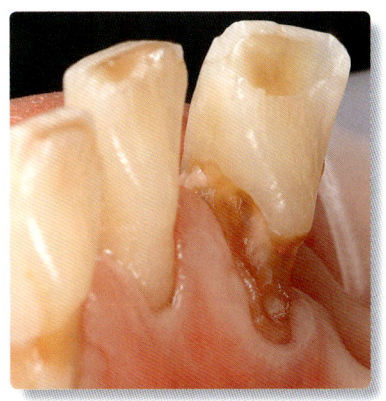

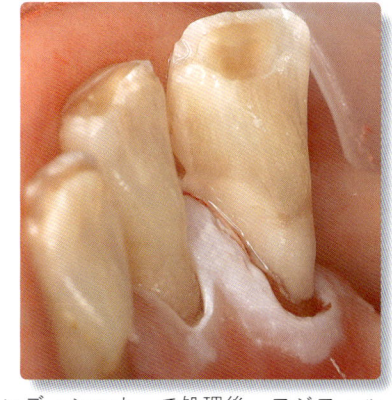

図13-14b　セルフコンディショナーで処理後，フジフィルLCフローで充塡しました．セルフコンディショナーの付着した歯肉が白化していますが，数日で消失しますので，心配はありません．

います．舌側根面が近心隣接面からぐるっと遠心隣接面までう蝕になってしまったので，感染歯質を除去後，セルフコンディショナーで処理をし，フジフィル LC フローを充填しました．このような部位にはコンポジットレジンはたとえ充填しても，歯頸部の形態修正が容易ではありません．アイオノマーがファーストチョイスの修復材であると思います．

症例3　|7 近心根面のう蝕（フジⅡ LC 使用）

　幸い頬側からう窩にアクセスできましたが，このような部位でプライミング，ボンディング操作は不可能ですし，光も隣接面深部には届きません．もし，コンポジットレジンを充填しても，形態修正のためにタービンを入れることは，技術的にも困難です．そこで，フジⅡ LC で修復しました．

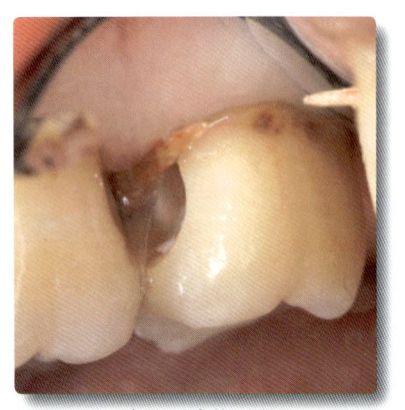

図13-15a　窩洞形成後，透明マトリックスを装着し，クサビで口蓋側から止めたところ．

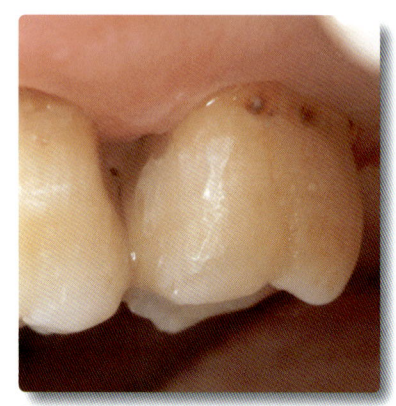

図13-15b　仕上げ研磨後．フジⅡ LC は，コンポジットレジンほど硬くはないので，マイクロモーターに装着したカーボランダムポイントで形態修正ができます．

サンドイッチテクニック

　臼歯部隣接面の根面や歯頸部に生じたう蝕では，光を届かせたくても，届かないことがあります．そのような場合に，光が届かなくても硬化する光硬化型アイオノマーで窩洞全体を埋め立て，後日，咬合面から隣接面コンタクトまでのアイオノマーを削除して，同部を通常のボンディング操作を行ってコンポジットレジンで充填します．

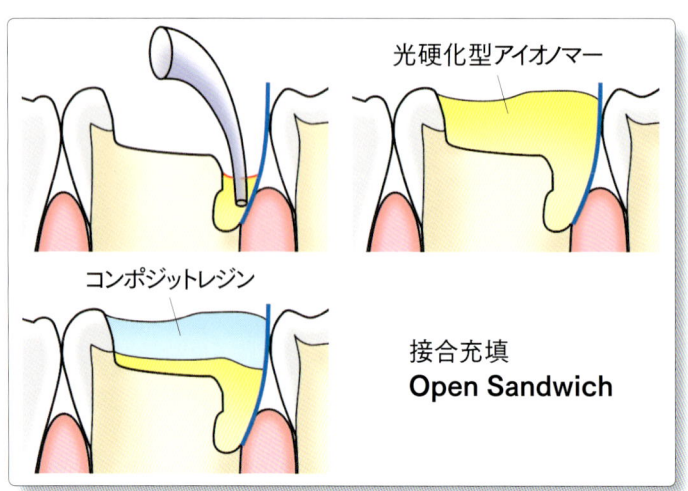

図13-16　オープンサンドイッチ法．

光硬化型アイオノマーにはレジンが接着するので，従来型アイオノマーよりは有利です．隣接面の歯頸側には，アイオノマーが露出し，それ以外はコンポジットなので，この手法は オープンサンドイッチ 法と呼ばれています（図13-16）．

症例4　└6遠心隣接面修復例（フジⅡLC使用）

　症例は，└6遠心根面のう蝕で，頬側や口蓋側からう窩の開拡ができなかったので，咬合面方向からアクセスしました．辺縁隆線部から半円形のアクセス窩洞を形成し，球型スチールバーを注水下で使用し，手探りで感染象牙質を削除しました．検知液は使用しましたが，最深部の鏡視は不可能でした．

　金属マトリックスを挿入してキャビティコンディショナーで処理後，フジⅡLCで窩洞全体を充填し，次回，咬合面部と隣接面部（コンタクトを少し越えるくらい）のアイオノマーをバーで一部削除し，コンポジットレジンで修復しました．

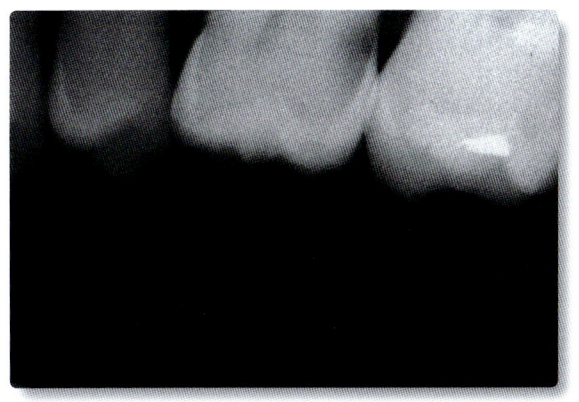

図13-17a　└6遠心隣接根面に透過像がみえます（2003.7.3）．

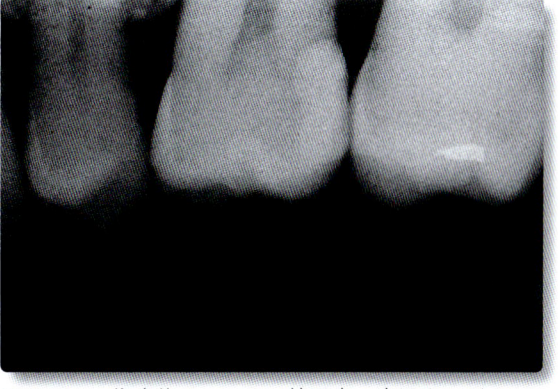

図13-17b　術直後のエックス線写真．窩洞をフジⅡLCで充填しました（2003.8.7）．

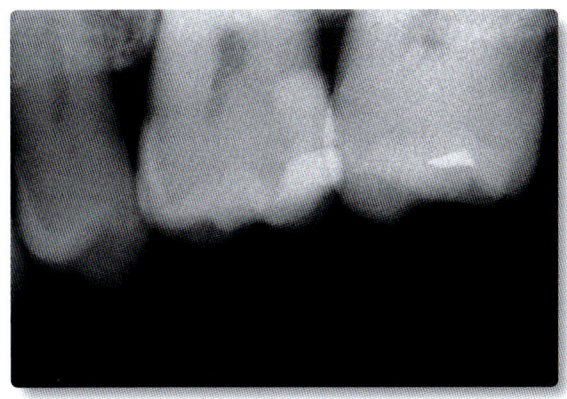

図13-17c　充填1年後のエックス線写真．咬合面部の不透過像はコンポジットレジン（2004.7.16）．

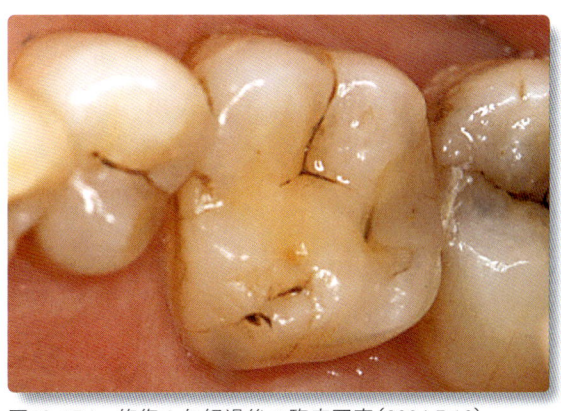

図13-17d　修復1年経過後の臨床写真（2004.7.16）．

歯頸部の知覚過敏

症例5

　患者は28歳の女性です．結婚して出産してから，いろいろな事情で半年間外出ができなくなり，その間にマグカップに好きな紅茶を入れ，これにたっぷりと砂糖を入れて1日かけてチビチビ飲んでいたそうです．体調が戻り，気がついてみたら，歯がざらざらになっているので，驚いて連絡が入りました．この写真は，来院できるようになってから，フッ素入り歯磨剤でブラッシングさせはじめた頃のものです．

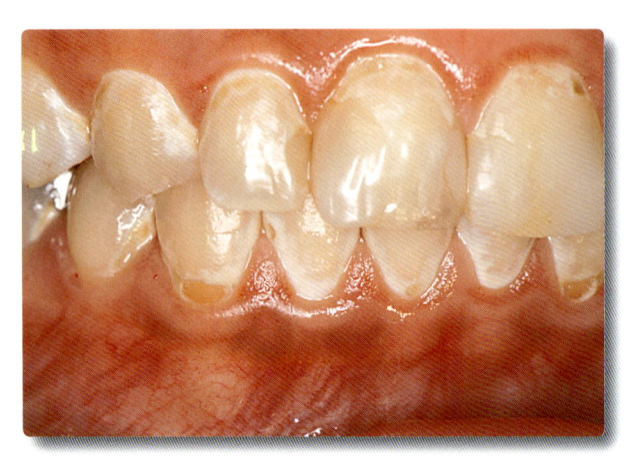

図13-18　広範囲に及ぶエナメル質う蝕．来院できるようになってから，フッ素入り歯磨剤でブラッシングさせはじめた頃の口腔内写真．

　このような現在進行形のアクティブなう蝕に対して，充填処置を行おうにも窩洞の外形線が設定できません．まずは，う蝕の慢性化をはかり，歯頸部の象牙質に達するう窩が知覚過敏を訴えるようであれば，その部分のみをフジフィルLCフローで被覆する程度に止めます．白濁した部分は，経過をみてう窩を形成するようであれば適宜そのう窩の部位のみを充填していきますが，白濁部は切削しないようにします．このような症例では，グラスアイオノマーセメントが最適な修復材料です．

　光硬化型アイオノマーは，コンポジットレジンのような華々しさはありません．しかし，コンポジットレジンでは対応しきれない歯質欠損をカバーしてくれる信頼できるユーティリティープレーヤーです．光重合型コンポジット全盛の時代に，光硬化型アイオノマーは，あれば絶対に便利な充填材料です．

参考文献

1．入江正郎，桃井保子．う蝕治療のMIに貢献するグラスアイオノマーセメント．In：吉山昌宏，桃井保子（監修）．う蝕治療のミニマルインターベンション．東京：クインテッセンス出版，2004；148-157．
2．猪越重久．ペースト・ペーストタイプのレジン添加アイオノマー，フジフィルLCとフジフィルLCフロー．デンタルダイヤモンド．2004；30：140-147．

14 保険適用コンポジットレジンと保険外コンポジットレジン

医療機器としてのコンポジットレジン

　医療機器はそのリスクに応じて，高度管理医療機器，管理医療機器および一般医療機器に区分されます．市販されている充填用コンポジットレジンは管理医療機器に区分され，そのなかの一般名称「歯科充填用コンポジットレジン」に該当します．

　製品としてコンポジットレジンを市販するためには，薬事法により認証基準として日本工業規格 JIS T 6514「歯科充てん(填)用コンポジットレジン」に適合することが必須で，製造販売認証(登録認証機関による認証)の手続きが必要となります．これは保険適用・適用外にかかわらず，臨床で使用するコンポジットレジンを販売するためには必須のことです．そして登録認証機関(民間)が認証基準への適合性を調査し，認証します．

　認証基準に適合しない場合は(コンポジットレジンではほとんどないとのことです)，製造販売承認申請を行い，医薬品医療機器総合機構が審査し，厚生労働大臣が承認します．

　さらにコンポジットレジンを健康保険の適用にするためには，製造販売業者が製品ごとに保険適用希望書を提出し，厚生労働省保険局医療課の保険適用通知により，保険適用の医療機器として認められることになります．

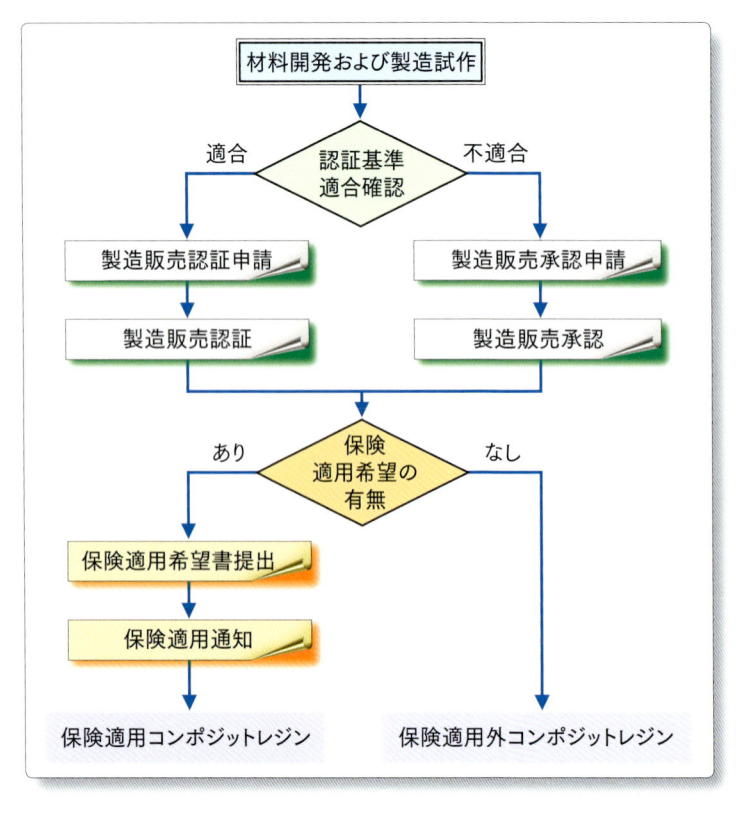

図14-1　コンポジットレジンの保険適用・保険適用外の違い．

コンポジットレジンの保険適用・保険適用外の違いは，製造販売業者が保険適用の申請をするか否かの違いです．

日本で市販されている保険適用外コンポジットレジン

日本で市販されている保険適用外コンポジットレジンは6製品です（2012年6月現在）．

- エステライトプロ　　　　　　　　　　（トクヤマデンタル）
- グラディアダイレクト　　　　　　　　（ジーシー）
- エステエックス HD　　　　　　　　　（デンツプライ三金）
- シュープリーム XTE　　　　　　　　 （3Mエスペ）
- IPS エンプレス ダイレクト　　　　　（イボクラービバデント）
- IPS エンプレス ダイレクト フロー　 （イボクラービバデント）

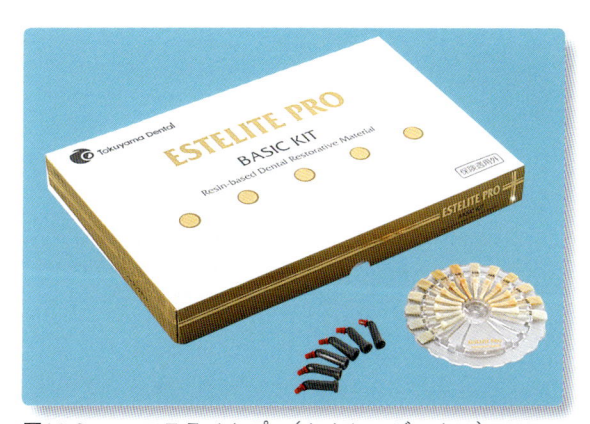

図14-2a　エステライトプロ（トクヤマデンタル）．

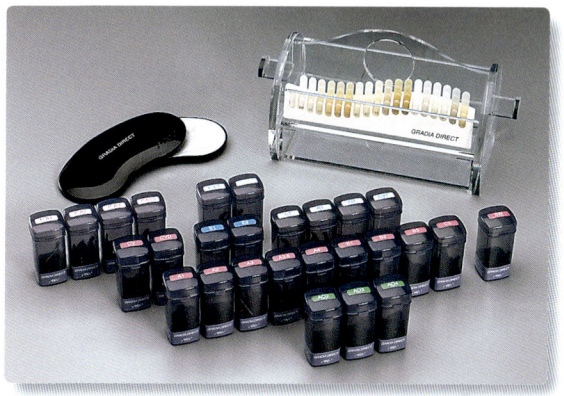

図14-2b　グラディアダイレクト（ジーシー）．

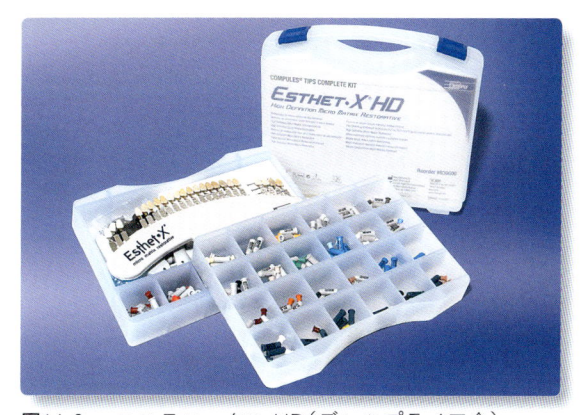

図14-2c　エステエックス HD（デンツプライ三金）．

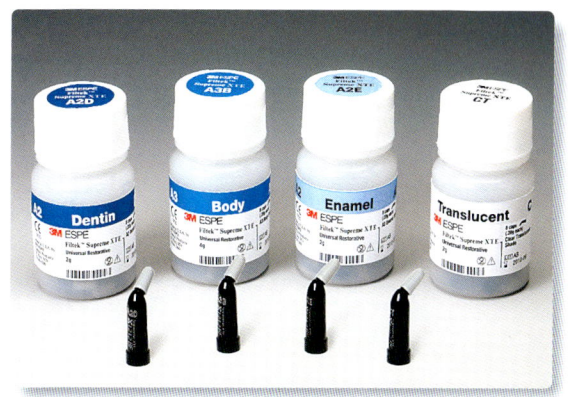

図14-2d　シュープリーム XTE（3M エスペ）．

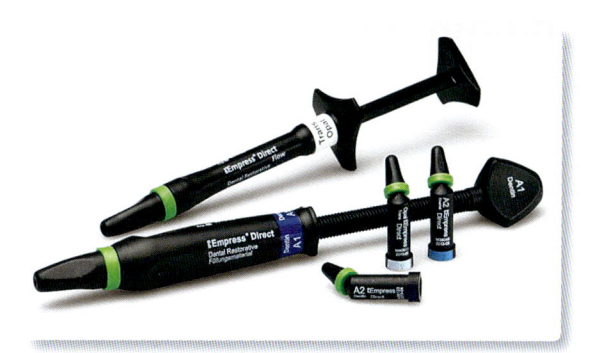

図14-2e　IPS エンプレス ダイレクトと IPS エンプレス ダイレクト フロー（イボクラービバデント）．

保険適用外のコンポジットレジンは，そのほとんどが PLT(Pre-Loaded Tip)といっておおよそ0.2g入りの小さなチップに小分けされて供給されています．これは PLT 製造にコストがかかることと，使い切りタイプとして保険適用製品と差別化するための意図と思われます．PLT を使用する場合は，PLT 用ディスペンサーが必要になります．

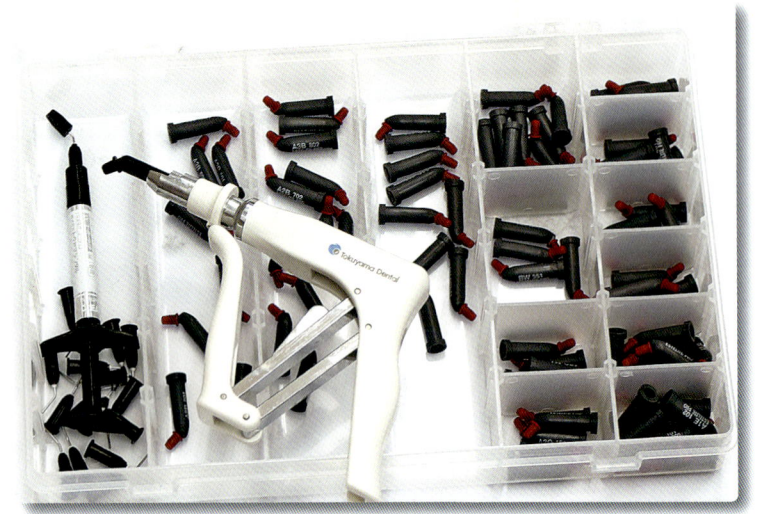

図14-3　エステライトプロと専用の PLT 用ディスペンサー．

　保険適用と保険適用外の大きな違いは，用意されているシェードが保険適用外で非常に多いことです．3M エスペの製品を例にとると，保険適用のフィルテックシュープリームウルトラコンポジットレジンが10シェードであるに対し，保険適用外のフィルテックシュープリーム XTE コンポジットレジンは36シェードになります．

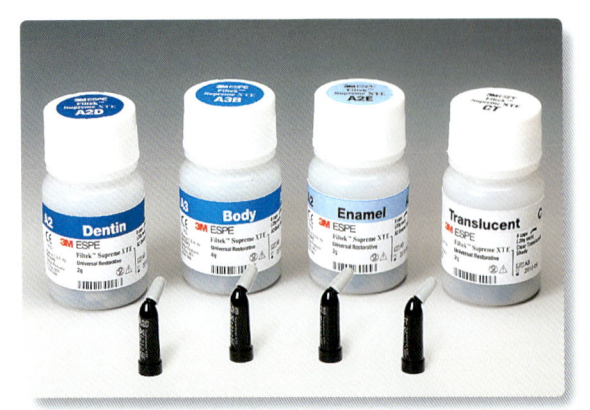

図14-4a　保険適用外のフィルテックシュープリーム XTE コンポジットレジン(ボディーシェード17色，デンティンシェード7色，エナメルシェード8色，トランスルーセント4色)．

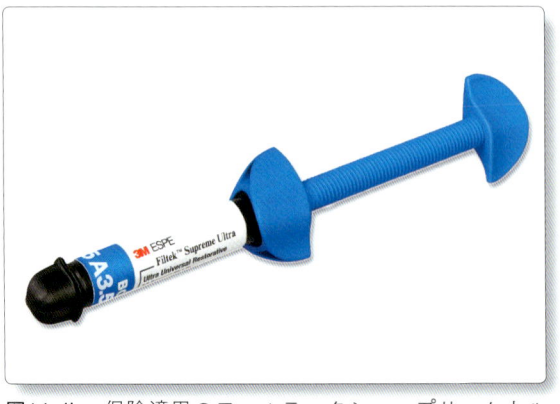

図14-4b　保険適用のフィルテックシュープリームウルトラコンポジットレジン(ボディーシェード6色，デンティンシェード3色，エナメルシェード1色)．

コンポジットレジンの価格

コンポジットレジンはもともと高価なものです．筆者が20数年前ベルギーの大学に在籍していたときに，実験でコンポジットレジンを購入しようとすると，「高いから」という理由で本数を減らされた経験があります．日本でも市販されているいくつかの製品を，海外の通販サイトで価格を調べてみると，価格の違いが歴然となります．

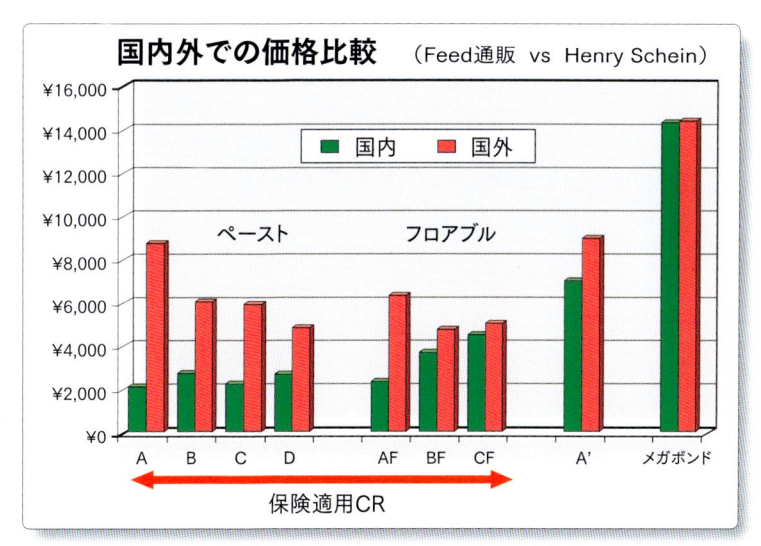

図14-5　国内外でのコンポジットレジンの価格．
　$1=￥80で計算しています．

　製品「A'」は，保険適用外のコンポジットレジンです．日本での販売価格は4gで7,000円ですが，海外ではおおよそ100ドルでした．保険適用外の製品では内外の価格差は大きくありません．しかしながら，同一メーカーの保険適用コンポジットレジン「A」は海外ではおおよそ100ドルで，保険適用外の製品と同一価格ですが，日本では定価2,700円で販売しています．これは，コンポジットレジンの中身が異なるのではなく，製品が販売される国の歯科事情に応じてメーカーが価格を変えざるを得ないことを意味しています．

　日本では健康保険制度があるために，コンポジットレジン充填は所定の点数が決められています．そのために製造販売業者は，保険点数に見合う価格設定をせざるを得ません．おおよそ4g入りのシリンジで3,000円を割る価格で市販されています．日本の歯科医師や患者は海外の方々と比較して，高性能の製品群を割安に使えていることになります．製造販売業者にしてみれば，辛いことと思われます．

　日本のメーカーのなかには，自ら開発した充填用コンポジットレジンを日本で販売せず，海外でのみ販売している製品があります．その理由は，保険適用の価格設定では原価割れをしてしまい，それをあえてすることは会社として正義に反すると考えるからだそうです．かといって保険適用外としても，価格面で日本の歯科医師にその製品がどれほど受け入れられるかわからないそうです．

　比較のためにボンディングレジンを調べてみましたが，面白いことに，メガボンド（クラレノリタケデンタル）では価格差はみられませんでした．

保険適用外コンポジットレジンの症例

保険病名がつかない症例では，保険外で診療せざるを得ませんが，その場合，保険診療機関では保険適用のコンポジットレジンを使うことはできません．その場合，保険適用外のコンポジットレジンを使用することになります．

以下に示す症例は歯科矯正医から紹介された患者さんです．歯質切削はまったく行わないか，もしくはわずかな削除でリン酸エッチングと2ステップセルフエッチボンドシステムを用いて保険適用外のコンポジットレジンで修復を行いました．

症例1

患者は30歳．女性．|2 矮小歯の修復を依頼されました．歯冠部全体をポリッシングブラシで清掃しバーによる削除は行いませんでした．エステライトプロ：シェード A1E(トクヤマデンタル)の単色修復です．

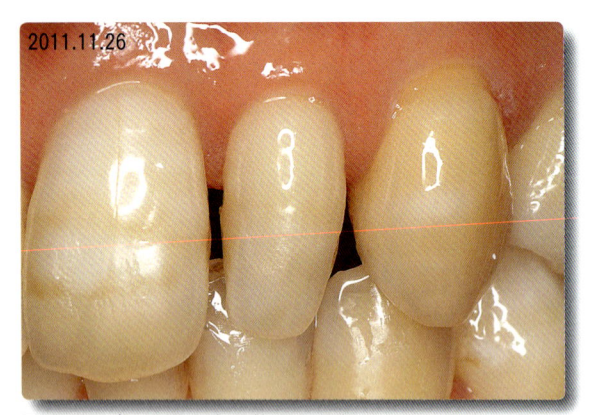

図14-6a |2 の矮小歯の修復を依頼されました．

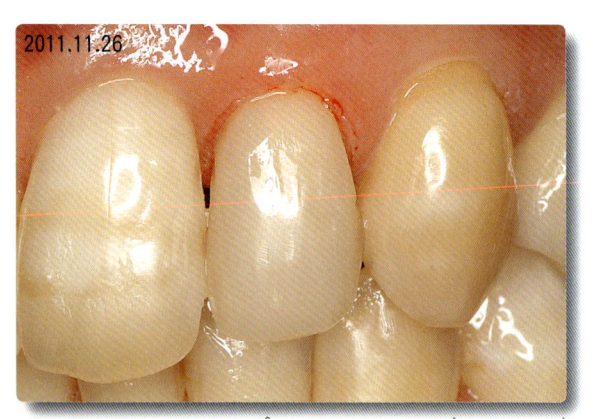

図14-6b エステライトプロ：シェード A1E(トクヤマデンタル)の単色修復です．

症例2

患者は37歳，女性．2|2 の矮小歯の修復を依頼されました．症例1と同様に歯冠部の清掃のみを行いました．エステライトプロ：シェード A1E(トクヤマデンタル)の単色修復です．

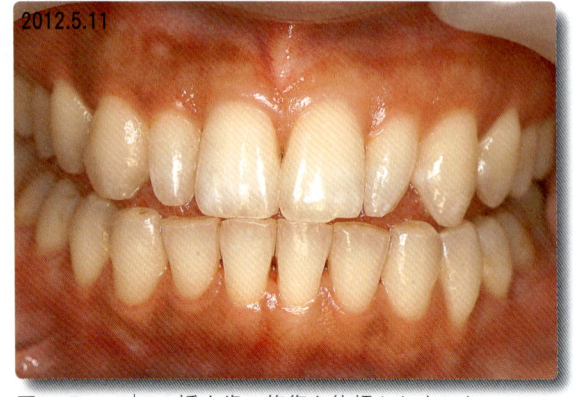

図14-7a 2|2 の矮小歯の修復を依頼されました．

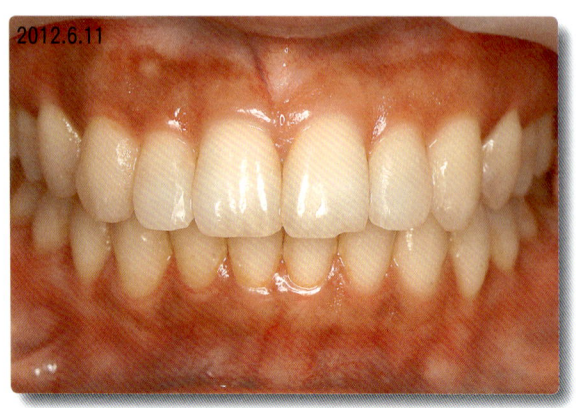

図14-7b エステライトプロ：シェード A1E(トクヤマデンタル)の単色修復です．

症例3

　　　患者は35歳，女性．1|遠心部のスペースと|1の切縁の形態不良，ならびに1|1間のスペースの修復を依頼されました．|1のみ破折部にベベル付与を行いました．3|（2|は先天欠損）の近心隣接面，1|の近遠心隣接面，そして|1の切縁と近心隣接面を修復しました．エステライトプロ：シェードA1E（トクヤマデンタル）の単色修復です．

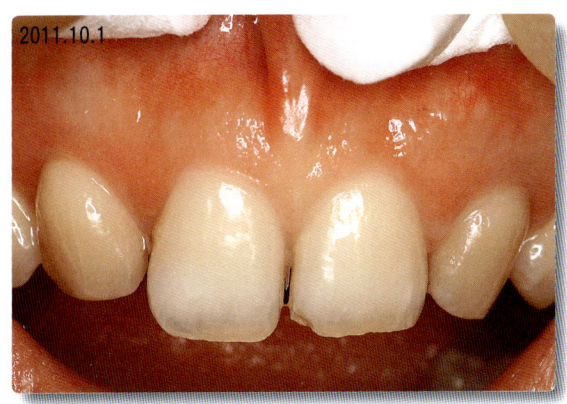

図14-8a　1|遠心部のスペース，1|1間のスペースそして|1の切縁の修復を依頼されました．

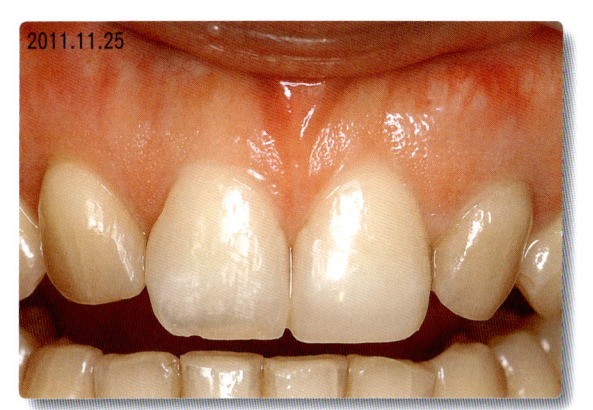

図14-8b　3|の近心隣接面，1|の近遠心隣接面，|1の切縁と近心隣接面を修復し，仕上げ研磨後の口腔内写真．エステライトプロ：シェードA1E（トクヤマデンタル）の単色修復です．

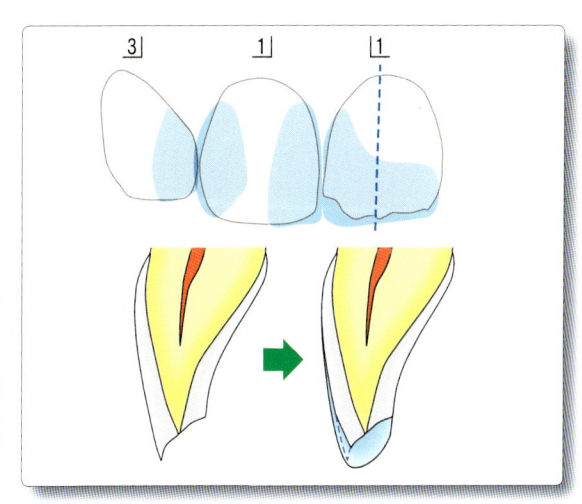

図14-8c　上図はコンポジットレジンを築盛した部分を水色で示します．
　下図は|1の点線部での断面を示します．
　破折した切縁唇側の鋭縁をわずかに削除し，唇面に幅2mm程度のベベルを浅く付与しました．コンポジットレジンを唇面を歯冠長の1/3くらい覆うように充填しました．

症例4

　　　患者は28歳，女性．|1失活変色歯の修復を依頼されました．歯質削除は行っていません．エステライトプロ：シェードA1B（トクヤマデンタル）の単色修復です．

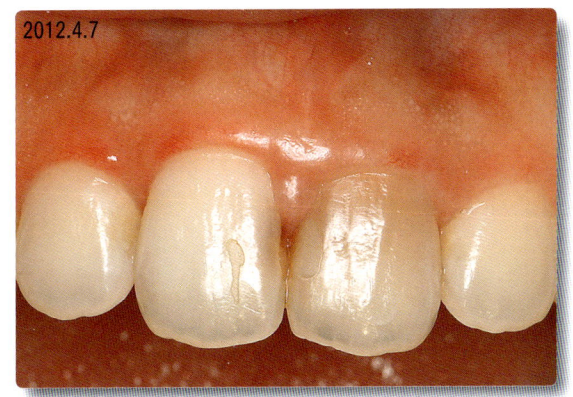

図14-9a　|1失活変色歯の修復を依頼されました．

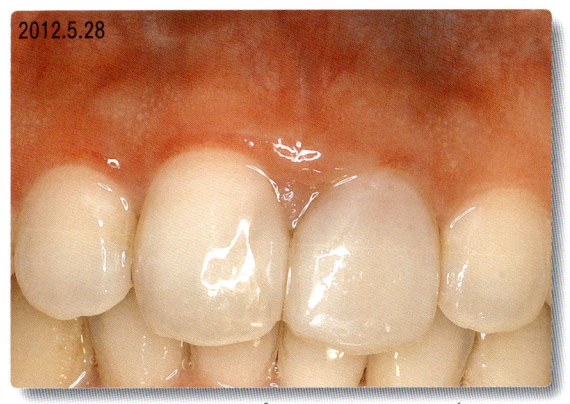

図14-9b　エステライトプロ：シェードA1B（トクヤマデンタル）の単色修復です．

15 歯科用テレスコープ(拡大鏡)

単一レンズタイプ

　歯科治療は小さな狭い部位での作業が多いため,その部位を拡大視野下におくことができれば,みやすくより正確な作業が可能になります.最近いろいろな機種が販売されている歯科用顕微鏡がその代表でしょうが,チェアタイムが長くなることや価格が数百万することを考えると一般的とは思えません.より手軽なものとして,歯科用テレスコープが以前から使われています.

　歯科用テレスコープは,単一レンズタイプと双眼鏡タイプがありますが,それぞれ使い方はまったく異なります.

　単一レンズタイプは,価格も安く,手頃です.このタイプは視野も広く,患部をいろいろな方向からみるために姿勢を変化させても違和感はありません.倍率が高くなると目からピントが合う部位までの距離が短くなるので,高倍率は望めません.またピントがあう深度が浅いのが欠点ですが,入門用としてはお勧めです.

　筆者は,友人からヘッドバンドタイプの拡大鏡を勧められ使用しています.現在は,メガネの上からかけられるオーバーグラス拡大鏡も使用しはじめています.ただ,マスクをしているので呼気で曇ることがあるのが欠点です.

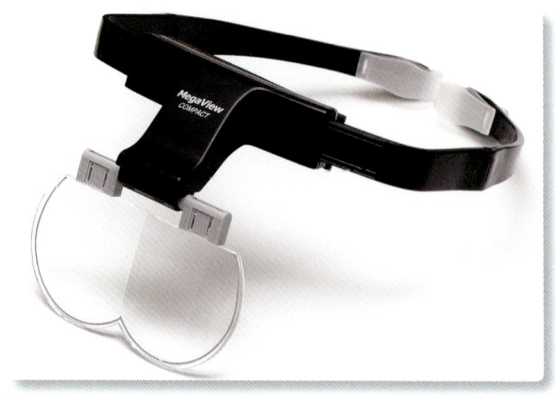

図15-1　メガビューコンパクト(ルーペハウス).
　レンズは着脱式で,倍率は,1.7, 2, 2.5, 3までありますが,倍率が高くなると目からピントが合う距離が短くなるので,歯科治療では2倍が限界と思います.筆者は1.7倍を使用しています.

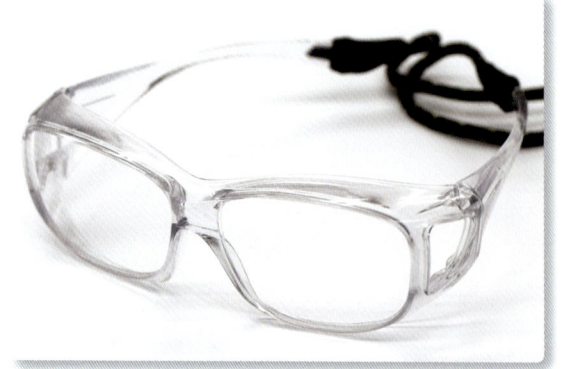

図15-2　オーバーグラス拡大鏡(リバティーフィールド).
　メガネの上から装着するもので,眼鏡使用者には手軽です.倍率は,1.25, 1.5, 1.75, 2まであります.

双眼鏡タイプ

　双眼鏡タイプは，数万円から数十万円までさまざまな価格の製品がありますが，いずれも使用方法は同じです．心臓外科の手術などで，術者はこのタイプの拡大鏡を使用していますが，よくみていると，術者も患者も動きません．この双眼鏡タイプを使いこなすには，施術中に術者が姿勢を変えずに，作業部位を注視し続けることが必要です．作業部位を別な方向からみようと姿勢を変えると視野が大きく動いてしまい，船酔い状態になります．したがって一定時間，姿勢を変えずに術野を注視し続ける作業には有効と思います．

　注視している部位から視線を離すときは，姿勢はそのままで眼球を動かしてみることになります．しかし抜歯や広範囲におよぶ修復など，ある程度広い視野をいろいろな方向から観察する場合には不向きです．

　眼鏡部と双眼ルーペ部の組み合わせ方によりいくつかの種類があります．写真のように双眼ルーペ部を眼鏡の前やヘッドバンドに取りつけて，跳ね上げられるようにしたものなどや，眼鏡のレンズに穴をあけて双眼ルーペを固定したものなどです．

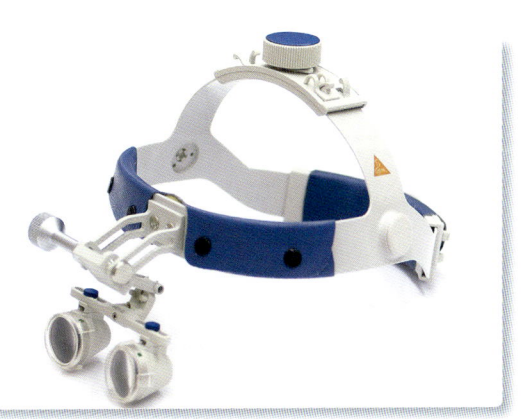

図15-3 ハイネHR双眼ルーペ・ヘッドバンドタイプ（倍率2倍）．
　筆者が最初に購入した双眼ルーペです．筆者は眼鏡を使用しているため，ヘッドバンドタイプを選びました．このようなタイプは後からレンズ部をより倍率の高いものへ変更が可能ですし，別な個人が使用することもできます．

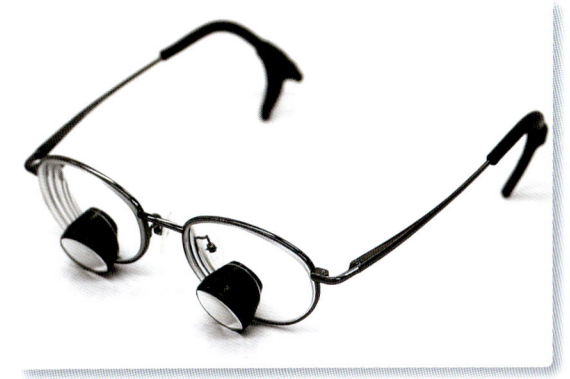

図15-4 Looks2500（モリタ）．
　眼鏡部のレンズに倍率2.5倍の双眼ルーペが固定されています．眼鏡部のレンズは，筆者の視力に応じたものにしています．ルーペは筆者の瞳孔間距離に固定されているので，個人専用で他者が使うことはできません．この機種は軽量なため，付属のメガネバンドは不要です．その代わり眼鏡店で購入したゴム製のフックを柄の端につけています．

　双眼鏡タイプの拡大鏡については，平成21年度の日歯生涯研修ライブラリーで愛知学院大学教授の千田彰先生が非常にわかりやすくその使い方を実演しています．是非，ご覧下さい．

千田　彰：いま求められる拡大視野〜歯科用テレスコープの効果〜．平成21年度制作日歯生涯研修ライブラリー No.0908．

稿を終えるにあたって

　歯科医師が歯を削らないですむのであれば，それが一番いいのだと思います．しかしながら，う蝕を完全に防ぐことは困難でしょうし，う蝕はなくとも咬耗や歯の破折による歯質欠損は生じます．その場合，健全歯質は可能な限り削除しないで修復したいものです．健全歯質が残るほど歯の延命に繋がると考えるからです．また，患者さんにしてみれば歯質削除量が少ない方が身体的・心理的な負担が少ないと思います．そこで，必要最少限の歯質削除で修復できるのが接着性コンポジットレジン充填です．

　コンポジットレジン充填は，特別な訓練を積まなくてもできると思われている方も多いと思います．単に削って埋めるだけであればそうかもしれません．しかしながら，う蝕を患者さんが気づく前の早い段階で発見し，それを必要最少限の歯質削除で注射麻酔なしで行うには，そのようなう蝕を発見できる診療環境や患者教育，そして発見できる診断技術が必要ですし，修復の必要性と効果を説くための患者さんへの説明能力，そして，それが実際に実行できる治療技術が求められます．

　また口腔内で填塞・付形し，形態を整えなければならないため，複雑な欠損になると技術的に難しくなり，さまざまな工夫が必要となりますし，トレーニングも必要です．歯科医師として，それができるようになり，患者さんから感謝されるとうれしいものです．

　う蝕はもともと数年かけてゆっくり進行しますから，定期的に来院されていれば，歯科医師が修復しやすい時期に対処することが可能です．来院の度に新規のう蝕を作ってくるようであれば，その患者さんの食生活に大きな問題があるはずです．予防に優るものはないと思いますが，歯科医師が予防活動を行おうとしても，患者さんが定期的に来院される環境を作らない限り難しいでしょう．

　歯質接着性レジンを使ったう蝕治療に対する患者さんの反応は，『むし歯の治療は何回もかかって痛いと思っていたのに，1回ですんで，麻酔もしないのにそんなに痛くなかった』，『治療のイメージが変わった．歯医者に来るのが楽しくなった』というものです．これが筆者の診療の大きな自信となっています．低侵襲性修復であるコンポジットレジン修復は上手に使うことにより，歯の修復治療のイメージを大きく変え，来院しやすい環境作りの第一歩になります．歯科医院にくることで，患者が自身の歯を大切に思うようになってほしいと願っていますし，患者さんにそのような思いを伝えられる歯科診療をしていきたいものです．

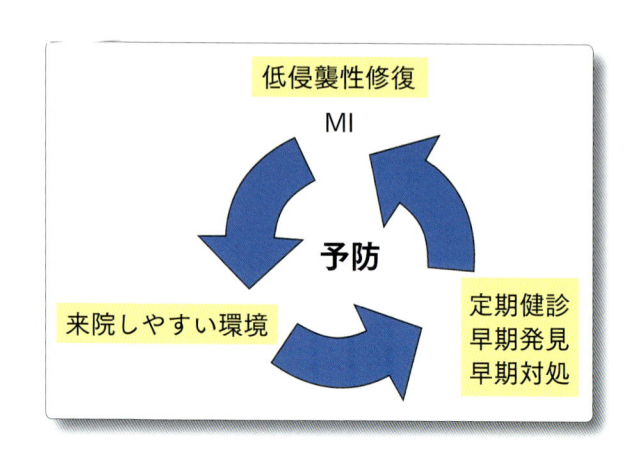

索引

[あ]
浅いくさび状欠損のフロアブルコンポジットレジンによる修復例　155
新しい検知液　52
アプリケーターで窩洞面に塗布　189
安定効果　21

[い]
色合わせがうまくいかなかった原因　162
インレー窩洞　24
　　──でのトラブル症例　24
　　──は不要か？　18
インレー修復　16
　　──との手順の違い　16
　　──のための窩洞　23

[う]
ウエッジ付きマトリックス　125
う窩染色例　53
う窩の開拡　54
　　──から窩洞形成　97
　　──手順　30
う蝕象牙質第一層　51
う蝕象牙質第二層　51
う蝕象牙質内層・外層　50
う蝕象牙質の硬さ分布　52
う蝕探知液　50
　　──に対する批判　61
　　──による染色性と硬さの変化　63
　　──をガイドにした感染象牙質の削除　53
う蝕の診断　38
う蝕の拡がり方　54

[え]
エアータービン　74
エックス線写真に映らない段階の象牙質う蝕の検出法　42
エックス線写真によるう蝕の診査　46
エッチング（脱灰）　67

[お]
オパシティー　163
オペーカー　178
オペークシェード　178
　　──のコンポジットレジン　156

[か]
窩洞概成　16
窩洞形成に使用するバー　96
窩洞形成の訓練　28
窩洞周囲にベベルを付与　168
仮封材が動いて象牙質痛を誘発　24
仮封材がゆるんで象牙質痛を誘発　25
カリエスチェック　51
感染象牙質の削除とその手順　55

[き]
機械的保持形態　18
機械的保持の原理　20
臼歯部の2級窩洞　14
臼歯部隣接面う蝕　40, 58
臼歯部隣接面う蝕の透照診　44
臼歯隣接面窩洞の形成手順　102, 103
金属プライマー　174, 176

[く]
くさび状欠損の臨床例　155
グラスアイオノマーセメント　184

[け]
形態修正　111
形態修正・仕上げ研磨　136, 152
形態修正・仕上げ研磨の手順　137
検知液が不染になるまで削除した標本　52

[こ]
口腔内サンドブラスター　175
咬合状態の確認　126
咬合調整　110
咬合痛　19, 23
咬合面インレー窩洞でのバーの動き　27
咬合面窩洞形成のポイント　27
咬合面小窩裂溝部のう蝕　41
咬合面を含む窩洞の形態修正の手順　111
拘止効果　21
コンタクトフォーマー　124
コンディショナー採取　189
コンポジットレジン充填の適応　33
コンポジットレジン修復のための窩洞　23
コンポジットレジンとは　84
コンポジットレジンの色合わせ　161
コンポジットレジンの強度　87
コンポジットレジンの強度と研磨性　87
コンポジットレジンの価格　199
コンポジットレジンのコントラスト比　164
コンポジットレジンの重合収縮の問題　92
コンポジットレジンの進歩　10
コンポジットレジンの性能と歴史　84
コンポジットレジンの切削面　91
コンポジットレジンの透明性とは　163
コンポジットレジンの光拡散性　167
コンポジットレジンのみえ方　173

コンポジットレジン表層の未重合層　91

[さ]
最少限歯質削除修復法　23
サンドイッチテクニック　192

[し]
仕上げ研磨　110
歯科用テレスコープ　202
歯頸部象牙質の着色が強い場合　156
歯頸部の窩洞形成法　152
歯頸部の充填　152
歯頸部の知覚過敏　194
歯質切削のトレーニング　26
歯質に対する接着の特徴　66
歯質保護　23
歯髄保護　23
自然着色の強い象牙質の削除　60
失活歯の象牙質う蝕　62
歯肉縁下に欠損部が入っている場合　158
充填修復の対象範囲　32
充填修復の適用基準　32
充填修復用のオペーカー　157
充填操作　134
充填前の注意事項　74
従来のインレー修復　16
術後痛をださないためには　81
唇側からの窩洞形成法　129

[す]
スチールマトリックス　123

[せ]
生体の防御層　24
セクショナルマトリックス　104
切削器具　56
舌側からの窩洞形成法　129
接着・充填操作　152
接着性コンポジットレジン　17
接着性修復材料による窩洞形成　29
接着性レジン充填窩洞　16
接着操作　133
接着操作までの手順　177
接着による窩洞形成　22
接着の基礎　66
セラミックプライマー　174, 176
セルフエッチング　75
セルフエッチングプライマーをしっかり乾燥させる　72
前歯部隣接面う蝕の透照診　43
前歯隣接面窩洞の形成手順　130
前歯部隣接面の着色とう蝕の鑑別診断　45
染色性の部位による違い　51

[そ]
双眼鏡タイプ　203
象牙質う蝕の診断　38
象牙質う蝕の切削治療　50
象牙質う蝕の拡がりと窩洞概形　98
象牙質接着に必要なこと　67
象牙質接着の基本　67

[た]
タービンのオイルミスト　74
単一充填　191
単一レンズタイプ　202

[ち]
着色した小窩裂溝部　38

[と]
透明象牙質　24
透明マトリックス　123
透照診　42
トッフルマイヤーマトリックスリテーナー　122
塗布充填とは　190

[な]
なぜう蝕検知液を使うのか　61
なぜ歯を削るのか？　20

[は]
バイタインリング　104
把持効果　21
歯を削ることの基本　20

[ひ]
光硬化型グラスアイオノマーセメント　184
光硬化型グラスアイオノマーセメントの適応症　191
光照射器　80
光照射はどのくらい行うか　93
引っ張り接着強さ　188

[ふ]
フィラー　84
フィルムホルダー　48
フジフィルLCの稠度　187
フッ素徐放性　188
プライミング（浸透）　67
フロアブルコンポジットレジン　76, 88
　——の強度　89
　——の特徴　90
　——の用途　90
フロアブルとペーストタイプコンポジットレジンによる修復例　155
フロアブルレジンのノズルの動かし方　149

[ほ]
保険外コンポジットレジン　196
保険適用外コンポジットレジンの症例　200
ポリッシングブラシ　152
ボンディング　75
ボンディング（硬化）　67
ボンドレジンの光照射　80

[ま]
マトリックスの除去　109
マトリックスの除去の模式図　110

[み]
ミニマルインターベンション　127

[ゆ]
遊離エナメル質の処理　54
遊離エナメル質の保存例　55

[ら]
ライニング　76

[り]
リペア　174
　　──修復のイメージ図　179
　　──のイメージ図　180, 183
隣接面を含む2段窩洞でのバーの動き　27

[る]
ルーシーウエッジ　124

[れ]
冷水痛　23
レジンインレー脱離例　60
レジン添加型アイオノマー　185

[B]
bulk fill　88, 94

[C]
Composi-Tight 3D　121
Composi-Tight Gold　120
Composi-Tight Sectional Matrix System　115
Composi-Tight Silver Plus　120
Contact Matrix System　114, 119
Contact Ringの改造　121

[D]
DIAGNOdent　41

[L]
liner　88

[M]
Mega Ring　120
Minimal Intervention Dentistry　23
MIステンレスバー　56
MIダイヤバー　96
Modified Sealed Restoration　60

[P]
Palodent Matrix System　113, 119

[Q]
Quickmat Delux　116

[S]
Steel Matrix Band　123

[V]
V3-Ring System　117, 121
V-Ring System　117

[数字]
1級窩洞充填のイメージ図　100
1級窩洞の窩洞形成法　97
1級充填　96
1ステップセルフエッチングシステム　70
1ステップセルフエッチングシステムの長期症例
　　79
1ステップボンドの問題点　71
1̄舌側の根面う蝕修復例　191
2級窩洞充填のイメージ　112
2級窩洞の窩洞形成法　101
2級充填　101
2級充填のための隔壁法　104
2̲歯頸部の変色歯質の修復症例　182
2ステップシステムの問題点　72
2ステップセルフエッチングシステム　68, 73
2ステップセルフエッチングシステムの長期症例
　　77
3級窩洞充填のイメージ図　135
3級窩洞の隔壁法　132
3級窩洞の窩洞形成法　128
3級窩洞の充填の手順　133
3級充填　128
4級窩洞イメージ図　141
4級窩洞充填のイメージ図　145
4級窩洞の隔壁法　142
4級窩洞の窩洞形成法　141
4級窩洞の充填の手順　143
4級充填　141
4̲根面修復例　191
6̲遠心隣接面修復例　193
7̲近心根面のう蝕　192
23年の経過症例　127

[著者プロフィール]

猪越　重久（いのこし　しげひさ）

1977年　東京医科歯科大学　歯学部　卒業
1981年　東京医科歯科大学　大学院　歯学研究科　修了（保存修復学専攻）
1981年　東京医科歯科大学　歯学部　歯科保存学第一教室　文部教官助手
1984年　同大学同学部　文部教官講師
1990年〜1991年　ベルギー王国ルーベンカソリック大学　保存修復学歯科材料学教室客員教授
1997年　同大学同学部　文部教官助教授　昇任
1997年　東京医科歯科大学　退職
1997年　東京都台東区御徒町にてイノコシ歯科医院開院

＜主な著書＞
『う蝕治療のミニマルインターベンション　象牙質‐歯髄を守るために』クインテッセンス出版, 2004年（共著）
『猪越重久のMI臨床 接着性コンポジットレジン充塡修復』デンタルダイヤモンド社, 2005年．
『接着がゆく．わたしの接着作法　わが社の接着事情』デンタルダイヤモンド社, 2006年

QUINTESSENCE PUBLISHING
日本

1からわかるコンポジットレジン修復
レジンが簡単にとれないためのテクニック

2012年10月10日　第1版第1刷発行
2019年 6月10日　第1版第3刷発行

著　　者　猪越　重久

発 行 人　北峯　康充

発 行 所　クインテッセンス出版株式会社
　　　　　東京都文京区本郷3丁目2番6号　〒113-0033
　　　　　クイントハウスビル　電話(03)5842-2270(代表)
　　　　　　　　　　　　　　　(03)5842-2272(営業部)
　　　　　web page address　https://www.quint-j.co.jp/

印刷・製本　サン美術印刷株式会社

©2012　クインテッセンス出版株式会社　　　禁無断転載・複写
Printed in Japan　　　　　　　　　　　　落丁本・乱丁本はお取り替えします
ISBN978-4-7812-0279-2　C3047　　　　　　定価はカバーに表示してあります